肥満と疾患

どこまで解明されたか?

公益財団法人 群馬健康医学振興会 編
群馬大学医学部同窓会 刀城クラブ 協力

発刊に寄せて

　このたび、公益財団法人群馬健康医学振興会より『肥満と疾患：どこまで解明されたか？』を発刊いたしました。この財団は2015年4月1日をもって一般財団から公益事業を展開する公益財団法人になりました。その活動の一つとして、県民の健康増進への貢献のための医療関連図書の刊行を挙げております。すでに5冊の図書を刊行し、各々が県民の健康増進のお役に立てたと自負しております。

　今回は、本振興会の役員が集まり現在どのような話題が県民の皆さまにとって健康増進、疾病予防に有用かというテーマの下に長時間にわたり討議をいたしました。また、県民の肥満の割合が全国平均と比較して男女とも高いこと、肥満が関連する疾患の多いことから肥満と疾患について専門家に易しく解説をしていただき、少しでも皆さまのお役に立てばと企画いたしました。幸いなことに本県は大学を中心として肥満の研究が行われ、また県内各所の病院には肥満外来がありますこともこの決定を推進した大きな理由になっています。

　本書では、肥満の総論から肥満と疾患の関係、その治療さらには肥満研究の最前線を取り上げ、多くの肥満に関与されている臨床医や基礎的研究を行っていらっしゃる方々にペンを執っていただきました。第1章では、肥満そのものを取り上げ、疫学、定義や関連する細胞やエネルギー代謝を解説し、さらにこの章を読むことで基礎的事項をやさしく理解できるようにし、本書全体の把握を容易になるようにしました。第2章では、肥満と疾患の関係を16項目について挙げて、その各々に詳細かつ容易な理解のための事項を加えました。第3章では肥満の治療について、食事の面から、運動、認知行動療法や薬物療法さらには外科的治療まで言及しています。第4章は肥満研究の最前線について、遺伝の面から、腸内細菌の面から、脂肪細胞や摂食のメカニズムについて触れられています。それ故、どの分野であろうと肥満との関連について、ある時は百科事典のように、ある時はその深い理解に十分役立つものと思われます。

　この本が上梓され、広く県民のお役に立てば、財団として望外の喜びであります。末筆になりましたが、具体的なプランニングをしていただいた群馬大学大学院　病態制御内科　山田正信教授、お忙しい中、各項目をご執筆いただいた方々、この本の立案から完成までご尽力くださいました財団の常務理事白倉賢二先生ならびに事務局の方々、さらに上毛新聞社の方々に心から御礼申しあげ、発刊に寄せての言葉といたします。

　　　　　　　　　　　　　公益財団法人群馬健康医学振興会　理事長　森川　昭廣

はじめに

「肥満とは？」

「肥満の原因は？」

「肥満はなぜ悪いのか？」

「内臓脂肪と皮下脂肪？」

「白色脂肪？と褐色脂肪？」

　肥満を巡っては多くの疑問がわいてきます。

　この20年ほどの間に「肥満」の原因や肥満を基盤として起こる疾患について徐々に解明されてきています。また、「肥満症」という新しい概念も生まれてきました。そして、レプチンを代表とする新たなホルモンの発見や、全ゲノム解析によりヒト30億塩基対のDNAが解読され、どのような遺伝子を持ったヒトが太りやすいかも次第に明らかになってきました。また、食欲を調整する脳（主に視床下部）の仕組みや、エネルギー代謝を調整する仕組みも解明されつつあります。期待された抗肥満薬や肥満に対する手術療法の話題も事欠きません。そこで本書のタイトルは「肥満と疾患：どこまで解明されたか？」と致しました。

　肥満の原因や治療法などについて難しいことを羅列した総説集（Review）は、いくらでもあります。しかし、本書は、高校生レベルで誰にでもわかるように、最新の肥満に関する情報を丁寧にやさしく説明していただくよう執筆者の方々に無理を言ってお願い致しました。出来る限り絵を使用してわかりやすく説明していただき、読み物ですので関連文献も基本的にはつけておりません。おそらくこれほど肥満をわかりやすく日本語で解説した書は、初めてだと思います。ぜひ、本書を手にとっていただいて、「こんなに肥満の話はおもしろいものだ！」と一人でも多くの方に理解していただけると幸甚です。

　最後に、お忙しい中ご執筆いただきました多くの方々と、本書を作成する機会をいただきました群馬健康医学振興会の白倉先生、森川先生をはじめとする先生方、出版にご協力いただきました上毛新聞社の富澤様にこの場をお借りして深謝申し上げます。

群馬大学医学部　内分泌代謝内科学　山田　正信

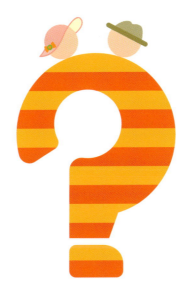

も　く　じ

発刊に寄せて　　　　公益財団法人群馬健康医学振興会理事長　森川　昭廣
はじめに　　　　　　群馬大学医学部内分泌代謝内科学教授　　山田　正信

第1章　肥満とは

01 肥満者は増加しているか？ ………………… 代謝肥満研究所所長　森　　昌朋 ……… 2

02 肥満とは？ BMI とは？
　　医療法人社団日高会日高病院　糖尿病内分泌センターセンター長　大島　喜八 ……… 6

03 肥満と肥満症の違い
　　　　　　　　群馬大学医学部附属病院　内分泌糖尿病内科　下田　容子 ……… 12
　　　　　　　　　　　　　　　　　　　　　　　　　　　　　岡田　秀一

04 脂肪細胞と肥満（白色脂肪細胞と褐色脂肪細胞の話題）
　　　　　　群馬大学医学部附属病院　内分泌糖尿病内科講師　佐藤　哲郎 ……… 16
　　　　　　　　　　　　　　　　　　　　　　　　　　　　吉野　　聡

05 内臓脂肪と皮下脂肪の違い
　獨協医科大学内科学（内分泌代謝）教授・獨協医科大学病院副院長　麻生　好正 ……… 22

06 末梢中枢連携と恒常性 VS 報酬性摂食
　　　　　　自治医科大学医学部生理学講座　統合生理学部門教授　矢田　俊彦 ……… 30

07 エネルギー代謝と肥満（エネルギーを使わないと肥満になる）
　　　　　　群馬大学生体調節研究所　代謝シグナル解析分野教授　北村　忠弘 ……… 36

第2章　肥満と疾患

08 肥満とメタボリック症候群
　　　　　　群馬大学医学部附属病院　患者支援センター副センター長　中島　康代 ……… 44

09 肥満と糖尿病 ………… 群馬大学名誉教授・日高病院糖尿病科　伴野　祥一 ……… 48

10 肥満症と脂質異常症
　　　　　　獨協医科大学越谷病院　糖尿病内分泌・血液内科教授　犬飼　敏彦 ……… 54

11 肥満と高血圧
　　　　　　群馬大学大学院医学系研究科　循環器内科学教授　倉林　正彦 ……… 60

12 肥満と高尿酸血症

群馬大学医学部附属病院　臨床試験部助教　大山　善昭　66
中村　哲也

13 肥満と脂肪肝（肥満は NASH の強い危険因子）

群馬大学医学部附属病院　消化器・肝臓内科診療准教授　柿崎　暁 ……… 70

14 肥満と睡眠時無呼吸症候群や呼吸障害

群馬大学医学部附属病院　呼吸器・アレルギー内科　鶴巻　寛朗 ……… 76
久田　剛志

15 肥満と脳血管障害 …………… 前橋赤十字病院　脳神経外科部長　朝倉　健 ……… 82

16 肥満と心疾患 …… 群馬県立心臓血管センター　循環器内科部長　安達　仁 ……… 88

17 肥満と整形外科的疾患、骨粗鬆症

群馬大学名誉教授・サンピエール病院名誉院長　高岸　憲二
内田　訓、下山　大輔、大島　淳史 ……… 92

18 肥満と消化器癌

群馬大学医学部附属病院　消化器肝臓内科　星　恒輝 ……… 98
草野　元康

19 肥満と月経異常

群馬大学医学部附属病院　周産母子センター准教授　岸　裕司 …… 106

20 肥満と認知症

群馬大学大学院医学系研究科　脳神経内科学教授　池田　佳生 …… 112

21 肥満と慢性腎臓病（CKD）

群馬大学大学院医学系研究科　腎臓・リュウマチ内科学助教　坂入　徹 …… 118
廣村　桂樹

22 肥満とサルコペニア

群馬大学大学院医学系研究科　リハビリテーション医学助教　田澤　昌之 …… 122

23 小児の肥満 ……… 群馬大学大学院医学系研究科　小児科学助教　大津　義晃 …… 128
荒川　浩一

第 3 章　肥満症の治療

24 肥満の食事療法 …… 群馬大学医学部附属病院　栄養管理室室長　齊賀　桐子 …… 136

25 肥満の運動療法

群馬大学医学部附属病院　内分泌糖尿病内科助教　齋藤　従道 …… 140

26 肥満症の行動療法

群馬大学医学部附属病院　内分泌糖尿病内科　松本　俊一 …… 146

27 肥満の薬物治療

群馬大学医学部附属病院　内分泌糖尿病内科助教　山田英二郎 …… 152

28 肥満・糖尿病に対する外科治療

四谷メディカルキューブ　減量・糖尿病外科センター長　笠間　和典 …… 158
関　洋介

第4章　肥満研究最前線

29 肥満は遺伝か？

東京医科歯科大学大学院医歯学総合研究科
メタボ先制医療講座　寄附講座准教授　橋本　貢士 …… 170

30 肥満の原因遺伝子はどこまでわかったか？

獨協医科大学越谷病院　糖尿病内分泌・血液内科准教授　土屋　天文 …… 178

31 肥満と報酬系

福島県立医科大学医学部　薬理学講座主任教授　下村　健寿 …… 186

32 脂肪細胞の最前線

群馬大学大学院医学系研究科　内分泌代謝学分野　登丸　琢也 …… 192

33 摂食調節メカニズム研究の最前線

群馬大学生体調節研究所　代謝シグナル解析分野准教授　佐々木　努 …… 200

あとがき …………………………………………………………………………… 214

編集委員 …………………………………………………………………………… 215

第1章
肥満とは

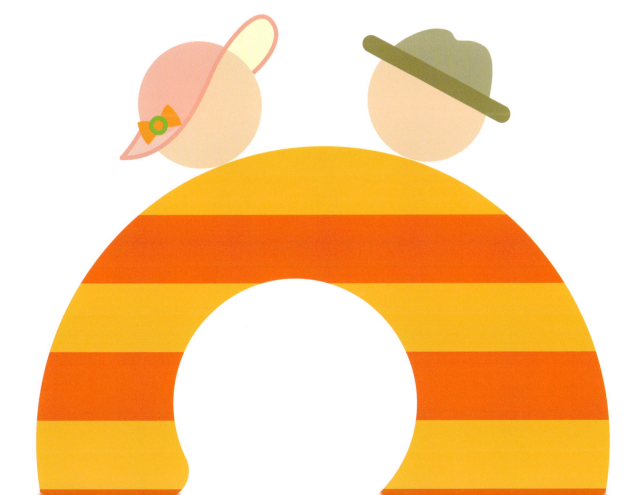

01 肥満者は増加しているか？

代謝肥満研究所　所長　森　昌朋

- ●BMIは体格を表す指標で、世界中で使われています。肥満の判定にもBMIが使われます。BMIは体重（kg）÷［身長（m）×身長（m）］で求められます。
- ●肥満の程度を示すのにbody mass index（BMI）を用います。
- ●日本ではBMI≧25を肥満と定義しますが、欧米においてはBMI≧30を肥満としています。
- ●日本の男性では肥満者の経年的増加が認められます。
- ●日本女性においては、肥満者の経年的増加はわずかです。
- ●女性においてはむしろ、若年者のやせ（BMI≦18.5）が問題となります。
- ●欧米でも肥満者の割合は経年的に増加しています。

肥満の判定に、なぜbody mass index（BMI）を用いるの？

　肥満とは、脂肪組織を構成する脂肪細胞が多量の中性脂肪を含んで肥大化し、かつその細胞数が増加して、体（特に腹部）に過剰に蓄積した病態です。脂肪細胞の蓄積する腹部の場所により、皮下脂肪型肥満と内臓脂肪型肥満に分類されます。肥満の判定としてBMI（肥満指数または体格指数とも言う）を用います。BMIは体重（kg）÷身長（m^2）で示されます。BMIは体の構成成分である骨、筋肉、水分などの脂肪以外の重量（除脂肪重と言う）も反映するため、筋肉の減少や浮腫などの特別な病態によっては正確な肥満の程度を反映しない場合もあります。しかし、BMIは除脂肪重よりも体脂肪量との相関や、また内蔵脂肪量を反映する臍部のウエスト周囲長との相関が高いことが判っています。さらに、身長と体重からBMIが測定できるという簡便性から大規模集団での多人数の解析も容易に行えるため、本邦でも諸外国でも肥満を示す指標としてBMI（kg/m^2）を用いています。

BMIの値がいくつ以上で肥満となるの？

　日本肥満学会では≧25を肥満と定義していますが、欧米を中心とする世界保健機関（WHO）ではBMI 25～30を過体重、BMI≧30を肥満と定義しています。

　肥満の程度が上昇すると、代謝障害である高血糖、高脂血症、高血圧、脂肪肝などや、過体重障害による膝関節痛などの肥満関連健康障害の頻度が高まります。

　欧米におけるBMI≧30と同じように、日本ではBMI≧25でそれらの代謝障害や過体重障害の発症頻度が正常BMI者に比べて2倍以上に高まることが判っています。すなわち、日本人は欧米人に比較して、わずかな小太りの肥満でも肥満関連の健康障害が起こりやすいことが指摘されているので、BMI≧25を肥満と定義しています。

肥満に程度はあるの？

　日本（厚生労働省2013年国民健康・栄養調査の結果）では、BMI≧25の成人男性の割合

は28.6%で、成人女性では20.3%であることが示されています。つまり、男性では約3人に1人、女性では約5人に1人が肥満者となります。しかし、欧米で用いられているBMI≧30を示す肥満の人は、日本においては成人男性の約3.8%、成人女性の3.2%しかいません。肥満の程度を示すのにもBMIを用いており、25～30を肥満1度とし、BMIがさらに5上がるごとに肥満2度、3度、4度と分類しており、当然、肥満度が上昇するに従って、肥満関連の健康障害を示す頻度も高まります。また、BMI≧35以上（肥満3度以上）を高度肥満と定義しています。ここで注意しておきたいのは、肥満を示す人の全てが、治療を要する病気の肥満症ではないことです。肥満関連の健康障害が11あり、そのうちの1つ以上を伴う肥満、または肥満があり内臓脂肪面積が一定以上を示す肥満を肥満症と定義しています（後述）。

日本では肥満者は増加しているの？

日本における成人の男女別ならびに年齢別におけるBMI≧25を示す肥満者の割合の経年的推移を示したのが図1～2です（2012年厚生労働省の国民健康・栄養調査の結果）。男性（図1）では全ての年代で肥満の有意な経年的増加を認め、特に30歳代以上では1980～2012年間で約10%の増加を示しています。特に30～50歳代は仕事の面でも、家庭の面でも社会的に責任ある立場に立つことが多い年代なので、この年代における肥満増加に伴う肥満関連の健康障害の増加が心配になるところです。これは、確定年代をまとめて男女別に示した解析結果（図3）からも容易に判断できます。

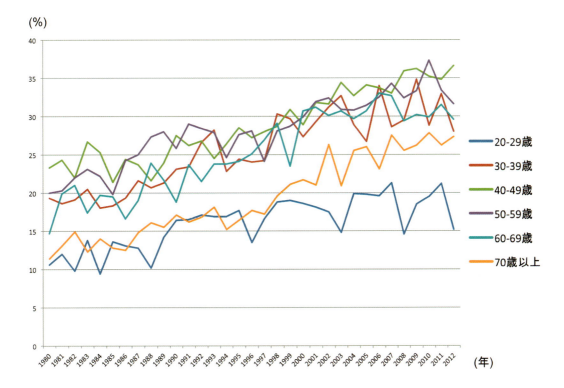

図1　日本人の成人男性における年代別による肥満者の経年的推移
（日本肥満学会・肥満症診療ガイドライン2016、27ページより転載）

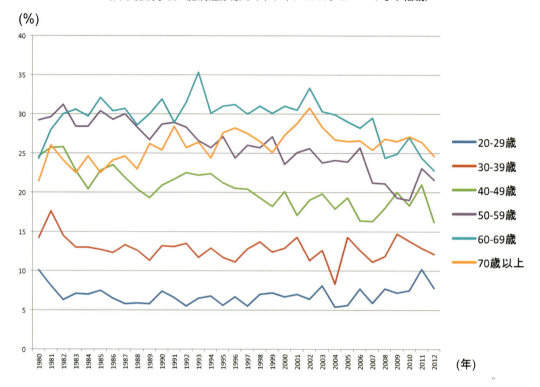

図2　日本人の成人女性における年代別による肥満者の経年的推移
（日本肥満学会・肥満症診療ガイドライン2016、27ページより転載）

　女性（図2）では30歳代までは肥満は増加していませんが、40～60歳の各年代では全体としてみると、ゆるやかですが、有意な肥満の増加が認められます。これは、各年代をまとめて男女別に示した解析結果（図3）からも判別できます。一方、20歳代の女性では、むしろやせの者の割合の経年的減少がほとんど認められず、以前として若い女性の過剰なダイエットによるやせに伴う不妊や流産、感染症に罹患しやすいなどの健康障害が危惧されています。

世界では肥満者は増加しているの？

　上述したように、海外ではBMI≧30を肥満と定義しています。年代によっても若干異なりますが、肥満者の割合が一番多い国（2004～2008年）は、男女共にサモア（男性69.3、女性80.2％）で、次いでキリバス（41.7、58.9％）であり、3番目に多い国として男性ではアメリカ（33.1％）、女性ではサウジアラビア（43.8％）が続きます。肥満者の割合の経年的変化（男女合計）では、例としてアメリカをみてみますと、1990年では23％であった肥満者の比率が2000年には31％に、2009年には34％に増加しており、2013年のデーターでは男性36.9％、女性38.0％まで肥満者の割合が増加しているので、今後数年でアメリカでは男女共に肥満者が40％を超えることが推定されています。また、オーストラリアでも1990年の11％から2009年には25％に、イギリスでも14％から23％に肥満者の比率は増加していることからも分かるように、肥満者の割合は日本だけでなく、海外の先進国でも増加していることが理解できます。

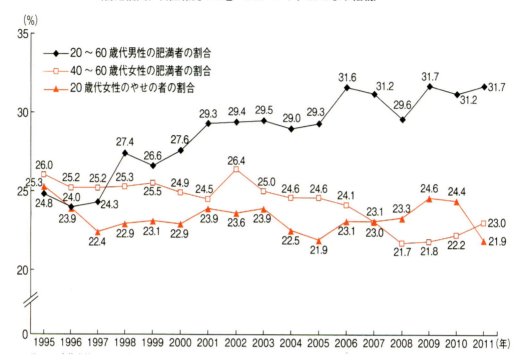

図3 日本人における確定年代間の肥満者およびやせの者の経年的推移
（吉池信夫、日医雑誌142巻 248ページ、2013より転載）

おわりに

　日本だけでなく世界各国で成人の肥満者は増加しています。ここでは、誌面の都合で小児肥満の診断基準（後述）ならびにその経年的推移については述べませんが、日本における小児肥満者も増加しており、小児肥満者が成人に達した後の成人肥満者の急増も大変危惧されています。

　肥満の増加は代謝障害や過体重障害を合併しやすくなります。今後、肥満の根本原因である食欲の抑制および消費エネルギー亢進の観点から研究を重ねて、全世界的な肥満抑制に対する取り組みを行うことが重要です。

まとめ

　肥満はBMIで規定され、男性においても女性においても、程度の差はありますが、肥満者数は経年的に増加しています。肥満に伴い、代謝障害（糖尿病など）や過体重障害（膝関節痛など）の増加が危惧されます。食欲と消費エネルギーの観点から、BMIを減少させる治療法の確立が急がれています。

02 肥満とは？ BMIとは？

医療法人社団日高会日高病院　糖尿病内分泌センター　センター長　大島　喜八

- ●BMIは体格を表す指標で、世界中で使われています。肥満の判定にもBMIが使われます。BMIは体重（kg）÷身長（m）÷身長（m）で求められます。
- ●BMI 22が標準体重です。標準体重とは最も病気になりにくい体重のことです。標準体重（kg）は身長（m）×身長（m）×22で求められます。
- ●BMI 25以上が肥満です。BMI 25以上の人は病気になりやすくなる危険率がBMI 22の人の2倍以上になります。
- ●一般的によく使われる体脂肪率は弱点があるため小児（18歳未満）を除いては肥満の判定には使われません。
- ●最近、死亡率が最低になるBMIの値があること、およびそれより肥満でもやせでも死亡率が高くなることが明らかにされました。

はじめに

　紀元前5世紀にはすでに医学の父といわれるヒポクラテスは「肥満している人に突然死が多い」と肥満の医学的重要性に気が付いていました。しかし肥満と死亡の関係について最初に発表したのは残念ながら医学者ではなくて生命保険会社なのです。1942年にアメリカのメトロポリタン生命保険会社が死亡保険金を支払わない、すなわち最も死亡しない保険加入者の体重を性別と身長に分けて発表したのです。わが国でも明治生命（現在の明治安田生命）を皮切りに最も死亡保険金を支払わない体重があることを各保険会社が次々と発表しました。1980年代のことです。こうして日本人も肥満になればなるだけ死亡保険金が支払われてしまう、すなわち不健康になることが明らかにされたのです。

BMIと肥満

　では肥満はどのように判定されているのでしょうか。2000年に日本肥満学会によりBMI（Body Mass Index: 体格指数）が25以上を肥満とすると決められました。BMIとは体格を表す指標の一つで体重（kg）を身長（m）で2回割って得られる値のことです。たとえば162cmで60.6kgの人のBMIは60.6÷1.62÷1.62＝23.09で求められ、小数点以下1位で表しますのでBMI 23.1となります。BMIは体重計と身長計さえあればどこでも簡単に求められ、短時間で多数の人の算定ができることから肥満を表す指標として世界中で使われています。また世界中でBMIという同じ指標を使うことで肥満の地域間、国際間および経年的比較が簡単にできるのでとても便利なのです。

　ではどうしてBMI 25以上を肥満と決めたのでしょうか。

　それはまず病気になりにくいBMIを求めることから始まりました。図1は日本の多数の集団を対象にした分析結果で、BMIと病気になりやすさとの関係を表しています。縦軸が病気になりやすさ、横軸がBMIです。この図から男女共に最も病気になりにくいBMIが22であることがわ

かります。このようにして、まずBMIが22になる体重を理想体重とすることが決められました。この理想体重という表現は2011年に肥満学会により標準体重と表現することに改められました。ですから現在では、標準体重とは健康な人の平均的な体重を指しているのではありません。その人の身長から計算される最も病気になりにくい体重が標準体重なのです。標準体重はBMI 22になる体重のことですから、身長（m）×身長（m）×22で計算されます。たとえば162cmの人の標準体重は1.62×1.62×22＝57.74で57.7kgとなります。

図1　BMIと病気になりやすさの関係

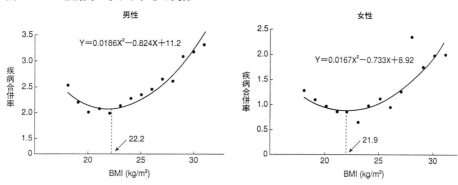

30歳から59歳の日本人男性3582人、女性983人を対象に健康調査を行い、疾病合併率（異常値を有する項目数と程度を数値化したもの）とBMIとの相関を示す。男女ともBMIが22で疾患合併率が最低になることがわかる。
（「肥満研究」6巻1号19ページ　図1より転載）

そして次にどのくらいの肥満で病気になりやすくなるかが調べられました。そのために標準体重の人（BMI 22の人）の2倍以上病気になりやすくなるBMIが求められました。図2にその結果の一部を示します。これは日本人の健康診断データの集計結果です。30歳から79歳の男女各15万人の結果で、BMI 22の人たちを基準にして、高血圧や低HDLコレステロール血症、高中性脂肪血症、高コレステロール血症、高血糖になる危険率をBMIごとに示しています。危険率はBMIがおよそ25〜27で2を超えます。すなわち病気になる危険がBMI 25から27の人では標準体重であるBMI 22の人の約2倍になることがわかりました。

図2　BMI別健康診断時に異常値を取る危険率

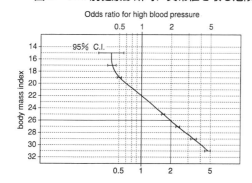 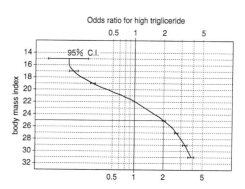

高血圧（左図）、高中性脂肪血症（右図）をとるBMI階級別危険率（odds ratio）
body mass index: BMI　　high blood pressure: 高血圧　　high triglyceride: 高中性脂肪血症
BMI 22の人を基準にする（odds ratioを1とする）と、高血圧はBMI 26で、高中性脂肪血症はBMI 25で出現危険率が2倍になる（odds ratioが2を取る）ことが分かる。
（「肥満研究」6巻1号12ページ（図2）より転載）

この結果と他のいくつかの研究報告を合わせ、またWHO（国際保健機関）からの提唱を根拠に2000年に日本肥満学会はBMI 25以上の人を肥満としたのです。そしてBMIの値によって、肥満1度から肥満4度に分け、2011年にはBMI35以上については治療する上で他の肥満とは異なった対応が必要になるとの観点から高度肥満としました。詳細は表1に示してあります。

BMI (kg/m²)	判定	WHO基準	
<18.5	低体重	Underweight	（低体重）
18.5≦〜<25	普通体重	Normal range	（普通体重）
25≦〜<30	肥満（1度）	Pre-obese	（過体重）
30≦〜<35	肥満（2度）	Obese Class I	（肥満クラス1）
35≦〜<40	肥満（3度）	Obese Class II	（肥満クラス2）
40≦	肥満（4度）	Obese Class III	（肥満クラス3）

ただし、肥満（BMI≧25）は、医学的に減量を要する状態とは限らない
BMI≧35を高度肥満と定義する

表1　肥満度分類
2011年日本肥満学会発表の肥満の判定基準
WHO：世界保健機関

BMIと死亡率

　では改めて肥満と死亡率との関係は実際にはどうなっているのでしょうか。図3を見てください。これは2010年に発表された白人欧米人146万人のBMIと死亡率を示しています。死亡率が最低になるBMIは確かにあり、これより肥満でもやせでも死亡率が高くなることが分かります。日本人のデータもあります。まだ調査数が35万人と少ないですが、死亡率が最低になるBMIがあり、それよりも肥満でもやせでも死亡率が高くなることは白人欧米人と同様です。

図3　欧米白人のBMIと総死亡との関係

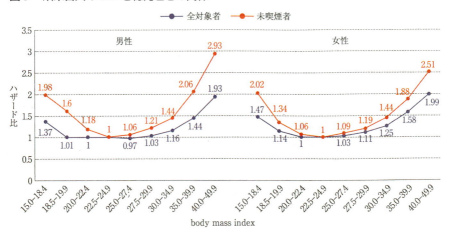

146万人の統計。男女ともBMIが22.5〜24.9で最小値を示し、それよりも低くても高くても死亡危険率（ハザード比）が増加する。
（「日本臨床」72巻　増刊号4　41ページ図1より転載）

　このようにBMIと病気や死亡率との関係は世界中で明らかになりつつあります。しかし、皆さんは「筋肉質で体重が多い人も肥満というのか。そういう人も早く死ぬのか。」との疑問を持つと思います。この疑問に答えるには肥満症という考え方が必要です。日本肥満学会は、肥満の人の中には医学的に減量が必要とされる状態の肥満がいる、この肥満は肥満症という病気

第1章 肥満とは
肥満とは？ BMIとは？

であるとしたのです。2000年のことで世界に先駆けての提唱でした。このことからBMI 35以上の高度肥満でも医学的に減量が必要でない状態なら「肥満症ではない高度肥満」と診断されるのです。お相撲さんの多くはそのように診断されるでしょう。肥満とは体つき（体格）のことであり、治療が必要かどうかは肥満症かどうかで判断するということです。詳しくは別の項「肥満と肥満症の違い」をご覧ください。

体脂肪率とその測定法

皆さんは日常的にはBMIよりも家庭用の体重計などで測定できる体脂肪率を指標に肥満を判定していると思います。ではこの体脂肪率は医学的には肥満の判定に使わないのでしょうか。実は小児の肥満の判定にしか使わないのです。それは、体脂肪率はBMIと比較していくつかの弱点があるからです。

家庭用の汎用体重計や図4で示すような体重計（体組成計と呼ばれることもあります）に使われている体脂肪測定原理をインピーダンス法と言います。このインピーダンス法は脂肪組織の電気抵抗が他の組織よりも大きいことを利用して、生体の抵抗値を測定して脂肪量を推定する方法です。大変手軽な測定方法なのですが汗をかいたり水を飲んだりするだけでも体の電気抵抗値が変わるので、同一人でも一定した測定値が得られにくいこと、まして条件の異なる他人との比較はむずかしい弱点もあります。また測定器械によって値が異なることもよくあるために肥満の判定には使いにくいのです。

では体脂肪率や体脂肪量は正確には測れないのかというとそうではありません。DEXA（二重エネルギーX線吸収）法、カリウム量測定法、水中体重法、CTスキャン法、MRIなどで体脂肪量を測定することができます。しかし、これらの測定法は巨大な測定施設が必要でかつ一人の測定に長時間かかることから一般には用いられず、もっぱら研究分野で使われています。しかし、最近図5に示すような水中体重法と同じ体密度測定原理に基づく「空気置換法」による体脂肪量測定器が開発され、トレーニングセンターなどで一般に使われるようになりました。水中体重法に比較して簡単に体脂肪量は測定されるようになりましたが、この方法もまだ世界中どこでも使えるようにはなってはいません。

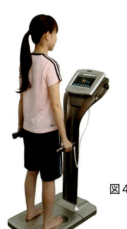

図4：インピーダンス法による体脂肪測定器
（タニタ社の許可で掲載）

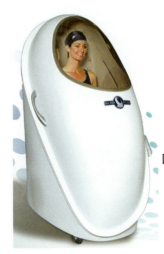

図5：体密度測定法による体脂肪測定器
お相撲さんの体脂肪も測定されます。
（「BODPOD®」東洋メディック社の許可で掲載）

以上のことから体脂肪率は、肥満の判定に使うには、世界中どこでも身長と体重から正確に簡単に算定できるBMIに劣るのです。さらに体脂肪率測定の重要性が低下した理由には治療すべき脂肪組織は内臓脂肪だとする医学界の方向性があります。日本肥満学会は肥満症の原因は内臓脂肪の異常な蓄積であり、これこそが治療の対象であるとしています。このことから内臓脂肪だけでなく皮下脂肪をも含む体脂肪率の測定の意義は薄れ、治療の対象である内臓脂肪量だけの測定に医学的興味が移りました。この流れの中で内臓脂肪量が簡便に測定できるさまざまな測定器具が次々と開発されてきています。詳しくは別項「内臓脂肪と皮下脂肪の違い」をご覧ください。

　一方、小児科領域では図6に示すようにBMIが年齢によって大きく変動することから、成人のようにはBMIをそのまま肥満の判定には使えません。そこで小児の肥満の判定には体脂肪率も使われています。体脂肪率の測定値は体重ほどに正確ではありませんので、2014年に日本肥満学会は「小児では体脂肪の測定法は問わず、18歳未満の男児は25％以上、11歳未満の女児は30％以上、11歳以上18歳未満の女児は35％以上なら過脂肪ありとする」と定め、体脂肪率を肥満の診断基準の一つにしています。詳しくは別の項「小児の肥満」をご覧ください。

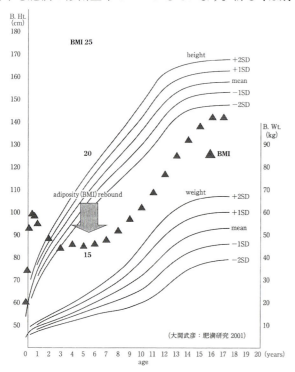

図6　小児のBMIの年齢変動
小児ではBMIの値（▲印）は15から22まで大きく変動することがわかります。
（「日本臨床」72巻　増刊号4　540ページ図1より転載）

小児のBMIと肥満の判定

　小児のBMIは年齢と共に変動する（図6）ことから小児の肥満の有無を判断するには成人のようにBMIを用いるのは不都合なことは先に述べたとおりです。そこで小児のBMIを同一年齢のBMIの分布のどの位置にあるのかをパーセンタイル値として表示して（図7）85以上95パーセンタイル未満を過体重、95パーセンタイル以上を肥満としています。外国ではこのBMIパーセンタイルが小児の肥満の判定に汎用されているので国際比較にはこのBMIパーセンタイル値

が用いられます。しかし、日本肥満学会は2014年に小児の肥満の判定には上記BMIパーセンタイル値ではなく肥満度と体脂肪率を用いると定めました。肥満度とは{(実測体重−標準体重)÷標準体重}×100で求められる体格指数です。小児の肥満については別項（小児の肥満）をご覧ください。

図7：わが国の小児のパーセンタイル曲線

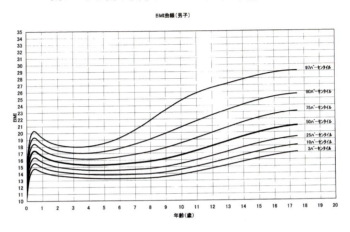

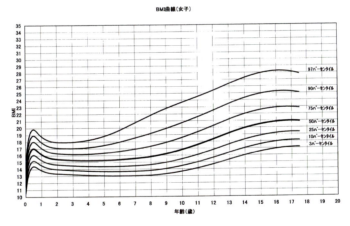

http://jspe.umin.jp/medical/taikaku.html 2016/11/25
（日本小児内分泌学会の許可で掲載）

まとめ

　BMIで判断される肥満のうち医学的に減量が必要な状態は肥満症と診断して治療を行います。肥満症の治療対象は過剰に蓄積した内臓脂肪です。そしてこの内臓脂肪蓄積の減少に焦点を当てて病気の予防をも目指しています。このように肥満学会は肥満対応の方向性を明らかにしてきました。そして肥満の臨床ではメタボリック症候群の診断、特定健康診査、特定保健指導の実施へと行政を巻き込む形で広がり、現在に至っています。

03 肥満と肥満症の違い

群馬大学医学部附属病院　内分泌糖尿病内科　下田　容子

岡田　秀一

- ●肥満とは脂肪組織が過剰に蓄積した状態です。
- ●肥満の判定にはBMIを用い、わが国ではBMI ≧ 25kg/m²の場合を肥満と判定します。
- ●肥満症とは、肥満のうち種々の健康障害と関連し、医学的に減量を必要とする病態です。
- ●高度肥満症は、BMI ≧ 35kg/m²の肥満者をいい、さまざまな健康障害を合併することが多いです。

「肥満」と「肥満症」とは？

「肥満」は糖尿病や脂質異常症をはじめとした代謝性疾患や、それらをもとにして発症する冠動脈疾患や脳血管障害だけでなく、睡眠時無呼吸や腎障害、骨・関節疾患、月経異常、悪性腫瘍（乳がんや大腸がんなど）といったさまざまな健康障害、疾患を引き起こします。しかし、肥満はあくまでも脂肪組織に中性脂肪が過剰に蓄積した状態を現しており、肥満がただちに病気に分類されるわけではありません。日本肥満学会では、治療の必要がある肥満とそうではない肥満を明確にするために、肥満に関連して発症する健康障害を有し、医学的に減量の必要な状態を「肥満症」と定義しています。

肥満の判定

肥満とは、脂肪組織が過剰になった状態であり、これを科学的に診断するためには体脂肪量の測定が必要です。この体脂肪測定法には生体電気インピーダンス法やX線を使用したDEXA法などがあります。前者は、簡便な検査ではあるものの再現性や正確性に問題があり、後者は、正確性は高いけれど測定機器が高価であることに加え被曝といった問題もあります。そのため、現在臨床の場では肥満の判定基準として、BMI（Body mass index：体重（kg）／身長〔m〕²が使用されることがほとんどです。このBMIは脂肪量を直接測定しているわけではありませんが、成人においては体重の増減は脂肪量の増減を反映することから、広く用いられてきた指標でもあります。また、これまでに多くの研究から、BMIはさまざまな肥満に関連する疾患の発症や動脈硬化性疾患による死亡のリスク判定に有用であることが明らかになっています。これらのことからBMIは肥満の判定に用いられています。

わが国における標準体重

尼崎市の市職員で30 ～ 59歳の成人約4600人のBMIと疾患合併率の関係をみると、男女共に、疾患合併率はBMIの増加とともにJ型の曲線を描き、もっとも低いのは男性でBMI22.2、女性で21.9となっていました。そして、この分析をもとにして、わが国の標準体重は男女ともにBMI 22×（身長〔m〕）と定められています。

肥満症の定義

2000年に日本肥満学会が「新しい肥満の判定と肥満症の診断基準」を発表して以降、疾患として肥満症が認識されるようになりました。肥満症とは、肥満のうち種々の健康障害と関連し、医学的に減量を必要とする病態を指します。この定義は、肥満を呈する人の中から医学的に減量の必要な人を選び出すことを目的に定められています。この中には、現在すでに健康障害を有している人だけでなく、将来、合併症の発生が予測される高リスクの人も含まれます。そのため、肥満症の定義を肥満とは区別して設けることで、肥満と判定される集団の中には、必ずしも健康障害を有さず、また将来的に合併するリスクも低く、そのため医学的には減量の必要性は低いと考えられる人が含まれていることを示したことになります。

肥満の判定基準

世界保健機構（WHO）の診断基準では、BMI≧25をoverweight（過体重）、BMI≧30をobese（肥満）と定義されています。わが国の国民健康・栄養調査によると、わが国のBMI≧25の男性は28.6%、女性は20.3%であるのに対して、BMI≧30の割合は3.5%程度であり、高度な肥満が少ないという特徴があります。

わが国における肥満の判断基準として、日本肥満学会ではWHO基準をそのまま適用せず、BMI≧25を肥満と定義し、肥満判定基準を設けています。25≦BMI<30を肥満1度とし、30≦BMI<35を肥満2度、35≦BMI<40を肥満3度、40≦BMIを肥満4度と分類しています（表1）。またBMI≧35（肥満3度以上）を高度肥満と定義しています。日本肥満学会が定義する『肥満症』は、あくまで肥満に関連した健康障害に対して医学的に減量が必要な病態であり、この肥満度で重症度を判定するものではありません。

表1　日本肥満学会による肥満の判定と肥満症の診断基準

肥満の定義：脂肪組織に脂肪が過剰に蓄積した状態で、BMI≧25kg/m²のもの。

肥満の判定：慎重当たりの体格指数であるBMIをもとに下表のごとく判定する。

表　肥満度分類

BMI(kg/m²)	判定	WHO基準
<18.5	低体重	Underweight
18.5≦～<25	普通体重	Normal range
25≦～<30	肥満（1度）	Pre-obese
30≦～<35	肥満（2度）	Obese class Ⅰ
35≦～<40	肥満（3度）	Obese class Ⅱ
40≦	肥満（4度）	Obese class Ⅲ

注1）ただし、肥満（BMI≧25）は、医学的に減量を必要とする状態とは限らない。
なお、標準体重（理想体重）は最も疾病の少ないBMI22を基準として、標準体重（kg）＝身長(m)²×22で計算された値とする。
注2）BMI≧35を高度肥満と定義する。

肥満症の定義：肥満症とは肥満に起因ないし関連する健康障害を合併するか、その合併が予測される場合で、医学的に減量を必要とする病態をいい、疾患単位として取り扱う。

肥満症の診断：肥満と診断されたもの（BMI≧25）のうち、以下のいずれかの条件を満たすもの
 1）肥満に起因ないし関連し、減量を要する（減量により改善する、または伸展が防止される）健康障害を有するもの
 2）健康障害を伴いやすい高リスク肥満
 ウエスト周囲長のスクリーニングにより内臓脂肪蓄積を疑われ、腹部CT検査によって確定診断された内臓脂肪型肥満

肥満症の診断基準

　肥満（BMI≧25）と診断されたものの中で、①肥満に起因ないし関連し、減量を必要とする（減量により改善する、または進展が抑えられる）健康障害を有するもの、または、②健康障害を伴いやすい高リスク肥満として、ウエスト周囲長によるスクリーニングで内臓脂肪蓄積を疑われ、腹部CT検査によって確定診断された内臓脂肪型肥満、のいずれかの条件を満たす場合にわが国における肥満症と診断されます。

　1）肥満に起因ないし関連し、減量を必要とする健康障害

表2　肥満に起因ないし関連し、減量を要する健康障害

1. 肥満症の診断基準に必須な合併症
　1）耐糖能障害（2型糖尿病・耐糖能異常など）
　2）脂質異常症
　3）高血圧
　4）高尿酸血症
　5）冠動脈疾患：心筋梗塞・狭心症
　6）脳梗塞：脳血栓症・一過性脳虚血発作（TIA）
　7）非アルコール性脂肪性肝疾患（NAFLD）
　8）月経異常・不妊
　9）閉塞性睡眠時無呼吸症候群（OSAS）・肥満低換気症候群
　10）運動器疾患：変形性関節症（膝・股関節）・変形性脊椎症、手指の変形性関節症
　11）肥満関連腎臓病

2. 診断基準には含めないが、肥満に関連する健康障害
　1）悪性疾患：大腸がん、食道がん（腺がん）、子宮体がん、膵臓がん、腎臓がん、乳がん、肝臓がん
　2）良性疾患：胆石症、静脈血栓症・肺塞栓症、気管支喘息、皮膚疾患、男性不妊、胃食道逆流症、精神疾患

　肥満に起因ないし関連し、減量を必要とする健康障害を表2に示します。肥満症の診断基準に必須な健康障害として、肥満症診断基準2011 8）では、肥満症治療ガイドライン2006の10疾患である、①耐糖能障害、②脂質異常症、③高血圧、④高尿酸血症・痛風、⑤冠動脈疾患、⑥脳梗塞、⑦脂肪肝、⑧月経異常・不妊、⑨睡眠時無呼吸症候群・肥満低換気症候群、⑩運動器疾患に、⑪肥満関連腎臓病を加え、合計で11疾患となっています。

　また、診断基準には含めないものの、肥満と関連して注意を払うべき疾患群として、胆石症、静脈血栓塞栓症・肺塞栓症、気管支喘息、皮膚疾患、男性不妊、胃食道逆流症、および一連の悪性疾患〈大腸がん、食道がん（腺がん）、子宮体がん、膵がん、腎臓がん、乳がんなど〉が挙げられます。生活習慣の是正を通じた減量によって、悪性疾患の発症や再発リスクが低下したということを証明した臨床介入試験はまだありませんが、海外では、胃バイパス術など、高度肥満症に対する外科治療によってがんの発生が減少する可能性が議論されており、肥満に伴う悪性腫瘍の発生機構や疫学データの集計が期待されています。わが国でも2014年4月よりスリーブ胃切除術が保険診療として収載され、今後、悪性腫瘍に及ぼす肥満の影響に関する実態解明が進んでいくことが予想されます。

2）健康障害を伴いやすい高リスク肥満

　現在は健康障害を合併していなくても、将来健康障害を発症するリスクの高い肥満として、内臓脂肪型肥満があり、これも肥満症の一つとしています。内臓脂肪型肥満の診断は、ウエスト周囲径によるスクリーニングで内臓脂肪の蓄積を疑い、腹部CT検査によって確定されます。

高度肥満症

　高度肥満はわが国において厳密な定義は確立されていません。また、高度肥満は必ずしも治療の困難度や合併症の数、重症度を意味しているわけではなく、あくまで肥満の程度（BMIの大きさ）から判定します。日本肥満学会では、$BMI≧35kg/m^2$の肥満者を高度肥満と判定しています。しかし、$BMI≧35kg/m^2$で高度肥満と判定された人たちの中には若年の健常力士など、いわゆる減量治療を必要としない対象も含まれるため、高度肥満の中でも医学的観点から減量を必要とする対象を選び出し、判定する必要があります。高度肥満でとくに注意すべき病態として、睡眠呼吸障害、心不全、腎機能障害、皮膚疾患、運動器傷害、さらに精神的な問題が挙げられます。

まとめ

　肥満、肥満症は共に、動脈硬化や種々の合併症を引き起こすリスクが高まります。そのため、普段から食事や運動を含め生活習慣の乱れがないように注意し、肥満や肥満症が疑われる場合には、まず健康診断や人間ドック、医療機関を受診することが重要です。

04 脂肪細胞と肥満（白色脂肪細胞と褐色脂肪細胞の話題）

群馬大学医学部附属病院　内分泌糖尿病内科　講師　佐藤　哲郎
吉野　聡

- 体のエネルギー代謝調節で中心的な役割を果たす脂肪細胞は、白色脂肪細胞と褐色脂肪細胞に大別されます。
- 白色脂肪細胞は、過剰な栄養を中性脂肪として蓄える貯蔵庫として機能します。一方、空腹時には貯蔵中性脂肪が分解されて遊離脂肪酸を放出し、全身臓器にエネルギーを供給します。
- 白色脂肪細胞はまた、アディポカインと呼ばれるホルモンを産生し、全身のエネルギー代謝調節を行います。
- 褐色脂肪細胞は、脂肪を燃やして熱を産生します。新生児のみならず、成人でも褐色脂肪細胞が体温調節に関与していることが最近明らかになりました。
- 白色脂肪細胞の肥大化や数の増加に加えて、褐色脂肪細胞の機能低下も肥満の病態に関与することが示唆されています。

はじめに

　肥満とは、エネルギーの蓄積と消費のアンバランスによって、皮下や内臓の周りに脂肪組織が過剰に蓄積した状態を言います。実は、この生体内のエネルギーバランス調節において、中心的な役割を果たしているのが脂肪細胞です。脂肪細胞は、その色調や機能の違いから、脂肪をため込む「白色脂肪細胞」と、脂肪を燃焼させる「褐色脂肪細胞」に大別されます（図1）。この項では、白色・褐色脂肪細胞の起源、エネルギーバランス調節におけるそれぞれの役割、ならびに病気との関連について解説します。

図1　マウス性腺周囲の白色脂肪組織と肩甲骨間の褐色脂肪組織の顕微鏡写真

白色脂肪細胞　　　　**褐色脂肪細胞**

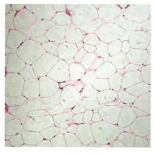　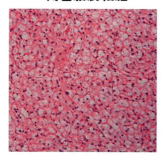

- 脂肪の貯蔵庫
- アディポカインの分泌

- 熱産生（脂肪の燃焼）

　白色脂肪組織は、さまざまな大きさの脂肪滴をもつ白色脂肪細胞からなる。青く染まる細胞核は、脂肪滴に圧迫されて細胞膜上に位置するように見える。褐色脂肪細胞は、細胞質に小さな脂肪滴を多数有し、青く染まって見える細胞核は細胞の中心からやや辺縁に位置する。ヘマトキシリン-エオジン染色、倍率200倍。

白色・褐色脂肪細胞の起源

　白色脂肪細胞は、中胚葉由来の間葉系幹細胞から、前駆脂肪細胞となり、最終的に成熟脂肪細胞へ分化すると考えられています。その過程では、核内ホルモン受容体であるペルオキシソーム増殖剤活性化受容体（PPAR）γやCCAAT/エンハンサー結合蛋白（C/EBP）という転写因子蛋白が重要な働きをしていると考えられています。

　一方、褐色脂肪細胞は、白色脂肪細胞と共通の前駆細胞から分化すると長い間考えられていましたが、最近の研究によると筋肉（骨格筋）細胞と共通する細胞（myogenic factor 5陽性[Myf5+]細胞）を起源とする説が有力です。Myf5+細胞が、筋肉細胞になるか、褐色脂肪細胞に分化するかを運命付けていると考えられているのがPR domain containing 16 (PRDM16)という転写因子蛋白で、前駆褐色脂肪細胞から褐色脂肪細胞への分化には、骨形成蛋白質7(BMP7)という液性因子や、C/EBP蛋白やPPARγに加えて、PPARγに結合してその機能を補助する蛋白（共役因子）であるPPARγ coactivator-1α（PGC-1α）が重要な働きをすると報告されています（図2）。

図2　脂肪細胞の起源と分化メカニズム

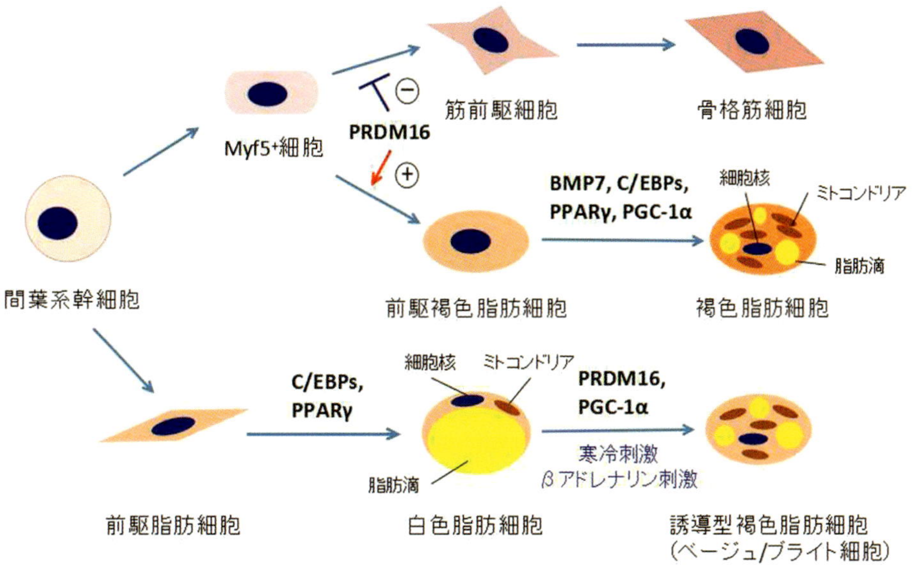

Myf5：myogenic factor 5/PRDM16：PR domain containing 16/BMP7：bone morphogenetic protein 7/ C/EBP：CCAAT/enhancer binding protein/PPAR γ, peroxisome-proliferator activated receptor γ /PGC-1 α, PPAR γ coactivator 1 α

白色脂肪細胞の機能

　細胞質の中に、小さな脂肪滴が融合してできた一つの大きな油滴をもつ白色脂肪細胞は、分布する部位によって内臓脂肪と皮下脂肪組織に分けられます（図3）。白色脂肪量は、思春

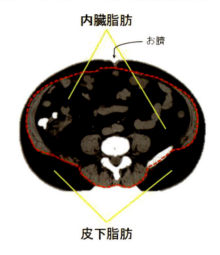

図3　腹部CT検査における臍の高さの断面像
　赤い点線の内側の黒い部分が内臓脂肪、外側の黒い部分が皮下脂肪。お臍の位置を矢印で示す。

期ごろから急に増え始め、大人では体重の約15〜30%になります。この白色脂肪は、食事で取り過ぎた余分な栄養分を細胞の中に取り込んで、中性脂肪として蓄えておく「エネルギー貯蔵庫」として機能しています。体重60kg、体脂肪率15%のヒトの脂肪重量は9kg（9,000g）となり、脂肪1gは9キロカロリー（kCal）に相当しますので、計算上エネルギーの貯蔵量は81,000kCalになります。標準体重の大人の白色脂肪細胞の直径は70〜90μmで、中性脂肪がたくさんたまってくると約130μmまで大きくなるとされています。しかし、それ以上は大きくなれず、さらに中性脂肪をため込む必要がある場合には、脂肪細胞が分裂して細胞数が増えるようになります。この白色脂肪細胞の肥大化と数の増加が肥満のメカニズムと考えられています。

　一方、空腹時には交感神経刺激によって、脂肪滴に蓄えられた中性脂肪が分解されて、遊離脂肪酸が産生・放出され（これを脂肪動員と呼びます）、全身の臓器のエネルギー源となります。この脂肪動員によって、脂肪細胞は壊れてしまうのではなく、サイズが小さくなると考えられています。ヒトの皮下白色脂肪細胞の寿命は約10年で、その間にため込んだ中性脂肪は6回入れ替わると報告されており、皮下脂肪に比べて、内臓脂肪の方が脂肪の出入りが多いことも分かっています。長い間、白色脂肪組織は、上で述べたように受動的なエネルギー貯蔵庫と考えられていましたが、最近の多くの研究によって、アディポカインと呼ばれるレプチンやアディポネクチンなどのホルモンを分泌して、食欲や全身のエネルギー代謝調節における中心的な役割を果たす生体内最大の「ホルモン分泌（内分泌）臓器」とも認識されるようになりました（図4）。

　レプチンは、主に脳の視床下部に発現するレプチン受容体に結合して、食欲を強力に抑制し、交感神経系を活性化してエネルギー代謝を亢進し、抗肥満作用を発揮します。またアディポネクチンは、筋肉や肝臓に発現する受容体に結合して、インスリンの効き目を良くする作用や脂

図4 白色脂肪細胞肥大化に伴う変化

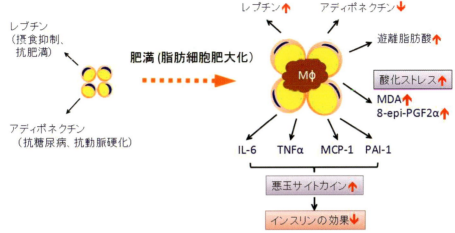

MΦ, macrophage：MDA, malondialdehyde：8-epi-PGF2α：8-epi-prostaglandin F2α：IL-6, interleukin 6：TNFα, tumor necrosis factorα：PAI-1, plasminogen activator inhibitor-1

肪の代謝を促進するなどして、動脈硬化を予防するとされています。

褐色脂肪細胞の機能

　褐色脂肪細胞は、内部に多数の小さな脂肪滴と茶色をしたミトコンドリアを持ち、多くの毛細血管に取り囲まれています（図1）。褐色脂肪細胞は、交感神経刺激により脂肪酸をエネルギー源として熱を産生する働きをしており、この熱産生は体のふるえを伴わないことから「非ふ

図5　寒冷刺激による褐色脂肪細胞における熱産生機構

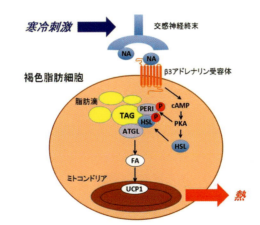

　寒冷刺激によって交感神経が活性化されると、褐色脂肪細胞に分布する神経終末よりノルアドレナリン（NA）が放出され、細胞膜上のβ3アドレナリン受容体に結合すると、細胞内サイクリックAMP濃度（cAMP）が上昇し、蛋白リン酸化酵素である蛋白キナーゼA（PKA）が活性化されます。活性化されたPKAによって脂肪滴上のペリリピン（PERI）とホルモン感受性リパーゼ（HSL）がリン酸化（P）され、リン酸化されたHSLは脂肪滴に移行し、脂肪細胞中性脂肪リパーゼ（ATGL）と協調して中性脂肪（TAG）分解をきたし、脂肪酸（FA）が産生され、このFAからミトコンドリア内膜上のUCP1の作用によって熱が産生されます。

るえ性熱産生」と呼ばれています。この非ふるえ熱産生において、ミトコンドリアの内膜に発現する脱共役蛋白1（UCP1）という蛋白が重要な働きをしています（図5）。哺乳動物では、主に肩甲骨の間の背中に褐色脂肪組織が分布しており、寒冷に暴露されると褐色脂肪細胞が熱を盛んに産生して体温を維持します。

　一方ヒトでは、褐色脂肪細胞は新生児期の体温調節に重要な役割を果たすのみで、成人には存在しないと長く考えられていました。しかし最近になって、ブドウ糖の取り込みを画像的に検出するFDG PET/CT検査の結果から、成人においても首や胸椎の周りなどに褐色脂肪組織がわずかに存在することが判明し、その量は体重の約0.02%（体重60kgのヒトで12mg）と推計されています。実際に、寒冷刺激によってヒト褐色脂肪細胞が活性化されて、熱産生とエネルギー消費に関与することも明らかとなっており、逆に肥満者では、褐色脂肪細胞機能が落ちていることが報告されています。ヒトにおいてこれらの刺激によって活性化される褐色脂肪細胞の多くは、哺乳動物に認める古典的な褐色脂肪細胞とは異なり、誘導型褐色脂肪細胞あるいはベージュ/ブライト脂肪細胞と呼ばれ、白色脂肪細胞にも分化が可能な一部の前駆脂肪細胞から分化誘導されることが示唆されています。

白色・褐色脂肪細胞に関連する病気

メタボリック症候群

　栄養過多によって内臓脂肪が増加して肥満になると、脂肪細胞が低酸素状態に陥り、酸化ストレスが亢進して活性酸素などが過剰に産生されるようになります。すると、アディポネクチンの分泌が低下し、白色脂肪組織で炎症が起こってマクロファージなどの炎症細胞が進入してきて、インターロイキン（IL）-6、腫瘍壊死因子（TNF）-α、単球走化性蛋白（MCP）-1,プラスミノーゲン活性化因子インヒビター（PAI）-1などの悪玉サイトカインを放出するようになります。

　その結果、インスリンが体の中で効きづらくなり、ブドウ糖代謝異常、脂質代謝異常、あるいは高血圧といった動脈硬化の原因となる病態を併発するメタボリック症候群を引き起こすと考えられています（図4）。

脂肪萎縮症（リポジストロフィー）

　脂肪萎縮症は、個体のエネルギー収支にかかわらず、脂肪組織が全身性、あるいは部分的に減少・消失する病気です。遺伝子異常による先天性のもの、自己アレルギーや薬剤による後天性のものなど原因はさまざまです。脂肪萎縮症では、脂肪細胞が萎縮しているため中性脂肪をためることができず、脂肪が他の臓器に異所性に沈着することによってインスリンが効きづらくなり、糖尿病、脂質異常症ならびに脂肪肝など、種々の糖・脂質代謝異常を高頻度に発症します。脂肪萎縮症患者では血中レプチン濃度が低下しており、レプチンを補充すると、その代謝異常や脂肪肝が劇的に改善したことが報告されています。

褐色細胞腫

　副腎髄質から発生する褐色細胞腫は、ノルアドレナリンなどのカテコールアミンを過剰に産生・分泌し、高血圧や糖尿病などを引き起こす腫瘍です。この褐色細胞腫に見られる症状の一

つに「やせ」があり、その原因としてカテコールアミン過剰による酸素消費量の増加や脂肪分解の亢進が考えられています。近年、褐色細胞腫患者の内臓脂肪では、褐色脂肪細胞が増加していることが報告されており、また一部の褐色細胞腫患者のFDG PET/CT検査において、鎖骨上や胸椎周囲に褐色脂肪組織を認めることがあります（図6）。

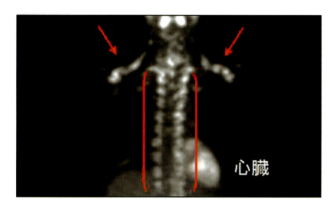

図6　褐色細胞腫患者における褐色脂肪細胞の活性化
FDG PET/CT検査において、鎖骨上窩（赤矢印）と傍脊椎（赤括弧）にブドウ糖の取り込み（白く見える部分）を認め、過剰なカテコールアミンによって活性化された褐色脂肪組織と考えられます。心臓も、エネルギー源としてブドウ糖取り込みが強いので白く写っています。

　当科で経験した多数例をまとめた結果、褐色細胞腫患者は手術による腫瘍摘出後に体重が増加し、画像的に計測した皮下・内臓脂肪面積がいずれも術後に有意に増加していました。
　以上の成績より、過剰なカテコールアミン刺激により活性化された褐色脂肪によるエネルギー消費の増加も、褐色細胞腫患者における体重減少に関与している可能性があります。

まとめ

　白色脂肪細胞と褐色脂肪細胞に関する最近の話題について概説しました。メタボリック症候群のように白色脂肪量が増え過ぎても、逆に脂肪萎縮症のように少な過ぎても、全身のエネルギー代謝に悪影響を及ぼします。従って、適切なカロリー摂取と適度な運動によって、メタボリック症候群に該当しないように内臓脂肪量を保つことが健康維持のために重要と考えられます。
　近年、運動によって、白色脂肪細胞の褐色脂肪化を促進するイリジンというホルモンが筋肉から分泌されるという報告もあります。成人において発見された誘導型褐色脂肪細胞の活性化は、肥満症の新たな治療法の開発に結びつく可能性があり、現在多くの研究が進められています。

05 内臓脂肪と皮下脂肪の違い

獨協医科大学内科学（内分泌代謝）教授・獨協医科大学病院　副院長　**麻生　好正**

- ●内臓脂肪とは、腹腔内の大網、腸間膜周囲に存在する脂肪組織であり、皮下脂肪とは、大腿臀部、腹壁（前後）の皮下に存在する脂肪組織のことを言います。
- ●内臓脂肪の組織内には炎症細胞（マクロファージ、CD8＋T細胞など）が浸潤しており、慢性炎症を呈しています。浸潤した炎症細胞から前炎症性サイトカインが産生、放出されます。
- ●脂肪細胞が肥大化すると、アディポカインと総称される生理活性物質の産生能が高くなります。内臓脂肪では肥大化した脂肪細胞の割合が高く、種々のアディポカインを産生します。
- ●内臓脂肪から、インスリン抵抗性を惹起する悪玉のアディポカインの産生が亢進しますが、一方、善玉のアディポカインの産生は低下しています。
- ●メタボリックシンドロームとは、内臓脂肪蓄積が病態の中心的な役割を果たし、耐糖能異常、脂質代謝異常、高血圧などの心血管疾患の危険因子が重複した症候群を言います。

はじめに

　内臓脂肪も皮下脂肪も、組織を構成する脂肪細胞は同じ白色脂肪細胞であり、形態学的に有意な差はないことが知られています。しかし、エネルギー過剰状態になり、脂肪細胞が中性脂肪を大量に蓄え、肥大化すると、その性質が変わり、種々のアディポカインの産生が亢進します。特に、インスリン抵抗性に傾くアディポカインの産生が増加し、一方で、インスリン感受性を高めるアディポネクチンの産生は著明に低下しています。内臓脂肪では、この肥大化した脂肪細胞が大勢を占めています。内臓脂肪の組織内では、炎症、低酸素、血管新生などが惹

表1　皮下脂肪と内臓脂肪の違い

	皮下脂肪	内臓脂肪
部位	皮下：臀部~大腿部、腹壁	腹腔内：大網、腸間膜周囲
脂肪細胞サイズ	小型が多い	大型が多い
アディポカイン産生能		
TNF-α/IL-6	低い	高い
PAI-1	〃	〃
MCP-1	〃	〃
DPP-4	〃	〃
Adiponectin	高い	低い
炎症細胞浸潤	なし	ある（主にM1マクロファージ）
血管増生	低い	活発（新生血管←低酸素）
代謝活性（脂肪分解能）	低い	高い
脂肪合成能	低い	活発
インスリン感受性	高い	低い
2型糖尿病のリスク	低い	高い
心血管病のリスク	低い	高い
非アルコール性脂肪肝	希薄	密接

起され、ダイナミックな変化が生じているのです（表1）。

　内臓脂肪型肥満では、2型糖尿病の発症リスク、さらに心血管病・心血管死のリスクも高まることが報告されています。本稿では、内臓脂肪と皮下脂肪の違いについて、基礎的、臨床的な面からアプローチしながら概説したいと思います。

内臓脂肪には大型の脂肪細胞が多い（表1）

　肥満とは細胞生物学的にみると中性脂肪の蓄積増加による脂肪細胞の肥大化を意味します。脂肪細胞は、過剰なエネルギーを中性脂肪として貯蔵する働きを有しています。生理学的な状態では皮下脂肪が中性脂肪の貯蔵庫として働きますが、エネルギー過剰が持続し、皮下脂肪の中性脂肪貯蔵能を超えた場合、余剰となった中性脂肪によって内臓脂肪の蓄積が始まります。一般的にヒトの脂肪細胞のサイズは通常直径60〜90μmですが、肥満すると最大130〜150μm程度まで肥大化します。

　小型脂肪細胞は遊離脂肪酸を貪るように吸収し、中性脂肪の強力な貯蔵庫として役割を果たします。脂肪細胞のサイズが大きくなると機能異常を来し、大型脂肪細胞では、インスリン抵抗性を来たし、インスリンによる脂肪分解抑制作用が低下して遊離脂肪酸の放出が亢進します。脂肪組織内には、小型の脂肪細胞と大型の脂肪細胞が混在していますが、内臓脂肪では大型の脂肪細胞の割合が多くなっていて、皮下脂肪では小型の脂肪細胞の割合が優位になっています。

　内臓脂肪から放出された遊離脂肪酸やグリセロールは、門脈を介して、直接的に肝臓に流入して、肝臓での中性脂肪蓄積、すなわち、脂肪肝の原因となります。つまり、内臓脂肪と脂肪肝は密接な関係にあるわけです。

内臓脂肪は炎症状態にある（図1）

　2003年、内臓脂肪組織に炎症性マクロファージが浸潤していることが明らかにされ、内臓脂肪肥満者の脂肪組織が慢性炎症状態にあるというコペルニクス的転回がありました。肥満時に増加する炎症性サイトカインのTNF-αの主な産生細胞として、この浸潤したマクロファージであることが解明されたわけです。

　元来、脂肪組織は脂肪細胞のみからなる均一な組織ではなく、脂肪細胞の周囲には豊富な毛細血管網、神経、結合組織、免疫細胞が存在しています。痩せ型マウスでも、間質の細胞の30％が血管内皮細胞、30％が線維芽細胞で、残りが免疫系の細胞であり、末梢臓器としては免疫細胞を多く含んだ免疫系臓器とも言えます。実際、脂肪組織の間質に存在する細胞は、その大半が免疫細胞です。肥満になると、さらに、炎症性（M1）マクロファージの浸潤などにより、免疫細胞の比率が増大します。また、肥満に伴って、脂肪組織間質内のT細胞数も増加しますが、T細胞サブセットの解析では、CD8陽性T細胞の増加、CD4陽性T細胞および制御性T細胞の減少が認められています。CD8+T細胞は脂肪組織に炎症性マクロファージを浸潤させる単球走化性因子であるmonocyte chemotactic proteins (MCP)-1および炎症性タンパク質であるmacrophage inflammatory proteins (MIPs)などの種々の遊走因子を産生することにより、脂肪組織へのマクロファージ浸潤を誘導することが明らかにされています。

脂肪細胞の肥大化および細胞数の増加により、内臓脂肪では局所の低酸素状態が引き起こされることが知られています。低酸素により誘導される核内転写因子hypoxia-inducible factor-1（HIF-1）によって、VEGFの発現が増加し、血管形成が促進されています。元来、脂肪組織は新生血管の増生が盛んな組織ではありますが、内臓脂肪では低酸素状態により、新生血管の増生に拍車がかかっています。新生血管は脆弱な上、VEGFの作用もあり血管透過性が亢進しているため、血管内の単球が間質へ移行が促進され、間質で単球は炎症性マクロファージになります。

内臓脂肪は内分泌臓器である（図1）

　内臓脂肪は、皮下脂肪に比し、アディポカインと総称される生理活性物質の産生能が高い、内分泌臓器であることが知られています。内臓脂肪には肥大化した脂肪細胞が多く存在して、その大型細胞から種々の悪玉のアディポカインが大量に産生される一方、善玉のアディポネクチンの産生は著明に低下しています。

　内臓脂肪の脂肪細胞および組織内に浸潤した炎症細胞（マクロファージなど）からTNF-α、IL-6、IL-1βなどの前炎症性サイトカインが産生・放出され、インスリン標的臓器におけるインスリンシグナルを阻害して、内臓脂肪によるインスリン抵抗性の発症に関与しています。また、これら前炎症性サイトカインは門脈を経由して、直接的に肝臓に流入して、肝臓でのC-reactive protein（CRP）、フィブリノーゲンの産生を高めています。その結果、内臓脂肪型肥満では、慢性炎症、凝固亢進状態が引き起こされているわけです。

　内臓脂肪からは、中性脂肪の分解の亢進により、遊離脂肪酸が大量に放出されています。遊離脂肪酸はインスリン抵抗性の発症に関与するのみだけではなく、門脈から直接、肝臓に流入し、脂肪肝の形成にも関与しています。

　内臓脂肪では、plasminogen activator inhibitor-1(PAI-1)の産生が亢進しています。線

図1　内臓脂肪は内分泌臓器であり、免疫組織である

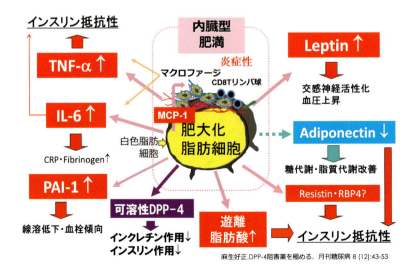

維素溶解（線溶）の要となる線維素分解酵素プラスミンは、plasminogen activatorの作用によりplasminogenが分解されて、生成されます。プラスミンは、クロスリンクされたフィブリン血栓（凝固した血栓）を溶解して、線溶を完成させる重要な働きをしています。PAI-1は、plasminogen activatorを阻害することで、プラスミンの産生を抑制させ、線溶系を阻止します。内臓脂肪を有する2型糖尿病患者では、凝固亢進状態（易血栓性）にありながら、PAI-1の上昇により、代償的な線溶亢進（2次線溶）が抑制され、動脈血栓症、静脈血栓症のリスクが高まることが考えられます。

　肥大化した脂肪細胞からは、CCケモカインに属するmonocyte chemoattractant protein 1（MCP-1）の産生が亢進しています。MCP-1は、単球に発現するケモカイン受容体CCR2に作用して、血管内の単球を脂肪組織の間質に遊走させる作用を有しています。つまり、MCP-1は脂肪組織への炎症性マクロファージの集積に一役かっているわけです。

　アンジオテンシノーゲンは、通常、肝臓で産出されていますが、肥大化脂肪細胞からも産生・分泌されています。アンジオテンシノーゲンから生成されたアンジオテンシンIIは、受容体を介して血管平滑筋を収縮させ、さらに、副腎皮質球状帯に作用してナトリウムの再吸収を促進するアルドステロンの分泌を促進し、血圧を上昇させます。

　脂肪特異的分泌蛋白であるレプチンは、視床下部の満腹中枢を刺激して食欲を抑制すると同時に末梢臓器にも作用して、グルコースの代謝を改善させる善玉のホルモンです。しかしながら、内臓脂肪型肥満ではレプチン抵抗性を示し、レプチンの高濃度状態が持続して、視床下部のレプチン受容体はレプチンに対する感受性が低下して、レプチンによる食欲抑制作用は消失してしまいます。一方で、高濃度のレプチンは交感神経活性を亢進させ、心拍数増加、末梢抵抗血管の血管収縮などにより血圧を上昇させます。つまり、肥満が進行するとレプチン抵抗性になり、レプチンによる食欲抑制作用に対して耐性となってますます肥満が助長され、交感神経活動は亢進することになります。以上のように、内臓脂肪の蓄積によって産生された種々のアディポカインが、内臓脂肪型肥満と高血圧と密接な関係を良く説明しています。

内臓脂肪とアディポネクチン、DPP-4との関係は？

　アディポネクチンは、米国、わが国の4つグループから独立的に同定されたアディポカインです。アディポネクチンは善玉のアディポカインであり、インスリン抵抗性改善作用、脂質代謝改善作用あるいは抗動脈硬化作用を有することが報告されています。血中では、3量体、6量体、12-18量体(高分子量)の3種類で存在しています。アディポネクチン遺伝子のプロモーター領域にはPPREが存在し、チアゾリジン薬投与によりPPARγ−PPREを介して、直接的にアディポネクチン遺伝子の発現が増強されます。翻訳されたアディポネクチンは小胞体に移行し、シャペロン蛋白（Ero1-Lなど）の作用により細胞内で多量体が形成されます。脂肪細胞が肥大化するとアディポネクチンの産生が低下し、内臓脂肪型肥満、メタボリックシンドロームでは、血中濃度、特に高分子量アディポネクチン濃度の著明な低下が認められます。アディポネクチンの低下が、内臓脂肪によるインスリン抵抗性の発症の一端を担っているわけです。

　Dipeptidyl peptidase (DPP)-4は1回膜貫通型のII型膜上蛋白で、通常、膜上ではホモダイマーとして存在しています（図2）。膜型DPP-4は何からの機序によりN末端から39番目のセ

図2　Dipeptidyl Peptidase -4 (DPP-4)の構造

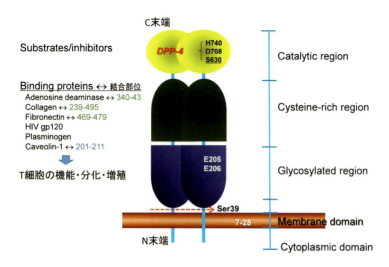

Ohnuma et al: Adv Clin Chem 2011（改変）

リンでsheddingされ、可溶型として、血液中に比較的高濃度で存在しています。DPP-4は、標的基質のアミノ基側末端から2番目にプロリンあるいはアラニン残基を認識し、C末端側のアミノ酸残基との間のペプチド結合を加水分解するペプチダーゼであり、主な基質としてインクレチンのGLP-1、GIPが知られています。現在、インクレチンエンハンサーであるDPP-4阻害薬は、糖尿病治療薬として普く使用されています。

　最近、DPP-4の新たな発現部位として、脂肪組織（脂肪細胞）が明らかにされ、アディポカインの1つとして注目されています。特に、高度肥満者の内臓脂肪においてDPP-4蛋白が高発現していることが示され、内臓脂肪型肥満患者で見られる血清可溶性DPP-4濃度の上昇は、脂肪組織由来である可能性が示唆されています。健常者を対象とした検討では、血清可溶性DPP-4値はBMI、HOMA-IR（インスリン抵抗性の指標）と有意な正の相関を示し、一方、血清高分子量アディポネクチンと有意な負の相関を認めることが報告されています（図3）。

　可溶性DPP-4もアディポカインの1つとして、内臓脂肪から放出され、内臓肥満2型糖尿病患者のインクレチン効果の減弱、さらにインスリン抵抗性に関与している可能性が考えられます。また、可溶性DPP-4は血管平滑筋細胞（VSMC）に取り込まれ、VSMCを収縮型から増殖型へフェノタイプを変換させ、動脈硬化を促進する可能性も示唆されています。

内臓脂肪型肥満の診断

　肥満とは身体に過剰に脂肪が蓄積されている状態を指しますが、脂肪のつき方により男性型肥満（リンゴ型肥満）、女性型肥満（西洋ナシ型肥満）の2種類に分類されます（図4）。内臓脂肪型肥満は、前者のいわゆるリンゴ型肥満であり、種々の悪玉のアディポカインが大量に分泌され、善玉のアディポネクチンの産生は著明に低下しています。一方、西洋ナシ型肥満の場合、臀部から大腿部へかけての皮下脂肪の蓄積が特徴ですが、これらの部位の脂肪細胞か

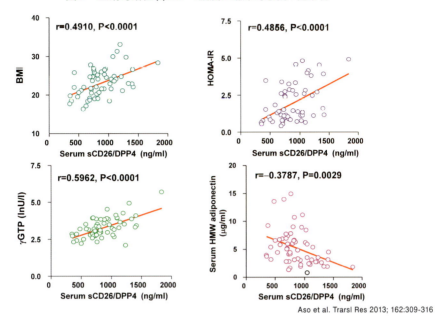

図3 血清可溶性(s)DPP-4濃度の臨床的意義：健常者

Aso et al. Trarsl Res 2013; 162:309-316

らはインスリン感受性を低下させる悪玉アディポカインの分泌はあまりされません。

　内臓脂肪の蓄積は、種々の健康障害と関連することから、正確な内臓脂肪蓄積の評価法が重要となります。CT法やMRI法による臍レベル（第4腰椎レベル）での内臓脂肪面積（VFA）が、腹腔内の内臓脂肪量を鋭敏に反映します（図5）。特に、マルチスライスCT法による腹腔内の内臓脂肪体積と臍レベル内臓脂肪面積は、強い正の相関関係を示すことが報告されています。厚生労働省のJ-VFS研究において、肥満関連健康障害である高血糖、高血圧、脂質異常の3危険因子の平均合併数1以上の対応するVFA値は100cm^{2}以上であったことから、日本肥満学会は、男女ともVFA≧100cm^{2}を内臓脂肪蓄積の基準としました。CT法によるVFA値が内臓脂肪蓄積評価の標準法ではありますが、被爆、コストの問題があり、全例に実施することは非現実的です。J-VFS研究において、男女ともウェスト周囲長がVFAと最も高い相関を示し、両者の回帰直線からVFA100cm^{2}に相当するウェスト周囲長が、男性で84.4cm、女性で92.5cmであったことから、内臓脂肪蓄積を判定するウェスト周囲長は、男性85cm、女性90cmと設定されました。

内臓脂肪とメタボリックシンドローム

　メタボリックシンドロームとは、内臓脂肪蓄積が病態の中心的な役割を果たし、耐糖能異常、脂質代謝異常、高血圧などの心血管疾患の危険因子が重複した症候群を意味します。わが国では、2005年にメタボリックシンドロームの診断基準が発表されたが、WHOや米国NCEP－ATPIIIの診断基準と違い、ウェスト周囲長（内臓脂肪蓄積）を必須項目とした点が特徴となります（表2）。つまり、内臓脂肪蓄積（最も上流にある）を必須項目として、高血糖、脂質異常、血圧高値の3項目のうち2項目以上を満たした場合、メタボリックシンドロームと診断すること

図4 肥満のタイプ

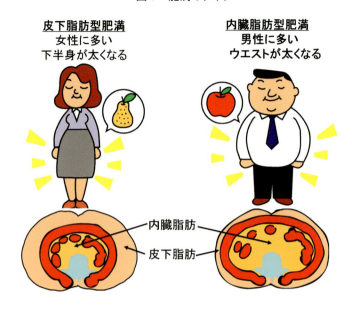

図5 腹部CT検査：内臓脂肪の評価

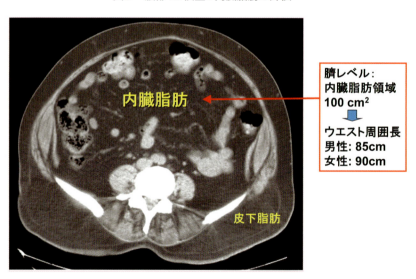

になります。

　メタボリックシンドロームは、軽度の異常ではあっても心血管疾患危険因子を重複しているため、心血管疾患のハイ・リスク群として重要な対象となります。実際、メタ解析により、メタボリックシンドロームは、対照群に比し、心血管疾患の発症リスクが約2倍、全死亡率が約1.5倍に増加することが明らかにされまし。また、メタボリックシンドロームでは、対照群に比し、2型糖尿病の発症リスクが約3～6倍も増加することが明らかにされています。

第1章　肥満とは
内臓脂肪と皮下脂肪の違い

表2　本邦におけるメタボリックシンドロームの診断基準

内臓脂肪（腹腔内脂肪）蓄積　(必須項目)	
ウエスト周囲径	男性≧85cm
	女性≧90cm
（内臓脂肪面積　男女とも≧100cm²に相当）	
高中性脂肪血症	≧150mg/dL
かつ／または	
低HDLコレステロール血症	＜40mg/dL
	男女とも
収縮期血圧	≧130mmHg
かつ／または	
拡張期血圧	≧85mmHg
空腹時高血糖	≧110mg/dL

＊ウエスト径は立位、軽呼気時、臍レベルで測定する。

＊メタボリックシンドロームと診断された場合、糖負荷試験が薦められるが診断には必須ではない。

＊高TG血症、低HDL-C血症、高血圧、糖尿病に対する薬剤治療をうけている場合、それぞれの項目に含める。

＊糖尿病、高コレステロール血症の存在はメタボリックシンドロームの診断から除外されない。

まとめ

　内臓脂肪の蓄積は、メタボリックシンドローム、2型糖尿病、心血管疾患の発症リスクを高めます。すなわち、内臓脂肪を減らすことは、種々の病気の発症予防に繋がることになります。内臓脂肪は血流が豊富で代謝が速いことから、皮下脂肪より、減りやすい特徴があります。ダイエット効果が現れやすいのが内臓脂肪であるということです。

　食事の摂取カロリーの制限を基本にして、動物性の高脂肪食、高炭水化物食を控えて、また、有酸素運動、レジスタンス運動を織り交ぜた運動も加え、内臓脂肪を燃やすことが重要です。魔法のようなダイエット法はありません。正しい方法（地道な努力ではある）で「継続は力なり」の精神で取り組むことが大事です。

末梢中枢連携と恒常性 vs 報酬性摂食

自治医科大学医学部　生理学講座　統合生理学部門　教授　矢田　俊彦

- 摂食は、生命活動に必要なエネルギー接収のための恒常性摂食と快楽のための報酬性摂食に区分されます。
- 食欲創出は、血糖値低下/胃グレリン上昇→視床下部弓状核NPY/AgRP神経活性化→室傍核オキシトシン神経抑制によります。
- 満腹感形成は、腸GLP-1・CCK上昇→求心性迷走神経活性化→視床下部・結合腕傍核伝達によります。
- 長期摂食抑制は、脂肪レプチン→POMC神経活性化より、体重維持に働くが、レプチン抵抗性は肥満を招きます。
- 報酬性摂食では、甘味・脂味とカロリーを持つ食品がドパミン神経を活性化して快感を形成し、習慣性を生みます。
- 上記過程の変調は肥満を生み、予防・改善には、食欲・満腹を適正レベルに保ち、過度の報酬性食品を避けるようにします。

はじめに

　肥満は、エネルギー収支がプラスになることによっており、エネルギー摂取の亢進およびエネルギー消費の低下が成因となります。このうち、エネルギー摂取すなわち摂食は容易に変化しやすく、その過剰は肥満の主要な成因であり治療標的となります。
　摂食（行動）には2つの異なる動機・目的があると考えられています。1つは、生命活動の

図1　恒常性摂食と報酬性摂食を形成する中枢神経と末梢因子

	恒常性摂食			報酬性摂食
	長期摂食抑制 体重維持	短期摂食抑制 満腹	摂食亢進 食欲	
摂食中枢	視床下部	視床下部	視床下部	中脳
神経核	弓状核	室傍核 結合腕傍核	弓状核	腹側被蓋野
ニューロン	POMC オキシトシン	オキシトシン CGRP	NPY/AgRP GABA	ドパミン
末梢因子 ホルモン 栄養素	脂肪細胞 Leptin 膵 インスリン	腸 GLP-1 CCK 高グルコース	胃 Ghrelin 低グルコース（低血糖）	甘味糖 脂味・高脂肪 アルコール
代謝状態	食後		食前・空腹	中毒・依存

恒常性摂食には、摂食亢進（食欲）、短期摂食抑制（満腹）、長期摂食抑制（体重維持）の3機能がある。POMC; Pro-opiomelanocortin, NPY; Neuropeptide Y, AgRP; Agouti-related peptide, GLP-1; Glucagon-like peptide-1. CCK : cholecystokinin

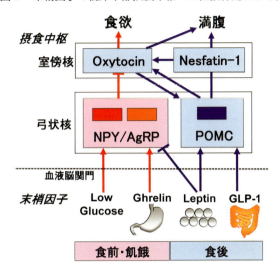

図2　末梢因子の視床下部摂食中枢への直接作用による摂食調節

維持に必要なエネルギーの摂取を目的としており、恒常性（Homeostasis,ホメオスタシス）摂食と区分されます（図1）。一方、喜び・快楽を求める食行動や精神的衝動による食行動があり、これを報酬性（RewardまたはHedonic）摂食に区分されます。本稿では、恒常性摂食の3つの系および報酬性摂食系とその調節機構について解説し、最後にこれらの摂食調節機構に立脚した抗肥満薬の展望について触れます。

摂食は、脳の摂食中枢（ハード）と、これに作用する末梢代謝因子（ソフト）の連携により調節されています（図2）。全身代謝状態の変化を反映する栄養素・ホルモンのレベルは、血液脳関門（BBB）を通過して直接脳に作用する経路（図2）および求心性迷走神経に作用して脳に伝達する経路（図3）により、脳の摂食中枢に作用します。

恒常性摂食には、摂食亢進（食欲）、短期的摂食抑制（満腹）、長期的摂食抑制（体重恒常性）の3つの調節機構があり、これに加えて報酬性摂食があります。これら4つの調節系の異常は全て肥満の成因となります。食欲系の亢進は、食べたくてたまらない感覚や食事間隔の短縮を生み、満腹系の低下は食べだすと止まらない感覚や一回食事量の増加を生み、長期食欲抑制系の低下はそれら両者を含む定常的な摂食の上昇を生みます。一方、報酬性調節系の亢進は、習慣性・中毒性の摂食亢進を生むと考えられます。

本稿では、上記4つの摂食調節系を構成する栄養代謝因子と摂食中枢神経メカニズムを解説し、その中のいかなる過程の異常が肥満をもたらすか、さらに肥満治療の標的となり得るかを解説します。

摂食亢進（食欲）機構

古典的な摂食調節機構は以下に概説します（図2）。視床下部の弓状核は、摂食一次中枢として機能し、全身の代謝変化を感知し、神経情報に変換し、摂食二次中枢に伝達することにより、摂食を調節しています。弓状核には、摂食亢進系のNeuropeptide Y（NPY）/Agouti-related protein（AgRP）/GABAニューロンと摂食抑制系のProopiomelanocortin

（POMC）ニューロンの2つの横綱格の神経が局在します。弓状核のこれらのニューロンから投射を受ける摂食二次中枢としては室傍核が重要であり、結合腕傍核CGRPニューロン、外側視床下部の役割も示唆されています。しかし、二次中枢の中でなかで摂食制御の要となるニューロンは同定されておらず、これが摂食調節機構解明のネックとなっていました。

米国のSternsonらは光遺伝学を用い、AgRPプロモータの下流に光受容性イオンチャネルであるチャネルロドプシンを発現するマウスを創出し、これにレーザー光を照射してAgRP/NPYニューロンを特異的に活性化すると直ちに摂食行動が惹起されることを示し、AgRP/NPYニューロンを食欲創出ニューロンとして確立しました。[1] さらに、この摂食亢進は、同時に室傍核オキシトシン（Oxt）ニューロンも光遺伝学により活性化することにより拮抗されます。これらの結果から、AgRP/NPYニューロンの活性化が室傍核Oxtニューロンの抑制により食欲・摂食行動を惹起する中枢神経経路を解明しました（図2）。

空腹・飢餓状態では、血中のグルコース濃度（血糖値）が低下し、胃ホルモンのグレリン濃度が上昇します。私たちは、AgRP/NPYニューロンが、グルコース濃度低下およびグレリンにより活性化されることを明らかにしました[2、3]。これらにより＜空腹代謝因子→弓状核NPY/AgRP活性化→室傍核Oxt抑制＞の食欲神経経路が明らかとなりました（図2）。これに加えて、＜弓状核NPY/AgRP活性化→結合腕傍核CGRP抑制＞の食欲神経経路も報告されています。

急性の摂食抑制（満腹）機構（1）
GLP-1→迷走神経求心路→Oxt/CGRP経路

食事摂取により、血中のグルコース濃度（血糖値）が増加し、腸ホルモンGLP-1・膵ホルモンインスリン・脂肪ホルモンLeptinの濃度が上昇します。これらが迷走神経求心路への作用を介する経路と直接脳に入る経路により摂食中枢に作用し、満腹感が誘導されます。Palmiterらは、摂食抑制は、食後放出されるホルモンのGLP-1、CCKなどが迷走神経求心路で感受され

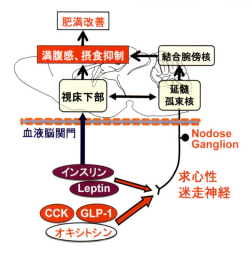

図3　食後ホルモンとオキシトシン投与による求心性迷走神経活性化を介した脳情報伝達と満腹感形成および肥満改善

CCK; cholecystokinin.

延髄孤束核(NTS)に伝わり（図3）、２次ニューロンにより神経伝達され、結合腕傍核の CGRPニューロン活性化により満腹を作り出す経路を発見しました[4]。さらにこの経路は、侵害刺激応答、嘔吐、痛みにも共通の経路であるとしており、これが摂食調節のデフォルト経路であり、摂食亢進はこの経路の抑制によると提唱しています。

急性の摂食抑制（満腹）機構（２）
Nesfatin-1→Oxt→POMC neuron経路

森らが2006年に発見したNesfatin-1は、食事摂取により増加し、満腹に関与しています。私たちは、室傍核Nesfatin-1がパラクリン作用により室傍核Oxtニューロンを活性化し、Oxtが延髄孤束核のPOMCニューロンを活性化して摂食を抑制する回路を報告しました[5]。さらに、Nesfatin-1が食事因子の高グルコース・インスリン・レプチンにより活性化されること[6] から、＜食事因子→室傍核Nesfatin-1→Oxt→孤束核POMC＞の満腹神経経路を解明しました。これに加えて、二次中枢の室傍核Oxtニューロンが一次中枢弓状核のPOMCニューロンを活性化し摂食を抑制する経路を発見しました[7]（図2）。最近、Lowellらも、弓状核ニューロンのうちOxt受容体を発現するニューロンが強力な摂食抑制を現わすことを報告しました。これらの結果は、摂食調節は一次中枢弓状核⇌二次中枢室傍核の双方向性の情報フローにより制御されることを示しています。

長期的な摂食抑制機構

私たちの体重・脂肪重量は通常一定に保たれています。その仕組みとして、脂肪が増えると脂肪ホルモンであるアディポカインのレプチンおよびインスリンが上昇し、レプチンがより強い摂食抑制作用を現わす結果、体重が元に戻るfeedback機構が働きます。Leptinおよびインスリンは摂食中枢への直接作用と求心性迷走神経を介する系により作用します[8]（図3）。なかでも弓状核POMCニューロンの活性化は代表的な長期摂食抑制経路と考えられています（図2）。

報酬性摂食の機構

おいしい食事を取ると快感、至福感を感じます。これは、楽しみと潤いを与え、また意欲を生み、心身の健康な生活に欠かせないものです。この反応の特徴は、満腹であっても快感を得るために食行動を起こし、身体活動に必要な恒常性摂食とは異なります。従って別腹とも表されます。この反応には快感報酬系が関わっており、その中核は中脳の腹側被蓋野から側坐核に投射するドパミン神経系です（図1）。ドパミン神経は、弓状核などの摂食中枢と神経連絡があり、加えてグレリン、インスリン、GLP－1などの代謝因子を直接受容して神経活動が変化します。報酬系摂食を駆動するものの代表は甘味糖と高脂肪食品です[9]（図4）。

報酬性摂食の変調も肥満の成因となります。その機序として、筆者は２つの機序を考えています。第1に、肥満者では、食事によるドパミン神経の活性化が障害されており、食事による快感形成が低いために、快感の充足を求めてより多くの報酬性食品を摂取し肥満となります（図4）。第2に、現代の管理・ストレス社会で私たちの心身に生じる'快感の不足'、'充足感欠落'を満たすために、手軽な報酬性食品を過剰に摂取し、肥満となります。

図4 報酬性摂食の形成、習慣性・依存症と肥満発症のメカニズム（矢田仮説）

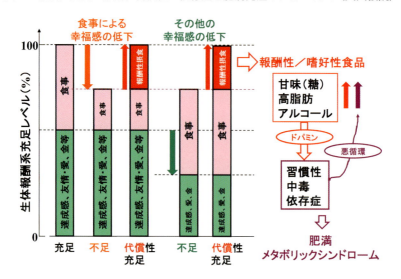

　報酬性摂食変調による肥満の際に怖いのは、常習性（やみつき）を起こすことです。おいしい食事による快感の形成に伴い、食事に関する情報が記憶され、再度この快感をゲットしようとします。これはドパミン神経の働きによります（図4）。この反応を起こし得るのは、甘味・脂味とカロリーを合わせ持つ食品分子であり、この性質がドパミン神経と摂食中枢の両方に作用することによると考えられています。報酬性食品の摂取が繰り返されると中毒・依存性を生み、肥満を増悪させます。この肥満に対しては、摂食行動異常の改善が必要となります。

摂食制御の中核、肥満治療標的としてのオキシトシン

　オキシトシン（Oxt）は視床下部の室傍核（PVN）と視索上核の神経細胞で産生され、下垂体を経て循環血に放出され、分娩および射乳を促進する古典的ホルモンです。これに加え、Oxtニューロンが脳内に神経投射することは以前から知られていましたが、その機能は良く解っていませんでした。1990年代より社会性行動における役割が明らかにされ、今世紀に入り摂食・エネルギー代謝における役割が明らかにされてきました。

　私たちはOxt投与による摂食・体重制御機構の解明と、これをヒト肥満治療に繋げるための研究を行ってきています。高脂肪食負荷により誘導した肥満マウスへのOxt末梢（皮下、腹腔内）の単回投与は速やかに摂食を抑制し、さらに長期投与は内臓脂肪を減らし、耐糖能障害、脂肪肝を改善し、肥満・メタボリックシンドロームを改善します[10]。末梢投与したOxtは、求心性迷走神経を活性化し、孤束核に情報伝達し、中枢回路を駆動して摂食を抑制します[11]（図3）。私たちは、Oxt投与は血圧に影響を与えず有害事象は観察されないこと[10]、さらに、ヒトに臨床応用可能なルートである経鼻投与によってもOxtは同様の摂食抑制を示すことを報告しています。Caiらは、9人の肥満者（平均BMI36）にOxtを8週間点鼻投与する臨床試験を施行し、平均でBMIの3以上の低下を報告しています[12]。Ottoらは、健常者へのOxt点鼻投与は報酬性摂食を抑制することを報告しています。

　Oxtの作用機序には、2つの特筆すべき性質がある。ヒトの肥満者ではレプチン抵抗性が

観察され、その結果、レプチン依存性に作用する摂食抑制因子の作用も減弱し、肥満の改善を困難にしています。私たちは、レプチン抵抗性のZucker-fatty肥満ラットにおいて、OxtによるPOMCニューロン活性化および摂食抑制効果は正常であり、Oxtはレプチン抵抗性過食・肥満を改善することを見出しています。第二に、これまでの抗肥満薬の開発の失敗の歴史からも、摂食抑制を他の脳機能に影響することなく実現することは容易ではありません。Oxtは、求心性迷走神経を介して脳の特定部位に情報伝達し、摂食抑制していることから、安全で有効な抗肥満効果が期待されます（図3）。なお、求心性迷走神経は、Oxtのみならず、摂食・代謝調節に重要な腸GLP-1、PYY、膵インスリンの脳への情報伝達にも関与しており（図3）、摂食調節および治療介入経路としての求心性迷走神経の役割の一層の解明が待たれます。

まとめ

　摂食は、末梢代謝因子と脳の摂食中枢の連携で決定され、生命活動に必要なエネルギー接収のための恒常性摂食と快楽のための報酬性摂食に区分されます。恒常性摂食のうち、食欲創出は、血糖・胃グレリン―弓状核NPY/AgRP―室傍核オキシトシン神経経路により、満腹感は、腸GLP-1・CCK―求心性迷走神経経路により、長期摂食抑制は、脂肪レプチン―POMC経路により形成されます。報酬性摂食はドパミン経路により作動し、習慣性を生み、その変調は現代社会の肥満の一因となっています。肥満の予防・改善には、食欲・満腹を適正に保ち、過度の報酬性食品を避けることが重要です。

【引用文献】

1）Aponte Y, Sternson SM, et al. AGRP neurons are sufficient to orchestrate feeding behavior rapidly and without training. Nat Neurosci 14: 351-355, 2011.

2）Kurita H, Yada T, et al. Am J Physiol Endocrinol Metab. 309(4):E320-E333, 2015.

3）Kohno D, Yada T, et al. Diabetes 52(4): 948-956, 2003

4）Campos CA, Palmiter RD, et al. Parabrachial CGRP Neurons Control Meal Termination. Cell Metab. 23(5):811-20. 2016

5）Maejima Y, Yada T, et al. Cell Metab. 10(5): 355-365, 2009

6）Darambazar G, Yada T, et al. Biochem Biophys Res Commun 456(4): 913-918, 2015.

7）Maejima Y, Yada T, et al. FEBS Lett. 588(23): 4404-4412, 2014

8）Iwasaki Y, Yada T, et al. PLoS ONE 8(6):e67198, 2013

9）Hankir MK, Fenske WK, et al. Trends Endocrinol Metab. 2015 May;26(5):223-30

10）Maejima Y, Yada T, et al. Aging (Albany NY) 3(12): 1169-1177, 2011

11）Iwasaki Y, Yada T, et al. Am J Physiol Regul Integr Comp Physiol 308: R360-R369, 2015

12）Zhang H, Cai D, et al. PLoS One 8(5):e61477, 2013

07 エネルギー代謝と肥満（エネルギーを使わないと肥満になる）

群馬大学生体調節研究所　代謝シグナル解析分野　教授　北村　忠弘

- 全身のエネルギー恒常性（ホメオスターシス）はエネルギーの摂取（食事）と消費（運動＋熱産生＋基礎代謝）のバランスで保たれています。
- エネルギー摂取が消費を上回ると、余剰なエネルギーは脂肪として脂肪細胞に貯えられ、肥満となります。
- エネルギー消費を制御している重要な部位は脳の視床下部であり、特に弓状核のAgrpニューロンとPomcニューロンの役割が大きいです。
- 視床下部弓状核は脳血管関門が脆弱であり、血流からグルコース、アミノ酸、脂肪酸などの栄養素の他、インスリンやレプチンなどのホルモンも作用します。
- 視床下部ニューロンにおいては、転写因子FoxO1とNAD+依存性の脱アセチル化酵素Sirt1が種々のシグナル分子とネットワークを形成してエネルギー代謝を制御しています。
- 視床下部の炎症と小胞体ストレスがエネルギー消費の低下、肥満の形成に関わります。

はじめに

　地球上のあらゆるものは「熱力学の第一法則」、つまり「エネルギー保存の法則」に従っています。これは地球上で生活している私たち人間にも当然、当てはまり、エネルギーホメオスターシスという概念で捉えています。エネルギーホメオスターシスはエネルギーの摂取と消費のバ

図1　エネルギーホメオスターシスを規定する因子

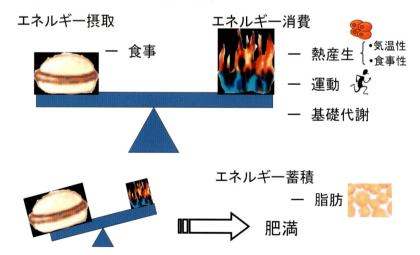

生体のエネルギーホメオスターシスはエネルギーの摂取と消費のバランスにより制御されています。前者が後者を上回った場合、過剰なエネルギーは脂肪として脂肪組織に蓄積され、肥満になります。エネルギー摂取の様式としては唯一食事を介して行われますが、エネルギー消費には3つの様式が存在し、（1）運動、（2）熱産生（低温誘導性と食事誘導性があります）、（3）基礎代謝（臓器、細胞が機能するのに最低限必要なエネルギー）です。

ランスで保たれており、エネルギー摂取が消費を上回ると、余剰なエネルギーは決して自然消滅することなく、脂肪として貯えられます。つまり肥満の形成です（図1）。私たち人間は植物と違って、光合成をして水と光から必要なエネルギーを産生できません。従ってエネルギーは食物からしか得られないので、エネルギー摂取は「食べること」と同義になります。一方、エネルギー消費には3つの様式が存在し、（1）運動、（2）熱産生（低温誘導性と食事誘導性があります）、（3）基礎代謝（臓器、細胞が機能するのに最低限必要なエネルギー）です。私たちはエネルギーの摂取と消費を無意識に行っているわけではなく、意図を持って行動しています。この意図とはつまり中枢（脳）による指令のことです。最近の研究成果から、脳がどのようにエネルギー代謝を制御しているのか、その分子メカニズムが明らかになってきました。本稿では、特にエネルギーセンサーとして機能するFoxO1とSirt1に注目し、これらの分子の視床下部における役割を、著者らの最近の知見を交えて紹介します。

エネルギー代謝調節に重要な視床下部

　エネルギー代謝調節は中枢からのシグナルと末梢臓器からのシグナルにより複雑に制御されていますが、特に重要な役割を果たすのが脳の視床下部です。視床下部では弓状核、腹内側核、背内側核、室傍核、外側野などの神経核が摂食の調節にかかわります。中枢神経内で何らかの神経系の分岐点や中継点となっている神経細胞群を神経解剖学的に核と呼びます。特に弓状核には、摂食を促進する神経ペプチド（Agrp / Npy）を発現するニューロンと、摂食を抑制する神経ペプチド（Pomc / Cart）を発現するニューロンが混在しており、摂食調節においては一次中枢としての役割を果たします。一方、AgrpニューロンとPomcニューロンの細胞体は室傍核に軸索を延ばしており、室傍核は二次中枢として機能します。室傍核のニューロンにはメラノコルチン受容体が発現しており、Pomcを前駆体として産生されるα-MSHはメラノコ

図2　食欲調節の一次中枢、二次中枢

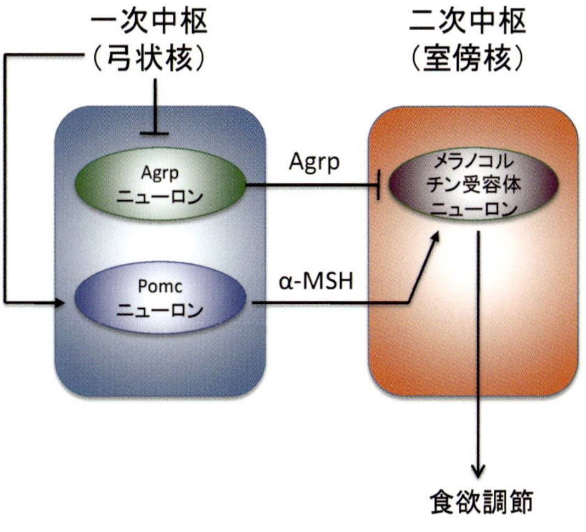

食欲中枢の一次中枢である弓状核には、摂食を促進する神経ペプチド（Agrp / Npy）を発現するニューロンと、摂食を抑制する神経ペプチド（Pomc / Cart）を発現するニューロンが混在しており、これらのニューロンの細胞体は二次中枢である室傍核に軸索を延ばし、メラノコルチン受容体ニューロンに対し、Pomcを前駆体として産生されるα-MSHは活性化して摂食を抑制し、Agrpは逆に抑制することで摂食を促進します。

ルチン受容体を活性化して摂食を抑制し、Agrpは逆にメラノコルチン受容体を抑制することで摂食を促進します。

視床下部に入力するシグナルには神経系と液性系の2つがあり、液性系の調節因子には、グルコース、アミノ酸、脂肪酸といった栄養素の他に、レプチンやインスリンなどのホルモンがあります（図3）。食事をすると、脂肪細胞からはレプチンが、膵β細胞からはインスリンが分泌され、ともに弓状核に作用してAgrp/Npyの発現量を減少させ、逆にPomc/Cartの発現量を増加させることで、摂食に抑制的に働きます。レプチンは主に視床下部の弓状核のニューロンにおいてJAK2-STAT3経路を活性化し、核に移行したSTAT3がAgrpの遺伝子転写を抑制し、Pomcの遺伝子転写を促進します（図4）。一方、インスリンによる摂食抑制のメカニズム、特に視床下部におけるインスリンシグナルに関しては不明な点が多くありました。しかしながら、最近の定位脳手術を用いた視床下部実質へのアデノウイルス導入法、薬剤やホルモンの脳室内投与法の開発、さらには視床下部特異的な遺伝子改変動物の作製により、視床下部におけるインスリン作用が次第に明らかとなってきました（図4）。まず、ニューロン特異的インスリン受容体欠損マウス（NIRKO）は摂食量の増加から肥満を呈し、視床下部特異的にインスリン受容体基質IRS2を欠損したマウスはレプチン抵抗性を伴って肥満になります。さらに、Pomcニューロン特異的PDK1欠損マウスは摂食量と体重が増加します。従って、視床下部におけるインスリンシグナルが全身のエネルギー代謝調節に重要な役割を果たしていることが明らかとなりました。

視床下部FoxO1によるエネルギー代謝調節

FoxO1はforkheadドメインを有する転写因子群のOサブファミリー（Forkhead bOX-containing protein, O sub family）に属する転写因子であり、その転写活性は基本的にはセリン／スレオニンキナーゼであるAktによるリン酸化と、それによって惹起される核から細胞質への移行により調節されています。つまりインスリンがインスリン受容体と結合すると、インスリン受容体のチロシンキナーゼ活性が高まり、受容体基質であるIRS蛋白を介してPI3キナーゼが活性化されます。PI3キナーゼは細胞膜近傍でPI(3,4,5) 3リン酸（PIP3）を産生し、

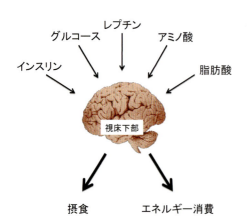

図3 エネルギーホメオスターシスを調節する液性因子
レプチンやインスリンなどのホルモンの他、グルコース、アミノ酸、脂肪酸などの栄養素も血液を介して血液脳関門の比較的脆弱な視床下部弓状核に作用し、摂食とエネルギー消費を調節しています。

それにより活性化されたPDK1（3-phosphoinositide-dependent protein kinase 1）がAktのセリン／スレオニン残基をリン酸化することでAktが活性化されて核へ移行します。核内でAktはFoxO1をリン酸化し、リン酸化されたFoxO1は核から細胞質へ移行して不活性型となります（図3）。これまでに、FoxO1が肝臓、膵β細胞、骨格筋、脂肪組織、血管内皮細胞といった種々の代謝関連臓器において、インスリンの代謝作用に重要な役割を果たすことが明らかとなっています。

　一方、視床下部におけるFoxO1に関しては、抗FoxO1抗体を用いた組織免疫染色の結果から、FoxO1が弓状核のAgrpおよびPomcニューロンに発現していることが確認されました。重要なことに、マウスを絶食させると、FoxO1はAgrpニューロンの主に核に発現していますが、摂食で細胞質に移行します。この所見はFoxO1が栄養状態に応じて、視床下部ニューロンで何らかの生理的な役割を果たしていることを示唆しています。次に、活性型のFoxO1を発現するアデノウイルスをラットの視床下部にマイクロインジェクションしたところ、レプチンによる摂食抑制効果が完全に遮断され、結果として体重が増加しました。また、Agrp遺伝子プロモーター上に2カ所、STAT3結合部位に近接する形でFoxO1の結合部位が確認され、ゲルシフトアッセイ、ChIPアッセイ、ルシフェラーゼアッセイの結果から、FoxO1はAgrp遺伝子の転写を直接制御することが明らかとなりました。さらに、視床下部と膵臓の両方で恒常的活性型FoxO1を発現するマウスは摂食量の増加とエネルギー消費量の減少を伴って肥満を呈しました。その

図4　視床下部ニューロンにおいてホルモンや栄養素がエネルギー代謝を制御する分子メカニズム

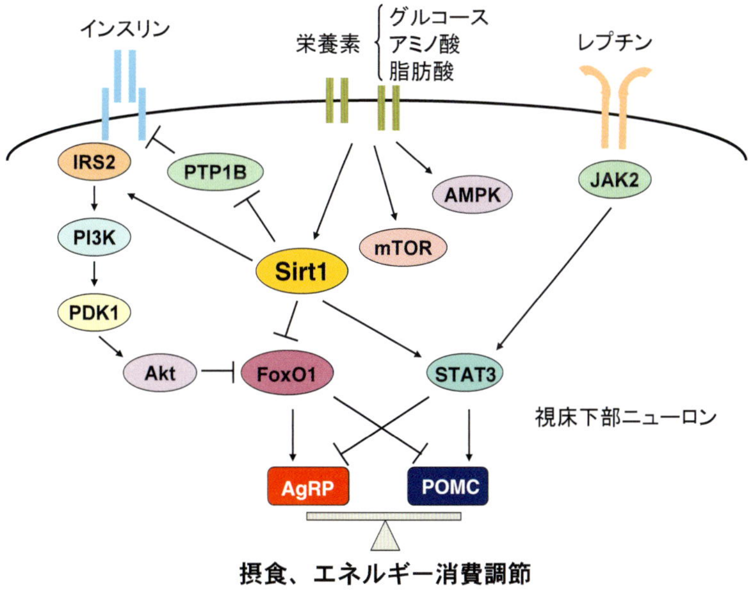

インスリンは視床下部神経細胞膜上のインスリン受容体を活性化した後、細胞内シグナル分子であるIRS2、PI3K、PDK1、Aktを介して転写因子FoxO1を制御することで、また、レプチンはレプチン受容体、JAK2を介してSTAT3を制御することで、摂食調節神経ペプチドのAgrpやPomcの遺伝子発現調節により、全身のエネルギー代謝を制御しています。一方、グルコース、アミノ酸、脂肪酸などの栄養素も細胞内エネルギーセンサーとして機能するSirt1、mTOR、AMPKを介してエネルギー代謝制御に関わっています。これらのシグナル分子が視床下部ニューロン内でクロストークすることで、複雑なネットワークを形成していることが予想されますが、その詳細なメカニズムの解明は今後の研究課題です。

メカニズムとして、視床下部のAgrpとNpyの発現量の増加と、脂肪組織、骨格筋におけるミトコンドリア関連遺伝子UCP1とPGC1αの発現量の減少が確認されました。一方、Pomcニューロン特異的に活性型FoxO1を発現するノックインマウスは過食を呈して体重が増加しますが、運動量や酸素消費量は正常であることが報告されています。また、Pomcニューロン特異的FoxO1ノックアウトマウスは摂食量の減少に伴い、体重減少を示しますが、そのメカニズムとしてFoxO1が転写共役抑制因子として作用し、PomcからαMSHの産生に関わるプロホルモン変換酵素Cpeの発現を抑制することが提唱されています。さらに、FoxO1に対するアンチセンスオリゴをラットの脳室内に投与すると、摂餌量は約20％、体重は約30％、脂肪重量は約20％減少することも報告されました。従って、視床下部におけるFoxO1は摂食調節因子であるAgrpやNpyのみならず、恐らくは交感神経系を介して、末梢臓器（褐色脂肪、白色脂肪、骨格筋）におけるエネルギー消費調節因子であるUCP1やPGC1αの発現を制御することで、摂食とエネルギー消費の両方に関わっていると考えられます。

視床下部Sirt1によるエネルギー代謝調節

Sirt1はNAD+依存性の脱アセチル化酵素で、細胞内エネルギーセンサーとして機能します。Sirt1は下等動物におけるカロリー制限による寿命延長の責任遺伝子Sir2に対する哺乳類の相同遺伝子でもあります。肝臓や膵β細胞においてSirt1がIRS2、PTP1BやFoxO1を脱アセチル化することで、インスリンシグナルを調節することが報告されています。また、Sirt1がレプチンシグナル下流のSTAT3を脱アセチル化することで転写活性を抑制するという報告もあります（図3）。一方、著者らはマウスの視床下部AgrpニューロンとPomcニューロンの両方にSirt1が発現していることを確認しました。

食事性の視床下部Sirt1制御に関しては、意見が分かれています。著者らはマウスを絶食にすると、視床下部でのみSirt1タンパク量が減少する（大脳皮質など脳の他の部位ではそのような変化は認めない）こと、この絶食による視床下部Sirt1減少は肥満モデルマウスでは認められないこと、また、Sirt1タンパク減少にはユビキチン／プロテオソーム系が関与していることを報告しました。しかしながら、逆に絶食で視床下部Sirt1タンパク量が増えるといった報告もあります。

視床下部Sirt1の生理機能についても種々の異なる報告があります。著者らはアデノウイルスを用いてSirt1を視床下部に強制発現させると、摂食量と体重が減少することを示しました。しかしながら、Sirt1阻害剤を脳室内に投与すると、摂食が抑制されること、さらにAgrpニューロン特異的Sirt1欠損マウスは摂食量が減少していることが報告されています。一方で、Pomcニューロン特異的Sirt1欠損マウスの摂食量は変化せず、むしろエネルギー消費の減少から食事性肥満になりやすいことが報告されています。著者らが作成したPomcニューロン特異的Sirt1ノックインマウスはエネルギー消費の亢進から体重が減少しており、上記の報告と一致します。興味深いことに、同じく著者らが作成したAgrpニューロン特異的Sirt1ノックインマウスはエネルギー消費量に変化はありませんが、摂食量が減少して体重が減少しています。このように、視床下部におけるSirt1の制御メカニズムとその生理機能については、まだ未解明な部分も多く、視床下部ニューロンの種類によってSirt1の制御と機能が異なる可能性があり、

今後のさらなる詳細な検討が必要です。

視床下部の炎症、ERストレスとエネルギー代謝調節

　肥満に伴うインスリン抵抗性の発症機序に、脂肪組織での炎症が関わっていることが知られています。つまり、エネルギー摂取の過剰から肥満が形成されると、脂肪組織にマクロファージやリンパ球といった炎症細胞が浸潤し、炎症性サイトカインや遊離脂肪酸を分泌し、それにより全身の細胞でIKKβ/NF-κBなどの炎症性シグナルが活性化されて、インスリン抵抗性が惹起されるというメカニズムです。最近、同様のメカニズムが視床下部にもあることが明らかになりました。すなわち、高脂肪食飼育マウスの視床下部ではIL-1β、TNFα、IL-6等の炎症性サイトカインの発現量が増加しています。重要なことは、高脂肪食により引き起こされる視床下部の炎症は、肥満が形成される前から観察されることです（この点が末梢臓器での炎症とは異なります）。実際に、炎症性シグナル分子のTLR4/MyD88やIKKβ/NF-κBをニューロン特異的に欠失させたり、IKKβ阻害薬やTLR4の中和抗体を中枢投与すると、高脂肪食による肥満が軽減します。逆にニューロン特異的に活性型IKKβを発現させたり、IL-4を中枢投与すると、摂食量が増えて、肥満になります。

　視床下部の炎症がインスリン抵抗性やレプチン抵抗性を惹起するメカニズムとして4つの可能性が考えられています。一つ目はIKKβやJNKがIRSのセリン残基をリン酸化することで（その結果、IRSのチロシン残基がリン酸化されにくくなります）、インスリンシグナルを抑制するメカニズムです。二つ目は高脂肪食により視床下部ニューロンでSOCS3（Suppressor of cytokine signaling）の発現量が増加し、レプチンシグナルを抑制するというものです。三つ目は同じくPTP1B（Protein tyrosine phosphatase）の発現量が増加し、インスリンシグナルを抑制するというもので、四つ目が高脂肪食飼育による過栄養状態が視床下部ニューロンにERストレスを惹起し、炎症性シグナルと相互作用することで、インスリン／レプチン抵抗性

図5　過栄養による肥満、2型糖尿病の形成に視床下部の炎症とERストレスが関わるメカニズム

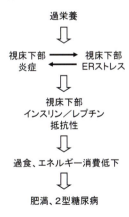

高脂肪食摂取などによる過栄養は視床下部に炎症を惹起し、その炎症性シグナルがインスリンやレプチンシグナルを障害することで、過食とエネルギー消費減少による肥満、2型糖尿病が発症します。一方、過栄養は視床下部にERストレスも惹起し、それによるJNKやIKKβ/NF-κBの活性化が炎症性シグナルと交叉することで、視床下部におけるインスリン抵抗性とレプチン抵抗性がより増幅されると考えられます。

を引き起こすというメカニズムです。実際にこれらのことは動物モデルで確認されており、例えばニューロン特異的にSOCS3を欠損したマウスは高脂肪食飼育でもレプチン抵抗性になりにくく、逆にPomcニューロンにSOCS3を過剰発現させると過食により肥満になります。また、Pomcニューロン特異的にPTP1Bを欠損したマウスも視床下部のインスリン／レプチン感受性が亢進しています。さらに、ERストレス阻害薬を肥満モデルマウスに投与すると、摂食量と体重が減少し、逆にtunicamycinを用いて視床下部にERストレスを惹起させると、レプチン抵抗性が増して、過食とエネルギー消費の減少から肥満が生じます。以上の視床下部における炎症とERストレスが肥満、2型糖尿病に結びつくメカニズムを図5にまとめました。

まとめ

　視床下部への液性情報入力には、ホルモンの他にグルコース、アミノ酸、脂肪酸といった栄養素もあります。最近の研究から、これらのシグナルは AMPK、mTOR、Sirt1 を介することが明らかとなりました（図3）。視床下部において、FoxO1 とSTAT3 を加えたこれらの栄養素シグナル分子と、炎症や ER ストレスに関わるシグナル分子がどのようにクロストークをしながら、摂食やエネルギー消費を調節しているかを明らかにすることは、今後の重要な研究課題です。また、将来的には、これらの視床下部シグナル分子を標的とした、肥満、糖尿病に対する新しい治療法、あるいは予防法の開発につながることが期待されています。

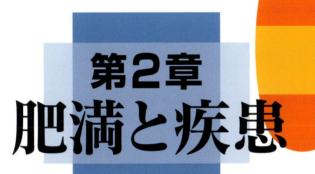

第2章
肥満と疾患

肥満とメタボリック症候群

群馬大学医学部附属病院　患者支援センター　副センター長　中島　康代

- メタボリックシンドロームとは、内臓脂肪型肥満を背景として、高脂血症や高血圧症異常、高血糖などの動脈硬化の危険因子が組み合わさり、心疾患や脳卒中を招きやすい病態です。
- 日本人の男性の2人に1人、女性の5人に1人がメタボリックシンドロームかその予備軍と言われています。
- メタボリックシンドロームは、心疾患の危険率が正常人の約2倍であり、さらに心疾患、脳卒中による死亡率はそれぞれ約8倍、約5倍に増加するとも言われています。
- メタボリックシンドロームの予防や改善には、過食と運動不足を解消することが最も重要です。食事療法、運動療法による生活改善により、体重と内臓脂肪の減少だけでなく、高血圧や糖尿病、脂質血症などの改善も期待できます。

はじめに

　わが国の平均寿命は世界でもトップクラスであり、かつてない高齢社会を迎えています。最近では健康上問題なく日常生活を送れる期間である"健康寿命"が注目され、健康寿命を延ばすこと、すなわち不健康な状態になる時期を遅らせることは、個人の生活の質の向上と、介護医療費の軽減の観点からも非常に重要です。一方、日本人の死因の約1/3は心血管疾患と脳卒中であり、65歳以上の寝たきりの方の40%は脳卒中が原因とも言われています。この心血管疾患も脳卒中も"動脈硬化"が原因で発症することが多くなっています。

　メタボリックシンドロームとは、内臓脂肪の蓄積による肥満に加え、脂質異常や血圧異常、高血糖などの生活習慣病が重なった状態です。日本人の男性の2人に1人、女性の5人に1人がメタボリックシンドロームかその予備軍と推定されています。メタボリックシンドロームでは動脈硬化が進行し、心血管疾患や脳卒中が発症しやすくなります。私たちの健康寿命を延ばすためには、メタボリックシンドロームをできるだけ早い時期に発見し予防することがとても重要です。

内臓脂肪型肥満とは？

　肥満には、下腹部やお尻の周りを中心に脂肪がつき、比較的女性に多い皮下脂肪型肥満と、男性に多いおなかの腸の周りに脂肪がつく、内臓脂肪型肥満があります。蓄積した内臓脂肪からは"アディポサイトカイン"という物質が過剰に分泌されます。この過剰なアディポサイトカインが原因で、動脈硬化の進行や、高血圧や糖尿病、脂質異常症の発症が促進し、さらには心血管疾患や脳卒中の原因となると考えられています。

メタボリックシンドロームとは

　内臓脂肪蓄積を背景として、脂質異常や血圧異常、高血糖などの動脈硬化の危険因子が重なった状態をメタボリックシンドロームと呼びます。メタボリックシンドロームでは、心血管疾患の罹患や死亡率が約3倍、2型糖尿病の発症リスクが約5倍とも言われています。わが国の報告でも、メタボリックシンドロームは、そうでない人と比較して心血管疾患の危険率が約2倍であり、さらに心血管疾患、脳卒中による死亡率はそれぞれ約8倍、約5倍に増加するとも言われています。メタボリックシンドロームの根本の原因である内臓脂肪型肥満を解消することは、心血管疾患、脳卒中の予防に直結します。

メタボリックシンドロームの診断

　わが国では、2005年に日本内科学会を中心に8つの学会合同で日本人のメタボリックシンドロームの診断基準を作成しました。内臓脂肪の蓄積（腹囲：ウエスト周囲径）を必須項目とし、加えて1）脂質異常、2）血圧高値、3）高血糖の3項目のうち2項目以上が当てはまればメタボリックシンドロームと診断されます（3；図1）。

図1　メタボリックシンドロームの診断基準

内臓脂肪蓄積（必須項目）
　ウエスト周囲径　男性 ≥ 85cm
　　　　　　　　　女性 ≥ 90cm
内臓脂肪面積　男女ともに≥100cm²に相当

（以下の3項目のうち2項目以上）

脂質異常
高トリグリセリド血症
≥ 150mg/dL
かつ／または
低HDLコレステロール血症
< 40mg/dL

血圧高値
収縮期（最大）血圧
≥ 130mmHg
かつ／または
拡張期（最小）血圧
≥ 85mmHg

高血糖
空腹時高血糖
≥ 110mg/dL

＊CTスキャンなどで内臓脂肪量測定を行うことが望ましい。
＊ウエスト径は立位・軽呼気時・臍レベルで測定する。脂肪蓄積が著明で臍が下方に偏位している場合は肋骨下縁と前上腸骨棘の中点の高さで測定する。
＊メタボリックシンドロームと診断された場合、糖負荷試験が薦められるが診断には必須ではない。
＊高トリグリセリド血症・低HDL-C血症・高血圧・糖尿病に対する薬剤治療をうけている場合は、それぞれの項目に含める。
＊糖尿病、高コレステロール血症の存在はメタボリックシンドロームの診断から除外されない。

メタボリックシンドロームは内臓脂肪型肥満が背景となりますが、内臓脂肪型肥満の診断には腹囲（ウエスト周囲径）が用いられています。日本肥満学会の肥満症診断基準の内臓脂肪の基準値（CTスキャンでおへその位置で体を輪切りにしたときの内臓脂肪面積が100㎠以上)に相当する腹囲（ウエスト周囲径）は、男性85cm、女性90cmであり、おへその位置で測定します。また血圧、血糖値、脂質は、検査値がそれぞれ治療を必要としないような軽度の異常であっても、内臓脂肪型肥満が存在すればメタボリックシンドロームと診断されます。このような状態でも動脈硬化が進行しやすい危険群と考えられているからです。

　健康寿命を延ばし、より長期間健康的な生活を送るためには、できるだけ早い時期にメタボリックシンドロームを発見し、早期からの生活介入による予防が重要と考えられます。わが国では、平成20年度からメタボリックシンドロームに着目した特定健康診査（特定検診）が実施され、メタボリックシンドロームやその予備軍の対象者に対しては特定保健指導も実施されています。

肥満症とメタボリックシンドローム

　明らかに太っていてもメタボリックシンドロームではない人、あまり太って見えないのにメタボリックシンドロームと診断される人がいます。両者の違いはどこにあるのでしょうか？

　名古屋宣言2015では、肥満症とは肥満に起因ないしは関連する健康障害を合併し、医学的に減量を必要とする病態と提言しています。具体的には、肥満の定義、分類に体格指数であるBMI値（BMI=体重kg/身長m^2）を用い、BMI25以上の肥満者の中で、肥満に伴う11項目の健康障害（糖尿病、脂質異常症、高血圧症など）を一つ以上合併するか、あるいはこれ

図2　肥満症とメタボリックシンドロームの関係

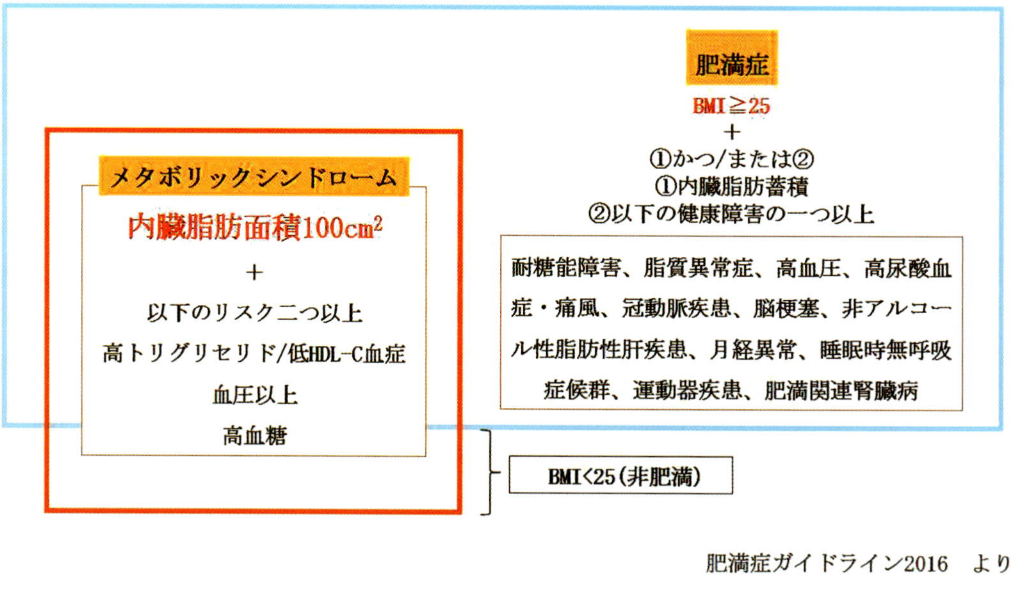

肥満症ガイドライン2016　より

第2章　肥満と疾患
肥満とメタボリック症候群

らの健康障害を認めなくても、腹部CTで内臓脂肪型肥満と診断された場合になります。"肥満"は病気とは捉えませんが、"肥満症"は付随する健康障害の改善のために減量が必要な病気になるわけです。

　一方でメタボリックシンドロームは心疾患の危険因子である内臓脂肪型肥満を発見するための診断基準となります。上述のように内臓脂肪型肥満の基準値となる100㎠以上に相当する腹囲（ウエスト周囲径：男性85cm以上、女性90cm以上）をスクリーニングのターゲットとしています。肥満症は肥満に伴う多くの健康障害を念頭においていることから、より広く、包括的な概念であるのに対して、メタボリックシンドロームは、心疾患の高いリスクを持つことがわかっている内臓脂肪型肥満を選び出すことが目的となります。

メタボリックシンドロームの予防と治療

　これまで説明したように、メタボリックシンドロームを引き起こす原因は、過剰に蓄積された内臓脂肪です。この内臓脂肪蓄積の原因は、食べ過ぎと運動不足と言われています。そのため、メタボリックシンドロームの予防や改善には、まず過食と運動不足を解消することが最も重要です。日本肥満学会のガイドラインでは、メタボリックシンドロームの改善のための減量目標を「現在の体重から3〜6カ月で3％以上減少」、高度肥満では「現在の体重から3〜6カ月で5〜10％以上減少」としています。これまでの日本人のデータからも数パーセントの減量により、脂質異常、血圧異常、高血糖などの改善が認められることが報告されています。

　メタボリックシンドロームが強く疑われる人とその予備軍は男性では30歳代から、女性では40歳代から増加し、40〜75歳全体では男性の2人に1人、女性では5人に1人と言われています。メタボリックシンドロームはかなり進行しないと症状がほとんど出ません。そのため検診などを受診し、メタボリックシンドロームを早期発見することが大変重要です。減量治療による高血糖、脂質代謝異常、高血圧などの改善効果が不十分であれば、個々の因子に対する治療を追加することが推奨されています。

まとめ

　メタボリックシンドロームは、心血管疾患の危険因子である内臓脂肪型肥満を背景に、脂質異常、高血圧、高血糖などが組み合わさり、心血管疾患や脳卒中などが起きやすい病態です。日本人の男性の2人に1人、女性の5人に1人がメタボリックシンドロームかその予備軍と推定されています。しかし食事療法、運動療法による生活改善により、体重減少、内臓脂肪の減少だけでなく、高血圧や糖尿病、脂質異常症などの改善も期待できます。

09 肥満と糖尿病

群馬大学名誉教授・日高病院糖尿病科　伴野　祥一

- 「太っていると糖尿病になりやすい！」昔から良く知られていることです。
- 肥満と関係するのは２型糖尿病です。
- 内蔵肥満がインスリンの働きを悪くして糖尿病発症の原因になります。
- 肥満でなくても日本人はインスリン抵抗性のため、糖尿病になりやすい。
- 欧米型の食事が糖尿病の増えた原因の１つです。

はじめに

　肥満の程度が増すと、糖尿病になる人が多いのは、昔から知られている事実です（図1）。近年、日本人の肥満者が増加し続け、糖尿病患者も増加の一途です。この50年間で糖尿病患者は40倍にも増え、今や1000万人を超えていると言われています。

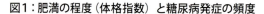
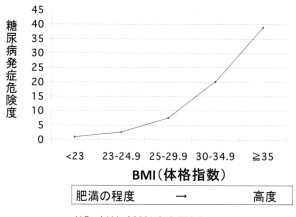

図1：肥満の程度（体格指数）と糖尿病発症の頻度

N Engl J Med 2001; 345: 790-7

糖尿病とは

　糖尿病はインスリンの作用不足（インスリンの分泌不足と十分力を発揮できない状態：インスリン抵抗性と言います）のため、血糖値が慢性的に上昇する病気です。かつては、インスリンの分泌の悪いのが原因（分泌不全）で糖尿病になる方がほとんどで、これは遺伝的な面が大きく、家族に糖尿病の方がおられる人が多かったのです。しかし、近年は、肥満や高脂肪食など、インスリン抵抗性が原因で糖尿病になる方が増え、家族には糖尿病の方がおられないという方が増えています（図2）。血糖値が異常に高くなると、喉が渇いて水をやたら飲む、おしっこがたくさん出る、いくら食べてもお腹が一杯にならない、ダルイ、などの症状が出て来ます。そしてひどくなると急に痩せてきます。そしてもっとひどくなると、糖尿病性昏睡に陥って意識をなくし、手当が十分でないと死んでしまいます。これらの症状は、血糖が下がると無くなってしまいますが、それで糖尿病が良くなってしまったのではないのです。ある程度の血糖の高

い状態が何年も続くと、糖尿病の合併症を起こしてしまいます（表1）。糖尿病特有の合併症は、細小血管障害といって、細い血管が詰まって、糖尿病網膜症、腎症、神経障害を起こします（三大合併症）。毎年、網膜症のため3,000人が失明し、腎症のために人口透析を始める人が16,000 ～ 17,000人、神経障害と絡んで壊疽で足の切断が3,000本という状態です。そして、糖尿病の人の動脈は10年早く年をとると言われており、動脈硬化が進みやすく、狭心症・心筋梗塞、脳卒中になる人が、糖尿病でない人の2～4倍もあり、間歇歩行といって、足の動脈硬化のため、長く続いて歩けない症状を訴える人も多いのです。また、近年、「歯周病は糖尿病の第6の合併症」、「認知症は第7の合併症」と言われるようになっています。

図2：糖尿病の成り立ち

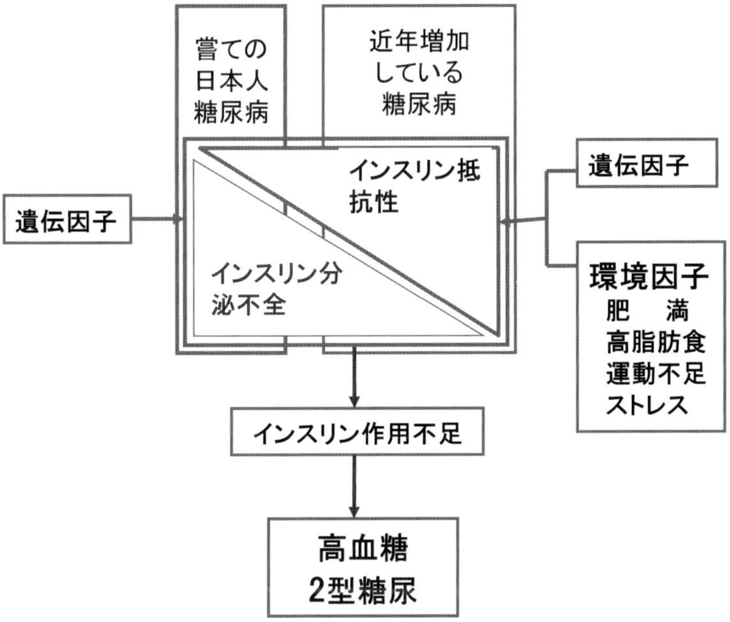

| 嘗ての日本人糖尿病 | 近年増加している糖尿病 |

遺伝因子

インスリン抵抗性

インスリン分泌不全

遺伝因子

環境因子
肥満
高脂肪食
運動不足
ストレス

インスリン作用不足

高血糖
2型糖尿

❶ 網膜症（細小血管障害：三大合併症）

❷ 腎症（細小血管障害：三大合併症）

❸ 神経障害（細小血管障害：三大合併症）

❹ 糖尿病足病変（糖尿病の種々の要素）

❺ 動脈硬化性疾患

（狭心症、心筋梗塞：脳硬塞）

❻ 歯周病（第6の合併症）

❼ 認知症（第7の合併症）

表1：糖尿病の合併症

糖尿病の種類と肥満

　糖尿病には、表2に示すように三種類があります。1型糖尿病は、自己免疫や原因不明の炎症により、インスリンを分泌する膵臓のβ細胞が崩壊してしまうために発症するものです。2型糖尿病は、インスリンの分泌不足とインスリン抵抗性の2つが組み合わされて発症するもので、その程度は人によって異なりますが、成人発症の糖尿病のほとんどがこれに当たります。しかし、近年、小児でも肥満が増え、2型糖尿病になる人が増えているのが問題視されています。そして、もう一つは、遺伝子異常やバセドウ氏病やクッシング症候群などの他の疾患が原因で糖尿病となるものです。かつて糖尿病として一緒に扱われていた「妊娠糖尿病」は別扱いとなっています。

	原因	多い年代	治療
1型	・自己免疫 ・原因不明 （生活習慣と無関係）	子供・若年 に多い	絶対に インスリンが 必要
2型	・インスリン抵抗性 および ・インスリン分泌不全	成人の殆ど 子供にも増えた	経口薬 インスリン
その他の特定の型	別の病気が原因		

表2：糖尿病の種類

糖尿病と肥満・生活習慣病

　脳卒中や心筋梗塞、進行ガンを予防しようと、「成人病健診」が広く行われ、高血圧や糖尿病、脂質異常症が発見され、治療を受ける方が増加しました。このため医療費が増加し、健診の費用も問題になってきました。そこで、これら疾患の多くが食事や運動などの生活習慣が不適切であることが起因となって、発症するとの考え方から、「生活習慣病」という言葉が提唱されました。そして、生活習慣の修正を行うことにより、糖尿病などの病気の発症を予防しようとの試みが行われるようになりました。中でも、肥満が大きな問題とされ、メタボ健診が行われるようになりました。肥満には、内臓脂肪型肥満（りんご型肥満、男性型肥満）と皮下脂肪型肥満（なし型肥満、女性型肥満）に分けられますが、前者が生活習慣病と大きく関係することが提唱され、腹囲が男性で85cm以上、女性で90cm以上の人がこれに相当するとして、指導が行われるようになりました。では、なぜお腹に脂肪が溜まると糖尿病などの病気になりやすくなるのでしょうか？

　20歳ごろから5kg以上太った方は糖尿病の発症率が高いと言われます。いわゆる中年太りですが、これは、お腹の中にある脂肪細胞が脂を溜め込んで膨らむことによります（内蔵型肥満）。お腹の脂肪細胞が膨らむと、そこからTNA-αやレジスチンといったインスリンの働きを悪くする物質が分泌されることが分かったのです（図3）。このため、太っている人は、そうでない人よりインスリンが何倍もないと、普通に血糖値が下がらなくなります。このため、膵臓の

インスリンを作るβ細胞は、たくさんのインスリンを作り続けなければなりません。これが長く続くと細胞も疲弊して十分なインスリンが作れなくなってしまい、血糖が上がって来ます。そして、ついには必要な量のインスリンが作れなくなって、本物の糖尿病になってしまうのです。いわば、β細胞の過労死ですね。食事に注意し、運動をすることによって、体重を落とすということは、膨らんだ脂肪細胞が小さくなり、インスリンの働きを邪魔する物質を出さなくなることにあります。そしいて、かわりにアディポネクチンというインスリンの働きを良くする物質を分泌するようにします。減量すると血糖値が下がるのには、こんな仕組みがあるのです。

図3：脂肪細胞の肥大（肥満）とインスリン抵抗性の発言

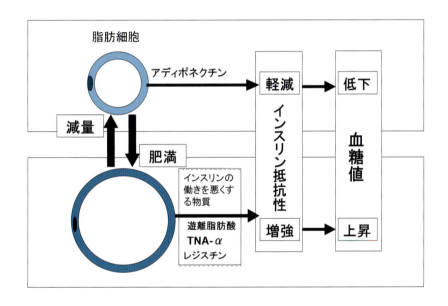

日本人は糖尿病になりやすい

　一方、日本人は肥満がなくても糖尿病になりやすいと言われます。穀物と魚を主食としていた日本人は、欧米人に比べ、インスリンを出す力は少ないのです。別の言い方をすれば、かつての日本人の食生活では、そんなにインスリンを必要としなかったのです。一方、脂肪の多い食事は、インスリンをたくさん必要とします。太古の昔から肉や乳製品を主食としていた牧畜民族であった白人は、それに見合うインスリンを十分出せる体質を備えていました。日本人を含むアジア人は、食生活が欧米化して、脂肪分の多い食事をするようになっても、それに必要なだけのインスリンが出せないため、インスリン不足となってしまうのです（図4）。もう一つ、同じ体格（身長と体重から計算するBMI：Body Mass Index）であっても日本人の体内の脂肪量は、白人の倍も多いことも示されました。

　図5は、欧米人とアジア人の肥満者の頻度と糖尿病の頻度を比較しています。肥満者の頻度はアジア人は白人の半分ほどですが、糖尿病の頻度は、同程度か、むしろ多いことが分かります。その理由は、前に述べたように、欧米人と同じような食生活をするようになったアジア人は、インスリンの分泌量が十分でないことと、インスリン抵抗性といってインスリンが十分働きにく

い体質を持っているためと考えられています。イギリスに移住したバングラディシュの人たちは狭心症や心筋梗塞が多いのにもかかわらず、コレステロールが高くないことなどから研究が進められ、血清インスリン値、血圧、中性脂肪が高く、HDLコレステロールが低いなど、インスリン抵抗性が高いため、これら疾患が多いと考えられました。そして、糖尿病の頻度も白人より高いことも判明しました。先に挙げた白人よりもアジア人は体内脂肪が多いこともインスリン抵抗性が強い理由の1つと考えられています。

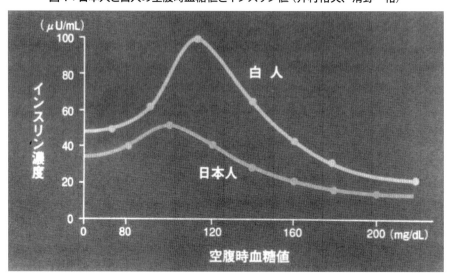

図4：日本人と白人の空腹時血糖値とインスリン値（井村裕夫、清野　裕）

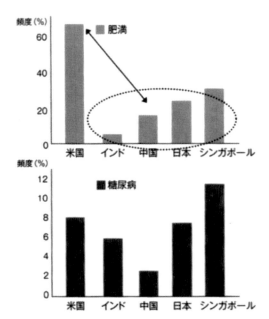

図5：糖尿病と肥満の頻度：アジア人と米国人
肥満者は少ないのに糖尿病は同じ位の頻度
（Nature Medicine 4月4日から）

第２章　肥満と疾患
肥満と糖尿病

糖尿病と脂肪肝

　２型糖尿病の方、特に肥満のある方は脂肪肝も多いことが知られています。先に挙げました内臓に脂肪が蓄積するとインスリンの働きが悪くなることは有名ですが、肝臓や筋肉に溜まる「異所性脂肪」もインスリンの働きを悪くすることが分かってきました。運動や食事で体重を落とすと、異所性脂肪も減少し、血糖コントロールも良くなる事が知られています。

糖尿病とがん

　２型糖尿病で肥満のある方は、「がん」も多い事が知られています。一つには、インスリン抵抗性のため、血中インリン値が高いことが挙げられています。インスリンは諸刃の剣とも考えられ、成長因子ともなって、細胞増殖を促進します。もう一つは、内臓脂肪から分泌される炎症原因物質や免疫異常を引き起こす物質が関係していることも指摘されています。

まとめ ───────────────────

　　食生活の変化と日常の運動量の減少により、日本人の肥満者は増加し、糖尿病もこの50年間で40倍以上に増えてしまいました。合併症による失明、人工透析、壊疽による足の切断、脳卒中や心筋梗塞・狭心症が後を絶ちません。肥満は糖尿病の大きな原因の１つですが、日本人は糖尿病になりやすい性質をもっています。食生活や運動をもう一度見直して、糖尿病の発症予防そして合併症予防に心掛けましょう。

10 肥満症と脂質異常症

獨協医科大学越谷病院　糖尿病内分泌・血液内科　教授　**犬飼　敏彦**

- ●肥満者は脂質異常症、耐糖能異常、高血圧症などの複数の代謝性疾患を合併しやすく、動脈硬化性疾患の発症リスクが2〜3倍に上るとされています。
- ●LDLコレステロール140mg/dl以上、HDLコレステロール40mg/dl未満、トリグリセライド150mg/dl以上のいずれかを満たせば、脂質異常症と診断されます。
- ●脂質代謝は、食餌中の脂質に由来する外因性経路と肝臓で産生された脂質に由来する内因性経路に分けられます。
- ●肥満症はWHO分類の脂質分類ではⅡa、Ⅱb、Ⅲ、Ⅳ、Ⅴ型のいずれの型もみられ、続発性脂質異常症の中での基礎疾患にも挙げられています。
- ●脂質異常症の管理目標値は、動脈硬化性疾患の有無、危険因子の有無などに応じて設定されています。
- ●肥満症を伴う脂質異常症の治療は、食事、運動などの生活習慣改善が基本ですが、それでも脂質管理が不十分な場合は薬物療法を考慮します。

はじめに

　肥満者は脂質異常症，耐糖能異常，高血圧などの複数の代謝性疾患を合併しやすく，動脈硬化性疾患の発症リスクは2〜3倍に上るとされています。特に脂質異常症は、冠動脈疾患に対する単独の危険因子としては、最大の寄与率をもっていることが多くの疫学研究で示されており，肥満者において、脂質異常症を評価、管理することは心血管イベントの発症抑制に極めて重要です。

　肥満は摂取エネルギーと消費エネルギーのアンバランスを特徴とするエネルギー代謝異常であり，脂肪組織にトリグリセリド（TG）が過剰に蓄積した状態です。脂肪組織だけではなく，脂肪肝、脂肪筋といった異所性内臓脂肪の蓄積がインスリン感受性の低下を促します。この肝臓、脂肪、筋といった末梢組織におけるインスリン感受性の低下が肥満における脂質異常の病態の本質であると考えられています。

　本稿では，肥満症により生じる脂質異常の病態を提示し，それを踏まえた上で脂質異常症の分類、管理目標、治療に関して概説します。

脂質異常症の定義

　肥満はしばしば脂質異常症を伴います。LDLコレステロール（LDL-C）140mg/dl以上、HDLコレステロール（HDL-C）40mg/dl未満、トリグリセライド（TG）150mg/dl以上のいずれかにあてはめれば、脂質異常症と診断されます（表1）。BMIの増加とともに、高TG血症、低HDL-C血症、高LDL-C血症のいずれも認められますが、これらは減量で改善します。以前は総コレステロール（TC）が採用されていましたが、最近は動脈硬化に関連の深いLDL-Cが用いられています。

第2章 肥満と疾患
肥満症と脂質異常症

図1 リポ蛋白代謝とその異常

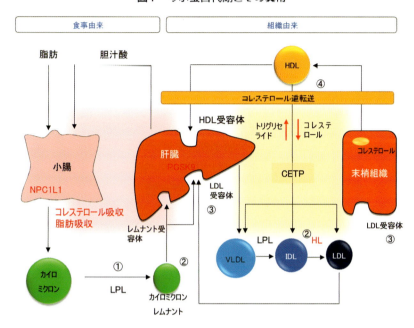

障害部位：①高カイロミクロン血症（LPL欠損症）　③家族性高コレステロール血症（LDL受容体＋PCSK9異常症）
　　　　　②Ⅲ型高脂血症（アポ蛋白E異常症）　④高HDLコレステロール血症（CETP欠損症）

略号	名称	略号	名称
VLDL	超低比重リポ蛋白：Very low density lipoprotein	LPL	リポ蛋白リパーゼ：lipoprotein lipase
IDL	中間低比重リポ蛋白：intermediate density lipoprotein	HL	肝性リパーゼ：hepatic lipase
LDL	低比重リポ蛋白：low density lipoprotein	CETP	コレステリルエステル転送蛋白：cholesteryl ester transfer protein
HDL	高比重リポ蛋白：high density lipoprotein		
NPC1L1	Niemann-PickC1-like 1	PCSK9	Protein convertase subtilisin / kexin type 9

日本動脈硬化学会（編）：動脈硬化性疾患予防のための脂質異常症治療ガイド 2013年度版より作成

LDLコレステロール（LDL-C）	140mg/dL以上	高LDLコレステロール血症
	120～139mg/dL	境界域高LDLコレステロール血症**
HDLコレステロール（HDL-C）	40mg/dL未満	低HDLコレステロール血症
トリグリセライド（TG）	150mg/dL以上	高トリグリセライド血症

表1　脂質異常症：スクリーニングのための診断基準（空腹時採血）*

・LDLコレステロールはFriedwaldの指揮（TC-HDL-C-TG/5）で計算する（TGが400mg/dl未満の場合）。
・TGが400mg/dl以上や食後採決の場合にはnon HDL-C（TC-HDL-C）を使用し、その基準はLDL-C＋30mg/dlとする。
※10‐12時間以上の絶食を「空腹時」とする。ただし、水やお茶などカロリーのない水分の摂取は可とする。
※※スクリーニングで境界域高LDLコレステロール血症を示した場合は、高リスク病態がないか検討し、治療の必要性を考慮する。

日本動脈硬化学会（編）：動脈硬化性疾患予防ための脂質異常症治療ガイド 2013年版（p29‐表8-1）より作成

肥満における脂質代謝異常の病態

　肥満に伴う脂質異常症ではTGと遊離脂肪酸（free fatty acid）が上昇し、HDL-Cの量、機能がともに低下することが特徴です。他方、LDL-Cは正常もしくはやや上昇していることが多く、殊に動脈硬化の深く関与するsmall dense LDLの出現を認めやすい傾向にあります。肥満の定義であるbody mass index(BMI)が25kg/m^{2}を超えると高TG血症、低HDL-C血症の発症リスクが2倍に上昇することが知られています。さらに肥満ではVLDL、LDLに加え、レム

ナントリポタンパク（RLP）が増加する他、食後高TG血症を合併しやすいことも、動脈硬化を一層促進させる一因と考えられています。なお、Framingham Offspring StudyではBMIは男女ともにLDL-C、TGと有意に正の相関を、HDL-Cは負の相関が示されました。数値換算として、BMI+1の変動で、男女ともにLDL-Cは約+3mg/dL、HDL-Cは約-1mg/dL変動し、TGは男性で約＋6 mg/dL、女性で約＋9 mg/dLの変動が明らかとなっています。

　脂質代謝を考える上で重要なことはリポタンパクの代謝を理解することが重要です。リポタンパクは、TG、コレステロールを含有する比率によりカイロミクロン（CM）、VLDL、RLP、LDL、HDLなどに分類されます。リポタンパクの代謝は、大きく食餌中の脂質に由来する外因性経路（食事由来）と肝臓で産生された脂質に由来する内因性経路（肝臓由来）に分けられます（図1）。外因性経路では、小腸より吸収された脂肪酸からTGが合成され、腸管でCMを形成し、リンパ管を介して体循環に入り全身へ運ばれます。内因性経路では、肝臓で合成されたTGがVLDLに取り込まれ、血液中へと放出されます。CM、VLDLに含まれるTGは心臓、骨格筋、脂肪組織などの臓器において、リポタンパクリパーゼ（LPL）などの酵素により水解されてFFAを生じ、これらの臓器にエネルギー源として供給されます。

脂質異常症の分類

　脂質異常症はWHO分類（表2）が知られており、リポタンパク分画、コレステロール、トリグリセライドの増減により、表現型により6種類に分類されています。ちなみに、肥満ではⅡa、Ⅱb、Ⅲ、Ⅳ、Ⅴ型のいずれの型もみられますが、減量でほぼ一様に改善させることができます。

　また、脂質異常症は原発性脂質異常症と続発性脂質異常症（表3）に分けて分類する場合もあります。続発性脂質異常症では大きく高コレステロール血症と高トリグリセライド血症とに分けられますが、基礎疾患としての肥満症は高トリグリセライド血症のカテゴリーに加えられています。

表現型	Ⅰ	Ⅱa	Ⅱb	Ⅲ	Ⅳ	Ⅴ
増加する リポ蛋白分画	カイロ ミクロン	LDL	LDL VLDL	レムナント	VLDL	カイロ ミクロン
コレステロール	→	↑〜↑↑↑	↑〜↑↑	↑↑	→または↑	↑
トリグリセライド	↑↑↑	→	↑↑	↑↑	↑↑	↑↑↑

表2　脂質異常症の表現分類（WHO分類）

日本動脈硬化学会（編）：動脈硬化性疾患予防のための脂質異常症治療ガイド 2013年版より作成

脂質異常症の管理目標値

　脂質異常症の脂質管理目標値は、2012年の日本動脈硬化学会での新たなガイドラインが一般に用いられています（表4）。治療方針の原則は1次予防、2次予防に区分し、管理区分ではカテゴリーⅠ〜Ⅲ、冠動脈疾患の既往ありの4群に分けられています。脂質管理目標値ではLDLコレステロール値はそれぞれ160mg/dl、140mg/dl、120mg/dl、100mgdl未満を、

A.高コレステロール血症
1）甲状腺機能低下症
2）ネフローゼ症候群
3）原発性胆汁性肝硬変
4）閉塞性黄疸
5）糖尿病
6）クッシング症候群
7）薬剤（利尿薬・β遮断薬・コルチコステロイド・経口避妊薬・サイクロスポリンなど）
B.高トリグリセライド血症
1）飲酒
2）肥満
3）糖尿病
4）クッシング症候群
5）尿毒症
6）SLE
7）血清蛋白異常症
8）薬剤（利尿薬・非選択性β遮断薬・コルチコステロイド・エストロゲン・レチノイドなど）

表3　続発生高脂血症の分類

日本動脈硬化学会（編）：動脈硬化性疾患予防のための脂質異常症治療ガイド 2013年版より作成

治療方針の原則	管理区分	脂質管理目標値（mg/dl）			
		LDL-C	HDL-C	TG	Non HDL-C
一次予防 まず生活習慣の改善を行った後、薬物療法の適用を考慮する	カテゴリーⅠ	＜160	≧40	＜150	＜190
	カテゴリーⅡ	＜140			＜170
	カテゴリーⅢ	＜120			＜150
二次予防 生活習慣の改善とともに薬物療法を考慮する	冠動脈疾患の既往	＜100			＜130

表4　リスク区分別脂質管理目標値

※これらの値はあくまでも到達努力目標値である。
※LDL-Cは20～30％の低下を目標とすることも考慮する
※non HDL-Cの管理目標は、高TG血症の場合にLDL-Cの管理目標を達成したのちの二次目標である。
※TGが400ｍｇ/dl以上および食後採決の場合はnon HDL-Cを用いる。

日本動脈硬化学会（編）：動脈硬化性疾患予防ガイドライン2013年版, 日本動脈硬化学会

non HDL値はそれぞれ190mg/dl、170mg/dl、150mg/dl、130mgdl未満を目標とすることが推奨されています。また、HDL-C値は一律40mg/dl以上を、TGは150mg/dl未満の目標が提唱されています。

　これらの値はあくまでも到達努力目標値です。また、LDL-Cは20～30％の低下を目標とすることも重要です。いずれのカテゴリーにおいても管理目標達成の基本は生活習慣の改善が基本です。なお、カテゴリーⅠにおける薬物療法の適用を考慮するLDL-Cの基準は180mg/dl以上とされています。

脂質異常症の治療

　肥満に合併した脂質代謝異常については、食事療法と運動療法による減量を実施すれば、一般にその多くは改善されます。治療内容を食事療法、運動療法、薬物療法別に概説してみます。

1）食事療法（表5）

　食事療法上の留意点は、基本的には、肥満症に対するものと同様の食事療法を行います。とりわけ脂質代謝を改善するための食事対策を以下、箇条書きにしてみます。1）脂質の量と種類に留意する　2）コレステロールの摂取を制限する　3）食物繊維を十分にとる　4）蛋白質は植物性を多くする　5）糖質とアルコールに注意する。

2）運動療法

　運動療法は、インスリン抵抗性の改善をもたらし、HDL-Cの上昇、TGを減少させます。なお、減量という観点からは運動療法のみでは大きな期待はできませんが、低エネルギー食下でのタンパク異化による筋肉の減少などを防止するためには有用であり、運動後の爽快感は減量持続への一助になるといった効果も期待できます。一般に40分以上、週3・4日の中等度・高度運動が推奨されています。

3）薬物療法（表6）

　生活習慣改善による減量を行っても脂質値が目標に達しない場合は、薬物療法を考慮します。脂質異常症の治療薬について、表6にまとめてみました。薬物治療は個々の患者に生じている病態に応じて使い分けられるべきです。

タイプ	エネルギー	蛋白質	糖質	脂質	その他
高LDL血症			総エネルギーの55〜65%	総エネルギーの20〜25%、P/S比1.0〜1.5、オレイン酸は可	食物繊維を多めに、コレステロール200〜300mg/日以下
高VLDL血症	25〜30kcal/kg標準体重	1〜1.5kg高LDL血症では大豆たんぱくも多めに	総エネルギーの45〜60%ショ糖、果糖を取りすぎないこと	総エネルギーの25〜30%、P/S比1.0〜1.5	アルコール制限
高カイロミクロン血症			総エネルギーの65〜70%	長鎖脂肪酸を総エネルギーの10%以下、MCTも利用	アルコール制限

P　多不飽和脂肪酸：polyunsaturated fatty acid
S　飽和脂肪酸：saturated fatty acid
MCT 中鎖トリアシルグリセロール：middle chain triacylglycerol

表5　高脂血症の食事基準

日本肥満学会編集委員会　編；高脂血症と肥満　肥満・肥満症の指導マニュアルより作成

第2章　肥満と疾患
肥満症と脂質異常症

　LDL Cを強力に低下させ、抗動脈硬化作用のエビデンスも豊富であるスタチン製剤は、脂質異常症の第一選択薬であることがいうまでもありません。しかし、肥満に起因した脂質異常症の場合、LDL-Cは比較的軽度な上昇でありながら、高TG血症、低HDL-C血症を起こしていることがよく見られます。その場合は、PPARαの発現を増強し、LPL活性を上昇させる作用をもつフィブラートが有効です。肥満が病態の中心を成す欧米において2型糖尿病患者を対象としたFIELD Studyにおいてフィブラート投与により心血管イベントの抑制が示されており、フィブラート投与によりインスリン抵抗性の改善を認めたという報告もあります。この他に、ニコチン酸誘導体とEPAも肥満患者の病態に合致した薬剤と考えられます。ニコチン酸は肝臓でのリポタンパク合成を減少させ、ApoA1の異化を抑制することによって、HDL-C上昇作用を示します。EPA は肝臓でのVLDL合成を抑制し、TGを低下させる一方、わずかながらHDL-Cを上昇させます。なお、肥満に伴う高脂血症発症の重要な因子がインスリン抵抗性であることから、現在開発中のインスリン抵抗性改善薬が将来有効な治療薬になることも考えられます。

分類	LDL-C	TG	HDL-C	non HDL-C	
スタチン	↓↓↓	↓	↑	↓↓↓	プラバスタチン、シンバスタチン、フルバスタチン、アトルバスタチン、ピタバスタチン、ロスバスタチン
陰イオン交換樹脂	↓↓	―	↑	↓↓	コレスチミド、コレスチラミン
小腸コレステロールトランスポーター阻害薬	↓↓	↓	↑	↓↓	エゼチミブ
フィブラート系薬剤	↓	↓↓↓	↑↑	↓	ベザフィブラート、フェノフィブラート、クリノフィブラート、クロフィブラート
ニコチン酸誘導体	↓	↓↓	↑	↓	ニセリトロール、ニコモール、ニコチン酸トコフェロール
プロブコール	↓	―	↓↓	↓	プロブコール
EPA	―		―	―	イコサペント酸エチル

↓↓↓：≦−25%、↓↓：−20〜−25%、↓：−10〜−20%、↑：10〜20%、↑↑：20〜30%、−：−10〜10%

表6　脂質異常症治療薬の特性
　　　　日本動脈硬化学会（編）：動脈硬化性疾患予防のための脂質異常症治療ガイド 2013年版より作成

まとめ

　肥満症患者にみられる脂質代謝異常は、高TG血症と低HDLコレステロール血症の頻度が高いという特徴があります。すなわち、肥満に伴い内臓脂肪が蓄積すると、血液中に遊離脂肪酸を多量に放出し、インスリン感受性を低下させ、アディポネクチンの分泌を低下させ、最終的には動脈硬化症が惹起されます。この脂質代謝異常を改善するポイントは、生活習慣の是正により減量を心掛け、内臓脂肪を軽減すると同時に減らした体重を維持することが極めて大切です。最後に、本症の治療に際しては患者自身の努力はもちろんとして、さらに家族および医療スタッフの継続的なサポートが肝要であることを強調して稿を閉じることにします。

11 肥満と高血圧

群馬大学大学院医学系研究科　循環器内科学　教授　倉林　正彦

- 肥満者では高血圧の他、糖尿病、脂質異常症など複数の生活習慣病を合併することが多いため、心筋梗塞や脳卒中のリスクが一層高くなります。
- 肥満者では交感神経系、レニン・アンジオテンシン・アルドステロン系、インスリン抵抗性などが亢進し、食塩感受性高血圧となりやすいと考えられています。
- 収縮期血圧が140mmHg以上および拡張期血圧が90mmHg以上であれば高血圧と診断されます。糖尿病や蛋白尿を合併する場合は収縮期血圧が130mmHg以上および拡張期血圧が80mmHg以上であれば高血圧と診断され、より厳格な血圧管理が必要です。
- 治療としては、生活習慣を見直し、肥満を改善することが基本です。降圧薬としてはアンジオテンシン変換酵素阻害薬（ACEI）またはアンジオテンシン受容体拮抗薬（ARB）が推奨されます。

はじめに

　肥満者では高血圧、糖尿病、脂質異常症をはじめとする心血管リスクが集積しやすいことから、心血管疾患（心不全、冠動脈疾患、末梢動脈疾患、脳卒中）の発症率が高い（図1）。したがって、肥満者の心血管疾患の発症予防のためには多面的にリスクを管理することが必要であるが、特に、高血圧を基盤におこる心血管頻度は最も高い。したがって、年齢、性別にかかわらず、肥満者において血圧の管理は心血管疾患の予防に極めて重要である。本稿では、肥満に合併する高血圧の病態と治療について述べる。

図1　肥満では危険因子が集積する

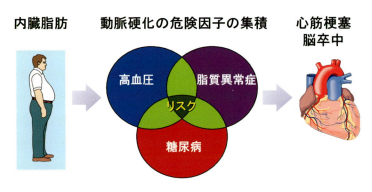

Adapted from Després J-P et al. *BMJ*. 2001;322:716-20.

内臓肥満は高血圧、糖尿病、脂質異常を合併しやすい。

肥満と高血圧との関係

　肥満者の高血圧の有病率は非肥満者の2～3倍と高い（図2）。特に、若年期からの体重増加は高血圧発症の重要な危険因子となる。肥満に伴う高血圧の成因には、交感神経系、レニン・アンジオテンシン系、インスリン抵抗性の関与が指摘されている（図3）(1)。

図2　高血圧の頻度は肥満者で増加する。

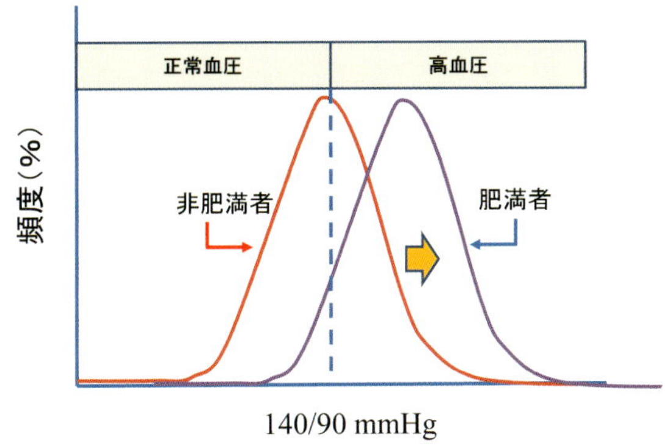

図3　高血圧患者における圧-ナトリウム利尿関係のリセット

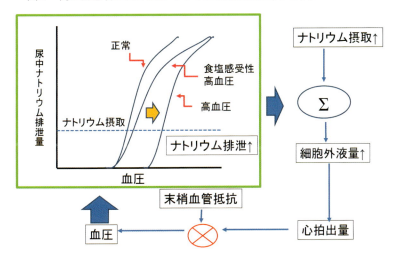

高血圧患者では、正常者に比して、同量のナトリウムを尿中に排泄するために血圧を上昇させる。つまり、圧-ナトリウム利尿関係は右にシフトする。また、食塩感受性高血圧ではこの曲線の傾きが低下する。

肥満による高血圧の発症メカニズム

(1) 交感神経系と腎臓神経

　肥満は一般に交感神経系を活性化し、副交感神経系を抑制する。この結果、血圧上昇、心拍数増加、心拍数変動の低下が起こる。心拍数増加は副交感神経の活性低下が主因である。体重を減らすことによって血圧が下がるとともに、心拍変動は増加して、心拍数は下がる。肥満者は、多くの組織で交感神経系の活性化が起こるが、心臓交感神経活性は正常かむしろ減少

する。その理由は、圧受容体反射のため、心臓交感神経系が抑制されるためであると考えられる。肥満に伴う高血圧に交感神経系の亢進が寄与している証拠には次のようなことが挙げられる（2）。

①肥満者では、骨格筋での交感神経活性（MSNA）の直接的な記録や血中のノルエピネフリンのspill overが増加している。

②α / β受容体遮断薬は肥満者でより有意に血圧を低下させる。

③腎臓や骨格筋での交感神経系は肥満者で有意に亢進している。例えば、ウサギで高脂肪食を摂取させると1週間以内に腎臓交感神経系が亢進し、圧受容体反射による腎臓交感神経系の調節は弱まる。腎や骨格筋での交感神経系は増加するが軽度であり、組織灌流はむしろ増加する。しかし、腎臓交感神経系の活性亢進はレニン分泌を刺激し、ナトリウム再吸収を増加させる。それによって高血圧は助長、維持される。

④腎臓除神経（renal denervation）により血圧は低下する。腎臓除神経では腎臓遠心路だけでなく求心路も焼灼する。求心路は、機械的受容体や化学受容体を介して中枢神経系に情報を伝達し、腎血管性高血圧を含めて、高血圧に寄与している。しかし、Goldblattらは、腎血管性高血圧の維持に腎臓や脾臓の交換神経は必要でないことを報告した。腎臓除神経では骨格筋交感神経系の低下は見られないし、全身の交感神経系の阻害や血圧低下に関与しているという結果もあるが一定していない。高脂肪食のイヌで腎臓求心性交感神経切除（後根神経節切除術）を行っても血圧低下は起こらないことから求心性神経の寄与は少ないと考えられる。ヒトでの検討はまだ行われていない。

交感神経系の活性化を起こすメディエーターとして、圧受容体反射の低下、睡眠呼吸障害に伴う化学受容体経路の活性化、高インスリン血症、アンジオテンシンII、TNFα, IL-6およびレプチンなどが提唱されている。

なかでも、1994年にレプチンが発見され、血漿レプチン濃度と骨格筋の交感神経系の活性化との関係が明らかにされ、肥満に関連する高血圧の成因としてレプチンが注目されてきた。動物実験で、レプチンを静脈注射すると褐色細胞、副腎あるいは腎臓での交感神経系が活性化される。ヒトでもレプチンは骨格筋の交感神経系の活性を亢進させることが示されている。腎機能や血圧におけるレプチンの役割が示唆されるが、急性にレプチンを静注しても、レプチンのもつ一酸化窒素（NO）産生誘導作用によって相殺され、血圧は上昇しない。一方、慢性的にレプチン濃度が高くなるようにレプチンを肝臓で過剰産生させたマウスでは血圧が上昇する。この血圧上昇作用はα / β交感神経遮断薬で完全に消失することから、交感神経活性化を介していると考えられる。肥満者では血管内皮細胞でのNO産生は減少していることから、レプチンの感受性も低下する。したがって、肥満者に見られる高レプチン血症は血圧上昇の原因となる。

レプチン受容体は、腹内側視床下部、弓状核、背内側視床下部、脳幹の血管運動野、脊髄の中間外側核など脳に広範囲に発現している。レプチンによる交感神経亢進作用はこのうち、弓状核のレプチン受容体を介していると考えられている。肥満マウスではレプチンのレプチン抵抗性によって食欲低下作用は減弱するが、腎臓や心臓の交感神経活化が起こるが、この選

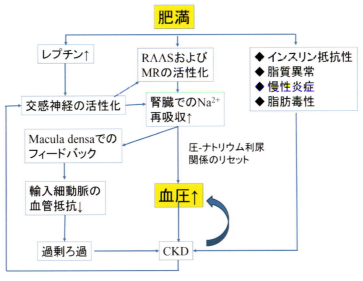

図4 肥満関連高血圧のメカニズム

肥満では交感神経の活性、RAAS（レニン・アンジオテンシン・アルドステロン系）の活性化、MR（ミネラルコルチコイド受容体）の活性化、およびインスリン抵抗性や脂質異常症の合併によってCKD（慢性腎臓病）を発症し、持続的な血圧上昇を来す。また、CKDは交感神経の活性化、RAASの活性化を来し、悪循環を形成する。

択的なレプチン抵抗性のメカニズムは未解明である（図4）。

（2）レニン・アンジオテンシン・アルドステロン系（RAAS）の活性化

肥満者では、動脈スティフネスが増加する。これは脈波伝播速度を測定するとわかる。動脈スティフネスの増加は血管平滑筋細胞の弛緩能の低下による。つまり、肥満者では血管内皮細胞も血管平滑筋細胞も機能低下が起こりやすい。この原因として、内臓脂肪が産生、分泌するアンジオテンシノゲンやサイトカインが重要である。サイトカインは血管に炎症を起こし、内皮細胞機能異常を誘導し、その結果、血管平滑筋細胞の機能低下を誘導する。アンジオテンシンIIは輸出細動脈を収縮させて、糸球体内圧を上昇させ、糸球体損傷やネフロン喪失を引き起こす。

アンジオテンシン変換酵素阻害薬（ACEI）やアンジオテンシン受容体拮抗薬（ARB）は腎臓でのナトリウムの再吸収を抑制し、降圧効果に関与する。この降圧効果は血漿レニン活性に関係なく発揮される。また、ミネラルコルチコイド受容体（MR）拮抗薬が肥満に伴う高血圧を抑制することも臨床で確認されている。MR拮抗薬は糸球体の過剰ろ過を抑制し、腎保護に作用する。肥満者では血清アルドステロン濃度とは関係なくMRが活性化されると考えられている。肥満マウスでは尿細管上皮細胞でsmall G蛋白の一種のRac1の発現が酸化ストレスによって増加し、Rac1がMRの活性化を引き起こすことが示されている。

（3）圧-ナトリウム利尿関係の障害

肥満者では近位尿細管でのNa^{2+}の再吸収が亢進し、循環血液量が増加する。近位尿細管

でのNa2+の再吸収亢進によって、原尿中のNa2+濃度が低下すると、傍糸球体装置のMacula densaがそれを感知し、輸入細動脈を拡張して、糸球体への血流を増やし、ろ過率を増加させる。その結果、過剰ろ過が起こり、尿細管細胞の損傷、線維芽細胞への変化、間質の線維化がすすみ、やがて、慢性腎臓病(CKD)が発症してしまう。

肥満に伴う高血圧に関わらず、慢性的な高血圧の維持には、腎臓における圧-ナトリウム利尿関係のリセットが重要であることが50年ほど前に、GuytonとColemanによって提唱された。このGuytonらの仮説では、腎臓は体内でのナトリウムバランスの恒常性を保つために、腎臓での灌流圧（あるいは血圧）を調節することによって尿中へのナトリウム排泄量を調節する、そして、ナトリウム摂取が増加した場合、圧-ナトリウム曲線を右にシフトさせることによって、尿中へのナトリウム排泄を増加させる、という説である（図5）。CKDでは、さらに圧-ナトリウム利尿曲線が右にシフトし、血圧はより高い状態が持続することになる。そして、このことがまた、腎機能を低下させ血圧上昇につながるという悪循環に陥ってしまう。

近位尿細管でのNa2+の再吸収が亢進するメカニズムとしては、腎臓のcompression、レニン・アンジオテンシン・アルドステロン系の活性化、交感神経系の活性化が重要である。また、肥満者では心房筋から分泌される心房性ナトリウム利尿ペプチド(ANP)や心室筋から分泌されるB型ナトリウム利尿ペプチド(BNP)の血中濃度が低下する。これはANPやBNPのクリアランス受容体が脂肪細胞に豊富に存在するためである。ANPやBNPの血中レベルの低下は尿中ナトリウム排泄の減少に関与しているかも知れない。

肥満では細胞外液量が増加し、組織灌流の増加、心拍出量が増加する。この血流量の増加は、肥満者では仕事量や代謝需要が増加することに適応するため血管拡張が起こっている。運動時、通常は組織での代謝や酸素需要が増加するため、血流量は増加するが、肥満者ではあまり増加しない。この理由としては、血管内皮機能の低下が考えられている。

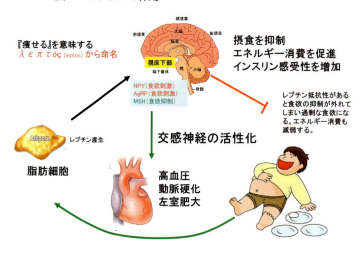

図5　レプチンの作用

レプチンは脂肪細胞にて産生、分泌され、視床下部の受容体を介して交感神経活性を亢進させ、高血圧の発症に関与する。

肥満者の高血圧治療

収縮期血圧が140mmHg以上および拡張期血圧が90mmHg以上であれば、高血圧症と診断する。ただし、糖尿病もしくは蛋白尿があるCKDを合併する高血圧の場合は、収縮期血圧130mmHg以上および拡張期血圧80mmHg以上を臨床的に高血圧と判断し、生活習慣の改善をし、その効果によっては薬物治療を開始する。

（1）生活習慣改善

生活習慣の改善による内臓肥満の是正が高血圧治療の基本となり、4〜5kgの減量で有意な降圧効果が得られる。また、肥満者は過食で塩分も摂りすぎることから、体内にナトリウムが過剰になりやすい。また肥満になると過剰に分泌されたインスリンの働きによって、腎尿細管でのNa2+の再吸収が亢進するため、さらに血液中のNa2+が増加する。すると、血管内に水分が移動し、全体の血液量が増加することで血圧が上昇する。したがって、減塩に努めることが重要である

（2）降圧薬による治療

降圧薬治療においては降圧目標の達成を優先するが、糖代謝異常やインスリン抵抗性改善の面から、ARBまたはACE阻害薬が第一選択薬となる（日本高血圧学会の「高血圧治療ガイドライン2014（JSH2014）」）。本邦の大規模臨床試験CASE-JではARBであるカンデサルタン群がアムロジピン群に比べて二次エンドポイントの糖尿病の新規発症は有意に低率であることが示されている。この抑制効果は、サブ解析であるが、BMI25kg/m^{2}以上の肥満群で顕著であった。

おわりに

肥満に伴って起こる高血圧のメカニズムとして、交感神経系の活性化、レニン・アンジオテンシン・アルドステロン系の活性化、および腎臓での圧-ナトリウム利尿を中心に概説した。この他にも、肥満は糖尿病、慢性的な炎症、ミトコンドリア機能障害、酸化ストレス、脂質異常症などが関与し、これらが複合的に腎機能を低下させる。腎機能が低下すると、降圧薬の反応性が不良となって、血圧コントロールは難しくなる。したがって、肥満者においては腎機能を保持するため、早期から生活習慣の改善と降圧治療を開始することが肝要である。

まとめ

肥満者は、糖尿病や脂質異常症だけでなく、高血圧にもなりやすい。血圧が高いと、心筋梗塞、脳卒中、心不全、末梢動脈疾患などの循環器疾患を発症する頻度が高くなってしまうため、適正な体重の維持は大切である。そのためには、過食をしない、塩分を制限する、適度な運動をする、などの生活習慣の改善が重要である。また、降圧薬としては、ARBまたはACE阻害薬が第一選択薬となる。家庭血圧計にて朝晩、血圧を測定し、健康生活に役立てていただきたい。

12 肥満と高尿酸血症

群馬大学医学部附属病院　臨床試験部　助教　大山　善昭
中村　哲也

- 尿酸は、ヒトにおけるプリン体の最終産物で、体内に存在する尿酸の総量（尿酸プール）は通常一定に保たれています。
- 血液中の尿酸値（血清尿酸値）が7.0mg/dlを超えた場合に、高尿酸血症と診断されます。
- 群馬県の健診データを用いた検討（平均50歳）では、男性の21％、女性の1％で高尿酸血症がみられました。
- 肥満度と血清尿酸値の間には正の相関があり、肥満度が上がるほど血清尿酸値は上昇します。その強い関連性の要因の1つとして、過食があります。
- 内臓脂肪型肥満を病態の基礎とするメタボリックシンドロームにおいても血清尿酸値は上昇することが知られ、さらに血清尿酸値は将来のメタボリックシンドロームを予測する因子と報告されています。
- 肥満（内臓脂肪型蓄積）に伴う高尿酸血症の発現には、インスリン抵抗性・高インスリン血症が関与していると考えられています。
- 肥満・メタボリックシンドロームを合併する高尿酸血症の治療の基本は、食事・運動など生活習慣の改善です。

尿酸とは

　尿酸は、ヒトにおけるプリン体の最終代謝産物です。プリン体とはプリン骨格という特定の化学構造を有する物質の総称で、生体の細胞内での遺伝情報をつかさどるDNAやRNAなどの核酸や、細胞のエネルギーの貯蔵を担うATPの基になります。このプリン体は食事から摂取されるルートと細胞内で合成されるルートがありますが、細胞は、過剰に摂取・産生されたプリン体やエネルギー代謝により不要になったプリン体を、キサンチンオキシダーゼという酵素により尿酸に変換し、細胞から血液中に排出します。すなわち、尿酸はプリン体を代謝した結果生じる老廃物ともいえます。'尿酸' という名称から、'尿の酸性度' とよく勘違いされますが、

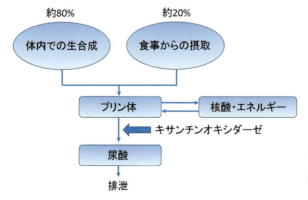

図1　プリン体の代謝経路
　過剰に摂取・産生されたプリン体はプリン体は、キサンチンオキシダーゼにより尿酸に変換され排出される。

全く別のものです。（図1）

　体内に存在する尿酸の総量を尿酸プールといいます。通常は、1日に約700mgの尿酸が産生される一方で、尿中に約500mg、汗や消化液など腎外経路に約200mgの計700mgが排泄されて産生と排泄のバランスがとれているため、尿酸プールは常に一定（健常男性の場合約1200mg）に保たれています。このバランスが崩れると、血清尿酸値が高まり、高尿酸血症となります。

高尿酸血症とは

　血清尿酸値が7.0mg/dlを超えた場合に高尿酸血症と診断されます。高尿酸血症は、尿酸値が高いために身体に影響を及ぼすリスクがある状態で、大きくは尿酸産生過剰型と尿酸排泄低下型に分かれます。尿酸は水に非常に溶けにくいため、高尿酸血症が持続した結果、足の第一関節やその他の関節、腎臓などに結晶を形成して、沈着します。これにより引き起こされる急性関節炎が通風です。また、血清尿酸値の上昇とともに、高血圧、慢性腎臓病（CKD）、メタボリックシンドロームなどの生活習慣病のリスクが高まるとの報告があることから、血清尿酸値は種々の生活習慣病の病態において有用な指標であるとされています。

尿酸の疫学

　尿酸値は一般的に男性の方が高めです。これは、女性ではエストロゲンという女性ホルモンに尿酸の排泄を促す作用があるためです。そのため、女性でもエストロゲンが減る閉経後は尿酸値が高くなっていきます。高尿酸血症もほぼ90%は男性にみられるといわれています。

　われわれの群馬県の健診データ（約24,000人、平均年齢50歳）を用いた検討では、尿酸の平均値は男性で6.0mg/dl、女性で4.4mg/dlでした。高尿酸血症を有する人の割合は男性で21%、女性で1%。高尿酸血症を有する人の中で97%は男性でした。

肥満と尿酸の関係

　国内外の多くの疫学研究において、肥満と血清尿酸値には強い関連性があることがわかっています。肥満者が高尿酸血症になる要因として、まず挙げられるのは過食。尿酸の前駆体であるプリン体は、ほとんどすべての食品中に含まれるため、過食は尿酸の体内への過剰な流入につながります。とりわけ肥満者は動物の肉や内臓、魚の白子などプリン体を多く含む食品を

図2　食品のプリン体含有量（100g当たり）

極めて多い（300mg〜）	鶏レバー、白子、あんこう肝酒蒸し、マイワシ干物など
多い（200mg〜）	豚レバー、牛レバー、カツオ、大正エビ、サンマ干物、マアジ干物など
少ない（50mg〜）	ウナギ、豚ロース、牛肩ロース、牛タン、ベーコン、ほうれん草など
極めて少ない（〜50mg）	魚肉ソーセージ、かまぼこ、ちくわ、豆腐、牛乳、チーズ、鶏卵、じゃがいも、さつまいも、米飯、そば

高尿酸血症・痛風のガイドラインより

好んで取ることもあり、高尿酸血症を来しやすくなります。(図2)
　前述のわれわれの検討でも、肥満の指標であるBMIと尿酸の関係をみてみると、BMIが上昇するほど、つまり肥満度が上がるほど血清尿酸値も高値になり、血清尿酸値と肥満度は正の相関があります（図3）。

図3　尿酸とBMIの関係。男女ともにBMIが上昇すると尿酸も上昇する。

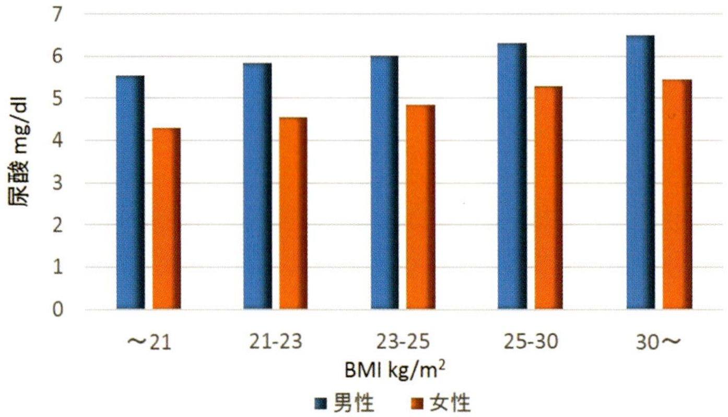

（群馬県の健診データより）

メタボリックシンドロームと尿酸の関係

　肥満（内臓脂肪型肥満）、脂質代謝異常、耐糖能異常、高血圧など動脈硬化の危険因子が重積することで、それぞれが軽度でも危険因子が増えることで動脈硬化や心血管イベントが発症しやすい病態概念をメタボリックシンドロームとよびます。
　血清尿酸値が上昇するにつれてメタボリックシンドロームの頻度は高くなり、また痛風患者ではメタボリックシンドロームの頻度が健常者と比較して有意に高いことも報告されています。
　われわれの検討においても、メタボリックシンドロームの構成要素数が増加するにつれて血清尿酸値が上昇しました。さらに、尿酸値が高値が、将来のメタボリックシンドロームの発症に関連することが示唆されました（図5）。尿酸値が1mg/dl上昇につき、症例のメタボリック

図5　メタボリックシンドロームの構成数と尿酸値の関係

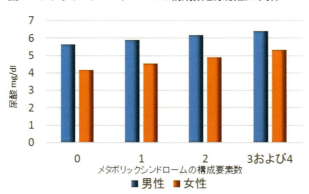

（群馬県の健診データより）
　メタボリックシンドロームの構成要素数が増加すると血清尿酸値も上昇する。

シンドロームの発症リスクが1.13倍増加しました。

肥満・メタボリックシンドロームに伴う高尿酸血症の発現の機序

　肥満と血清尿酸値の関連性にはプリン体過剰摂取が要因と述べましたが、他の要因としてインスリン抵抗性・高インスリン血症が関与していると考えられています。肥満（内臓脂肪蓄積）はインスリン抵抗性・高インスリン血症を惹起する代表的な病態です。肝臓のインスリン抵抗性によって解糖系が傷害されペントースリン酸経路が活性化される結果、プリン体合成が促進し、尿酸の産生が亢進すると考えられています。また、インスリン抵抗性のない近位尿細管では、高インスリン血症により腎尿細管におけるナトリウム再吸収が増加し、これと共役する尿酸の再吸収が亢進する結果、尿酸の排泄が低下すると考えられています。

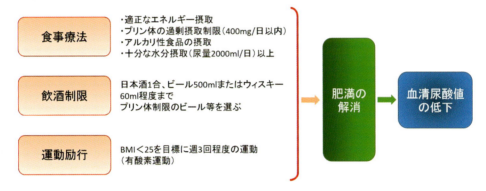

図6　血清尿酸値低下のための食事運動療法

肥満に伴う高尿酸血症の治療

　メタボリックシンドロームを合併している高尿酸血症の治療においては、血清尿酸値のみでなく、肥満、血圧、血清脂質、血糖値などを考慮した総合的な管理が重要となります。
　そのため、治療の基本は食事療法や運動療法などの生活習慣の改善であり、これらの実践により体重を減少することにより、内臓脂肪蓄積やインスリン抵抗性の改善とともに、血清尿酸値の低下も期待できます。
　生活習慣の改善のみでは効果が乏しい場合は薬剤治療となります。

まとめ

　尿酸と肥満およびメタボリックシンドロームの関連について概説しました。食の欧米化がすすみ、また車社会で運動不足になりがちなわが国では、肥満に伴う健康障害が問題になっています。高尿酸血症は肥満・メタボリックシンドロームの周辺兆候と考えられ、総合的に予防・治療することが重要です。また、今後のさらなるデータの蓄積が病態の解明に重要であり、この群馬からもこの分野での新しい知見を発信していきたいと考えています。

13 肥満と脂肪肝（肥満はNASHの強い危険因子）

群馬大学医学部附属病院　消化器・肝臓内科　診療准教授　柿崎　暁

- 脂肪肝は、肝臓に余分な脂肪がたまった状態です。肥満は、脂肪肝の最も強い危険因子です。脂肪肝は男性に多く、女性では中年以降で患者数が増加します。
- 脂肪肝の原因は、大きく分けるとアルコール性と非アルコール性に区別されます。肥満患者の増加に伴い、非アルコール性脂肪性肝疾患（NAFLD）の患者数は増えています。
- 非アルコール性脂肪性肝疾患（NAFLD）の中には、病気が進みにくい非アルコール性脂肪肝（NAFL）と、放置すると怖い非アルコール性脂肪性肝炎（NASH）があります。
- 非アルコール性脂肪性肝炎（NASH）は、メタボリック症候群の肝臓での表現型で、肝硬変や肝がんへと病気が進展することがあるので治療が必要です。
- 非アルコール性脂肪性肝炎（NASH）で、肥満は最も重要な危険因子です。肥満を合併したNASH患者の治療目標として7％の体重減少が推奨されています。

はじめに

　栄養過剰や運動不足といった食生活・ライフスタイルの変化により、近年、日本でも、肥満患者の増加や肥満に伴う生活習慣病の増加が問題となっています。肥満が原因となる生活習慣病として、糖尿病、脂質異常症、高血圧などがありますが、肝臓では、脂肪肝・脂肪性肝疾患（fatty liver disease）が代表的な病気です。脂肪肝は、アルコール性と非アルコール性脂肪性肝疾患（nonalcoholic fatty liver disease、NAFLD）に大きく分類されます。アルコール性脂肪肝は過剰な飲酒が原因です。非アルコール性は肥満や生活習慣が主な原因です。肥満に合併する肝臓病として、今回は、非アルコール性脂肪性肝疾患（NAFLD）を中心に説明します。非アルコール性脂肪性肝疾患（NAFLD）の一部は、非アルコール性脂肪性肝炎（nonalcoholic steatohepatitis、NASH）といって、肝硬変や肝がんへ進行する例があり、近年、その対策が課題となっています。

図1　脂肪肝の肝組織

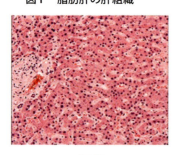

正常　　　　　　　脂肪肝

肝臓の余分な脂肪は脂肪滴として肝細胞にたまります。

肝臓の働きと脂肪肝の成因

　肝臓は人間の体の中で、代謝を担う重要な臓器です。肝臓は、胃や腸などから吸収した栄養分を蓄える働きをしています。蓄えた栄養素を元に、糖、タンパク質、脂肪などの体に必要なさまざまな物質を合成したり分解したりしています。そして、必要に応じて、それらを全身に供給しています。また、薬物など体の外から入ってきた異物を分解し、アンモニアなど体の中でできた有害物質を分解・解毒する役割もあります。食物の消化吸収に必要な胆汁を作り、エストロゲンなどのホルモンを分解するのも肝臓の役目です。体の中で代謝に大きな役割をもっている肝臓に、飲酒や栄養過多などの過剰な負担が加わると、肝臓の細胞（肝細胞）に脂肪（脂肪滴）がたまって、脂肪肝になります（図1）。

　日本では、肝臓の30％以上に脂肪がたまった状態を脂肪肝と定義しています。脂肪肝で、肝細胞に蓄積する脂質の多くは中性脂肪（トリグリセリド、TG）です。食事からの脂肪摂取の増加、脂肪酸代謝の低下など、肝細胞内のTGの増加と減少のバランスが崩れると肝臓に脂肪沈着が起こります。

　脂肪肝の原因（図2）は、さまざまなものがあります。内分泌疾患（下垂体機能低下など）などのホルモン異常、低栄養、薬物、消化管手術後など、ホルモンの異常や栄養異常など、さまざまな原因で肝臓への脂肪沈着は起こります（これらも広い意味では非アルコール性に分類されます）。栄養は、多過ぎても少な過ぎても脂肪肝は起こります。しかし、特殊なものを除けば、日本の脂肪肝の原因の多くは、過剰飲酒によるアルコール性脂肪肝か肥満や生活習慣病を背景とした非アルコール性脂肪肝疾患（NAFLD）です（図2）。

図2　脂肪肝（脂肪性肝疾患）の分類と成因

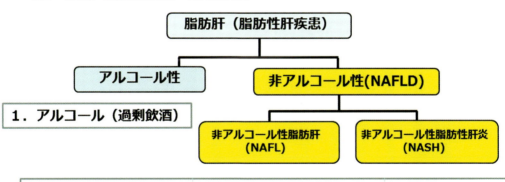

　脂肪肝は原因によって、アルコール性と非アルコール性に大きく分類されます。非アルコール性は、さらに非アルコール性脂肪肝（NAFL）と非アルコール性脂肪性肝炎（NASH）に分類されます。さまざまな原因で肝臓への脂肪沈着は起こりますが、脂肪肝の原因の多くは、過剰飲酒によるアルコール性脂肪肝か肥満や生活習慣病を背景とした非アルコール性脂肪肝疾患（NAFLD）です。（日本消化器病会編；NAFLD/NASHの診療ガイド2014および日本肝臓学会編；NASH・NAFLDの診療ガイド2015より引用改変）

肥満と非アルコール性脂肪性肝疾患（NAFLD）の疫学

　BMI25kg/m^{2}以上の肥満者では、高頻度に脂肪肝を合併しています。日本では、健康診断を受診した方の約3割程度に脂肪肝を認めるとされ、その数は年々増加しています。肥満の疫学は、他の項で詳しく述べられていると思いますが、脂肪肝の性別・年齢別頻度は、肥満の性別・年齢別頻度とほぼ同様の分布を示し、男性に多く、女性では中年以降に増加しています（図3）。男性では30歳代から60歳代まで高い有病率を示していますが、女性では若い人では頻度が少なく、年齢とともに増加し、特に閉経後に患者数が増加しています。

　また、欧米人と比べ、日本人を含むアジア人では、同程度の肥満であった場合、脂肪肝を含む合併症の頻度は、欧米人と比べて高いとされています。日本人ではBMIが23kg/m^{2}を超えると脂肪肝になるリスクが高くなるという報告があります。日本人は欧米人と比べ、腹部の脂肪（皮下脂肪＋内臓脂肪）の面積自体は少ないですが、皮下脂肪と比較した内臓脂肪の比率が高いことが報告されています。我々が、高度肥満患者における非アルコール性脂肪性肝炎（NASH）の頻度を解析した結果では、日本人高度肥満患者102例中84例（82.4％）にNAFLDを認め、その内訳はNASH79例（77.5％）、NAFL 5例（4.9％）で高率にNASHを合併していました。この頻度は、同じアジア人である台湾からの報告に近い結果で、欧米人と比べ高頻度でした。つまり、アジア人は欧米人と比べ、肥満によるNAFLD/NASHに遺伝的になりやすいため、より肥満に注意しなくてはいけないということがいえます。

図3　肥満とNAFLDの頻度　（左）BMI25kg/m^{2}以上の肥満者の性別・年齢別頻度　（右）NAFLDの性別・年齢別頻度

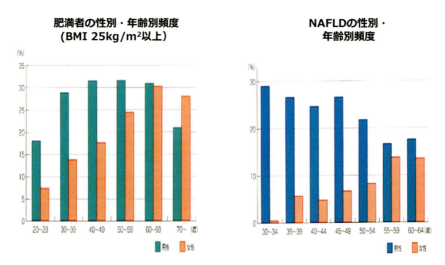

BMI25kg/m^{2}以上の肥満者では、高頻度に脂肪肝を合併しています。脂肪肝の性別・年齢別頻度は、肥満の性別・年齢別頻度とほぼ同様の分布を示し、男性に多く、女性では中年以降で増加しています。（厚生省　国民栄養調査より引用改変）

NAFLD（非アルコール性脂肪性肝疾患）について

　過剰な飲酒が脂肪肝の原因になることはよく知られていますが、お酒を飲まないのに、脂肪肝や脂肪性肝炎などの状態になる人を、非アルコール性脂肪性肝疾患（NAFLD）と定義して

います。肥満や生活習慣病が原因です。お酒を飲まないという基準ですが、日本では、男性で1日当たり30g（1.5単位）、女性で20g（1単位）以下とされています。およそ、ビール中瓶（500mL）1本、日本酒1合が20gです（図4）。NAFLDはメタボリック症候群の肝臓での表現型と考えられ、国内に約1,000万人います。単純に脂肪が肝臓に沈着しているだけの非アルコール性脂肪性肝（nonalcoholic fatty liver、NAFL）と、肝臓に炎症を起こしている非アルコール性脂肪性肝炎（NASH）の2つに分類されます。NASHは、NAFLDの10～15%程度（国内に100-200万人）いると考えられており、アルコール性肝障害と同じように、肝臓に炎症（脂肪性肝炎）を起こして、肝硬変や肝がんの原因になります。肥満は、いろいろな臓器で、発がんの危険因子といわれていますが、肥満がリスクとなるがんの中では、肝がんのリスクが最も高く、非肥満者の4.52倍のリスクがあるという報告もあります。

図4　NAFLD/NASHの診断のための飲酒量の基準

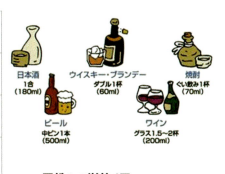

NAFLD/NASHに分類されるための、お酒を飲まないという基準は、男性で1日当たり30g（1.5単位）、女性で20g（1単位）以下とされています。ちなみに、アルコール性肝障害の診断基準では、1日60g以上が過剰飲酒とされています。

非アルコール性脂肪性肝炎（NASH）の成因

　NASHは、最初に肝臓への脂肪沈着（ファーストヒット）が起こり、次に、酸化ストレス、炎症性サイトカインなどの肝細胞障害（セカンドヒット）が加わって発症するというtwo-hit theory（2段階発生説）が提唱されています。最近は、遺伝的素因なども含めたさまざまな因子が、段階的にではなく、並行して肝臓に作用して、NAFLD/NASHを発症するというmultiple parallel hits hypothesis（多重並行ヒット仮説）も提唱されています。いずれにしても発症には、肝臓への脂肪沈着に加えて炎症細胞浸潤が必要です。

　①酸化ストレス②小胞体（ER）ストレス③腸内細菌叢の変化④オートファジーの異常⑤遊離脂肪酸（FFA）による脂肪毒性⑥自然免疫系の異常などが、脂肪肝に伴う肝細胞障害の原

因です。近年の遺伝子の解析で、第22番染色体上のPNPLA3（patatin-like phospholipase domain containing 3：adiponutrin）に異常があると、NASHに成り易いということがわかって来ました。その他にも、インスリン受容体やperoxisome proliferator-activated receptors （PPAR）-α、MTP、lectin-like oxidized LDL receptor（LOX）-1、fatty acid-binding protein（FABP）2などの遺伝子多型がある人は脂肪肝に成り易いという報告もあります。

生活習慣病とNAFLD/NASHのリスクと治療目標

NAFLD/NASHの発症には、肥満を含む生活習慣病が危険因子となり、その中でも、肥満は最も強い危険因子とされています（図5）。肥満以外の生活習慣病では、脂質異常症、糖尿病、高血圧が、NAFLD/NASHの発症リスクを上げるとされています。

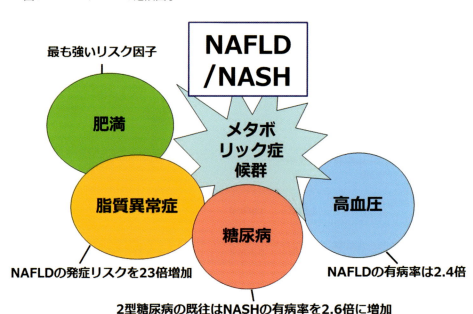

図5　NAFLD/NASHの危険因子

治療に関しては、日本肝臓学会および日本消化器病会から出されている診療ガイドラインに、NAFLD/NASHの治療フローチャート（図6）が出されています。その中で、肥満は治療方針の決定や治療目標において重要な因子であり、肥満を合併したNASH患者では、7％の体重減少が治療目標に設定されています。

図6　NAFLD/NASH治療フローチャート

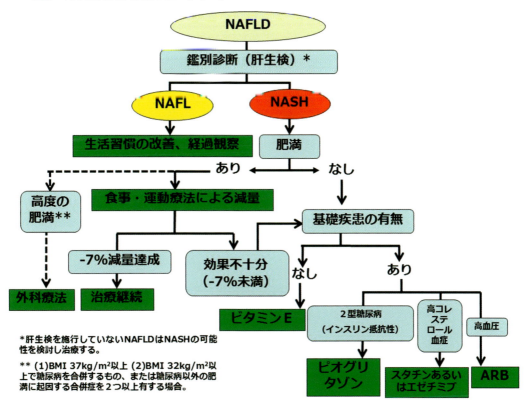

（日本消化器病会編；NAFLD/NASHの診療ガイド2014及び日本肝臓学会編；NASH・NAFLDの診療ガイド2015より引用改変）

まとめ

　肥満患者の増加に伴い、脂肪肝の患者数は増えています。脂肪肝は男性に多く、女性では中年以降で患者数が増加します。非アルコール性脂肪性肝疾患（NAFLD）には、放置していてもあまり病気が進行しない非アルコール性脂肪肝（NAFL）と、肝硬変や肝がんへと進行する非アルコール性脂肪性肝炎（NASH）があります。肥満患者は、肝がんの発症リスクが、非肥満者の4倍以上あります。NASHは生活習慣病で、肥満は最も重要な危険因子であり、NASHの治療には減量が重要です。

14 肥満と睡眠時無呼吸症候群や呼吸障害

群馬大学医学部附属病院　呼吸器・アレルギー内科　鶴巻　寛朗
久田　剛志

- 肥満は睡眠時無呼吸症候群、肥満低換気症候群、気管支喘息に影響を与えます。
- 睡眠時無呼吸症候群においては肥満により気道の機械的な狭窄が起こり、脂肪細胞より分泌されるレプチンが換気に影響を与えています。
- 肥満低換気症候群は肥満により高二酸化炭素血症を起こした病態です。
- 睡眠時無呼吸症候群も肥満低換気症候群も体重の減量と経鼻的持続陽圧換気が治療に有用とされています。
- 脂肪細胞より産生されるレプチンとアディポネクチンは気管支喘息の病態にも関わっています。

はじめに

　近年、バスや電車の運転手が居眠り運転により起こしたとされる事故の報道がなされるようになり、その原因として睡眠時無呼吸症候群（SAS: sleep apnea syndrome）が注目されるようになりました。SASは、睡眠中に繰り返し起こる呼吸停止と昼間の眠気を特徴とする疾患ですが、睡眠中の無呼吸の原因として、上気道の狭窄を要因とする閉塞型睡眠時無呼吸症候群（OSAS：obstructive sleep apnea syndrome）が多くを占めています。この疾患には肥満が大きく関わっており、減量により疾患の程度が改善する報告があります。さらに、肥満はその他にもさまざまな呼吸器疾患に関わっています。肥満低換気症候群（OHS：obesity hypoventilation syndrome）は肥満により肺における酸素と二酸化炭素のガス交換（換気）が十分に行えなくなった疾患であり、気管支喘息は肥満が発症や重症化の要因の一つとされています。この項では、肥満と呼吸器疾患との関連について解説します。

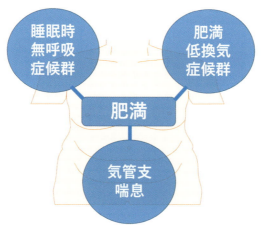

図1　肥満と呼吸器疾患との関連

肥満は睡眠時無呼吸症候群、肥満低換気症候群、気管支喘息などさまざまな呼吸器疾患に関係している。

第2章 肥満と疾患
肥満と睡眠時無呼吸症候群や呼吸障害

肥満と睡眠時無呼吸症候群（SAS: sleep apnea syndrome）について

SASは、昼間の眠気などの症状に加えて、睡眠中の呼吸低下、呼吸停止の頻度を表す無呼吸・低呼吸指数（AHI：apnea hypopnea index）により診断されます。AHIはポリソムノグラフィー（PSG）という検査によって調べることができます。AHIが5以上であれば、SASがあると考えられ、5≦AHI＜15を軽症、15≦AHI＜30を中等症、30＜AHIを重症と診断します。日本の企業で働いている275人の男性を対象とした研究では、中等症以上のSASは21.1％に見られたとの報告があり、多くの人がこの疾患を患っている可能性があります。

身長と体重から計算されるBMI（body mass index）はその数値が大きいほど肥満の程度が高いとされていますが、BMI 29kg/m^{2}以上では、OSASの危険性が10倍以上であると報告されており、肥満はOSASの最も重要な要因になるとされています。肥満があると舌を含めた口腔内や咽頭、喉頭などの喉の軟部組織が増え、それにより気道が狭くなります。また、肥満があると腹部の脂肪が横隔膜を圧迫することにより呼吸に影響を及ぼします。これらの機械的な気道の狭窄だけではなく、肥満で多く存在する脂肪組織から産生されるホルモンの一つであるレプチンがOSASの病態に関わっているとされています。

レプチンは食欲を抑制したり、エネルギー消費を増加させたりする作用を有しますが、これらの作用以外に非肥満者において血液中のレプチン濃度が呼吸を促し酸素と二酸化炭素の換気をすすめるとされています。一方で肥満を伴うSASにおいては血液中のレプチン濃度が高いにもかかわらず換気がうまく行えていないという報告があり、レプチンの作用がうまく働かないこと（レプチン抵抗性）により呼吸の反応が弱くなっている可能性が考えられています。

OSASの治療には主に二つの方法が行われています。一つは肥満による気道の狭窄を改善するために体重の減量をすることで、もう一つは経鼻的持続陽圧換気（nasal continuous positive airway pressure, nCPAP）療法です。nCPAP療法は鼻に装着したマスクから持続的にある一定の圧力で空気を送り、気道を機械的に広げることで気道の狭窄を改善する治療です。

肥満患者のOSASの罹病率は30％以上とされており、体重を10％減量することによりAHIが約30％減るとの報告があり、OSASの治療において体重の減量は有用であるとされています。

nCPAP療法は1981年に報告された治療法であり、閉塞または狭窄した気道を気流およびその圧により開存しOSASの症状を改善させる効果があります。nCPAP療法は日中の眠気が強い重症のOSASに対して覚醒時の眠気を改善したり、いびきを防止したりするだけでなく、脳血管系障害の防止にも効果があるとされています。また、nCPAP療法を6カ月以上継続することにより、体重の変化はないものの内臓脂肪量が低下したとの報告があります。肥満のある中等症から重症のOSAS患者においてnCPAP療法を行った群、減量を行った群、その両者を行った群で比較したところ、両者を行った群では血圧や中性脂肪などの代謝の指標が改善したとされており、体重の減量とnCPAP療法をそれぞれ単独で行うより両者を併用することの有用性が示されています。

図2 肥満と睡眠時無呼吸症候群

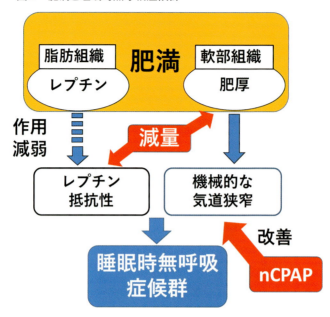

肥満によるレプチン抵抗性や機械的な気道狭窄が睡眠時無呼吸症候群の要因となっている。減量やnCPAPは睡眠時無呼吸症候群の症状を改善させる効果がある。

肥満と肥満低換気症候群（OHS：obesity hypoventilation syndrome）について

　OHSは高度の肥満（BMI 30kg/m^{2}以上）、日中における高度の眠気、慢性の高二酸化炭素血症（動脈血二酸化炭素分圧 PaCO$_2$ 45mmHg以上）、睡眠呼吸障害の重症度が重症以上の4つを満たすことで診断される疾患です。呼吸障害と心機能障害を起こし、入院や死亡と関連し、予後は悪いとされています。約1000人を対象とした検討では、日本におけるOHSの頻度は2.1％（981人中21人）とされています。PSGを実施して無呼吸と低呼吸の程度であるAHIが5以上のOSAS患者における頻度は2.3％（880人中20人）でした。また、より高度の肥満（BMI 30kg/m^{2}以上）を合併したOSAS患者においては、OHSの頻度は12.3％（162人中20人）とより高い結果であり、高度の肥満でOSAS患者においては、OHSを来している可能性が高いと考えられます。

　OHSのメカニズムについては、明らかになっていないところが多いとされていますが、主に肥満による3つの要素が関わっているとされています。それは、肥満による上気道閉塞のため睡眠時呼吸異常を来すこと、肥満により気道に機械的負荷がかかること、換気に関わっているとされているレプチンの効果が肥満により減弱してしまうことなどです。これらの異常により酸素と二酸化炭素の交換を行う換気応答が減弱し、慢性的な高二酸化炭素血症を来すとされています。一般的に夜間睡眠時には日中と比較して換気が低下するとされていますが、睡眠中に起こる無呼吸のため酸素と二酸化炭素の換気がさらに低下し、血液中に二酸化炭素が蓄積されやすくなります。無呼吸の程度が悪化したり、肥満による気道の機械的圧迫が悪化したりすることで夜間に蓄積した二酸化炭素を、換気が保たれている日中に改善することができず、日中に

図3 肥満と肥満低換気症候群

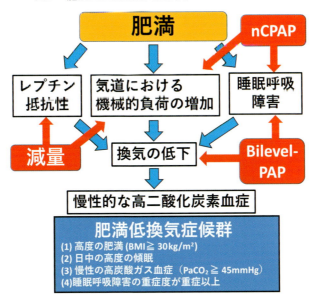

肥満によるレプチン抵抗性、気道における機械的負荷の増加、睡眠呼吸障害が換気の低下を起こし、慢性的な高二酸化炭素血症をきたす。減量、nCPAP、Bilevel-PAPは肥満低換気症候群の症状を改善させる効果がある。

おいても高二酸化炭素血症が認められるようになります。その結果、昼夜を問わない慢性的な高二酸化炭素血症を来すとされています。

先ほど肥満を伴うSASにおいては、レプチン抵抗性が起こるとしましたが、高二酸化炭素血症を起こしたOSAS患者においても、血液中二酸化炭素分圧が正常であった患者と比較して血中レプチンは高値であったとの報告があります。血液中レプチンは性別や年齢に影響されるため、これらを合わせた検討においても高二酸化炭素血症を起こした群の方が血液中レプチンは高い結果となり、レプチンは慢性的な高二酸化炭素血症にも関わっていることがわかりました。

OHSにおいてはOSASと同様に体重の減量とnCPAP療法が有効な治療法とされています。OHSでは夜間だけでなく日中覚醒時においても高二酸化炭素血症を伴うのが特徴であり、nCPAP療法を続けていると高二酸化炭素血症が改善することがありますが、その理由は明らかではありません。nCPAP療法により肺における換気ができる肺胞が多くなることが理由の一つとされています。nCPAP療法はOHSにおける約6割において十分な有効性が得られるとされていますが、4割においては圧を十分に上げても効果が不十分であるとされています。効果が得られない群ではBMIがより高いことがわかっており、重度な肥満においてはその他の治療を検討する必要があります。その他の治療法としては、マスクや体外式呼吸器を用いて呼吸のタイミングに合わせて圧力をかけることで換気をより積極的に補助し、高二酸化炭素血症を改善する非侵襲的換気療法（NIV：non-invasive ventilation）があります。その一つが吸気時と呼気時において気道に別々の圧を加えて換気を補助するBilevel PAP（Bilevel positive airway pressure）療法です。この方法は、無治療の場合と比較してPaCO2の低下と日常生活の質（QOL：quality of life）を改善しましたが、nCPAP療法との比較では差が見られず、

Bilevel PAP療法が必ずしもnCPAP療法より優れているとはいえません。しかし、nCPAP療法では必要な圧力が高くなりすぎたり、換気が不十分であったりする場合にはBilevel PAP療法による治療が考慮されます。また、近年では、機械に内蔵されたコンピューターにより自動的に上気道の狭窄や閉塞を感知し、圧力を調整するAuto-CPAP療法が登場しました。気道に常に高い圧力がかかるわけではなく、必要な圧力がかかるため、使用による不快感が少ないことがわかっており、治療の継続にこの装置が有効なことがあります。

肥満と気管支喘息について

　気管支喘息は気道の慢性炎症を本態としてさまざまな要因により気道狭窄や咳などの症状が変動性を持ってみられる疾患です。花粉やダニなどのアレルギーの原因物質やたばこの煙、ウイルス感染などをきっかけに症状が悪化したり、発作性の息苦しさ、喘鳴、咳を起こしたりします。これらの要因に加えて気管支喘息の発症や増悪に関わる要因の一つとして肥満が挙げられています。肥満は気管支喘息の発症を約2〜3倍上昇させると報告されており、BMIが高いほど発症率が高いとされています。また、肥満で気管支喘息を発症する人の特徴は女性で中年以降に発症し好酸球（アレルギーに関わる白血球の一つ）が気道に多く見られないこととされています。

　肥満により肺は広がりにくくなり、安静時の呼吸をする努力が必要となります。肺全体の圧迫は機械的な気道の狭窄や気道を構成する平滑筋の機能に影響を及ぼすとされています。また、肥満においては肥大化した脂肪細胞からレプチンやアディポネクチンなどのホルモンが産生され、それらのホルモンが気管支喘息の病態に関わっていることが知られています。レプチンは

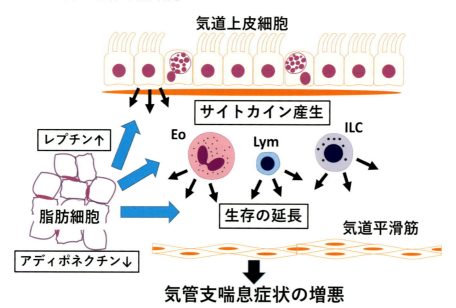

図4　肥満と気管支喘息

肥満においては、肥大した肥満細胞からのレプチン産生増加により気道炎症に関わる細胞の生存の延長やサイトカイン産生増加が起こる。その結果、気管支喘息症状が増悪する。また、炎症の抑制に関わるアディポネクチンは低下している。　Eo：好酸球、Lym：リンパ球、ILC：自然リンパ球

気管支喘息に関わるさまざまな細胞に影響を与えるとされています。例えば、好酸球やリンパ球といった気道の炎症に関わる細胞の生存を延長させ気道に長く留まらせたり、気道上皮細胞から炎症を起こすさまざまな細胞に影響を与えるサイトカインを産生させたりします。また、近年、何らかの抗原に曝露することなくさまざまなサイトカインを産生する自然リンパ球という細胞が気管支喘息の発症に関わることが分かりましたが、レプチンは自然リンパ球からも気管支喘息の原因とされるサイトカインの産生を促すことが報告されました。一方、アディポネクチンは動脈硬化予防作用や炎症を抑制する作用があるとされていますが、肥満患者ではアディポネクチンが減少していることがわかっています。気管支喘息を発症させたマウスの研究において、アディポネクチンが気道の炎症を抑制する効果が報告されており、アディポネクチンの低下と肥満を伴う気管支喘息との関連性が考えられています。

　OSASやOHSにおいて体重の減量が症状の改善に効果を示したように、肥満を伴う気管支喘息においても同様の報告があります。それは、体重を手術以外の方法で約10%程度減量することによって、呼吸機能や気管支喘息の症状が改善したとの報告です。しかし、アレルギー素因を持たない肥満の気管支喘息患者では減量が症状などを改善したものの、アレルギー素因を持った肥満の気管支喘息患者では同様の効果を示さなかったとの報告があり、全ての肥満の気管支喘息患者に減量が有効とはいえず、どのような患者に対して減量が望ましいか今後の検討が必要です。

まとめ

　肥満と睡眠時無呼吸症候群、肥満低換気症候群、気管支喘息との関係について概説しました。肥満が高度になるとどの疾患も発症率が上昇したり、症状が悪化したりします。一方、減量は症状を改善する可能性があり、肥満の改善は呼吸器疾患の発症と症状の改善に効果を示す可能性があります。

　脂肪細胞から産生されるレプチンとアディポネクチンは気道上皮細胞や白血球だけでなく、近年見つかった自然リンパ球に対する影響もわかってきており、今後ますます研究が進められていく分野といえます。

15 肥満と脳血管障害

前橋赤十字病院　脳神経外科　部長　朝倉　健

- 脳血管障害（脳卒中）は脳梗塞と脳出血に大別され、脳梗塞はアテローム血栓性脳梗塞と心原性脳塞栓症に分類されます。
- 動脈硬化により徐々に脳血管が細くなって詰まっていくのがアテローム血栓性脳梗塞です。
- 脳卒中の危険因子は、年齢、男性、高血圧、糖尿病、脂質異常症、心房細動、喫煙、大量の飲酒であり、脳卒中のハイリスク群は、睡眠時無呼吸症候群、メタボリックシンドローム、慢性腎臓病です。
- 肥満によって引き起こされる耐糖能異常、脂質異常症、高血圧は動脈硬化の主たる危険因子であり、肥満により脳梗塞死亡のリスクが高くなります。
- 禁煙、食事・運動・薬物療法が大事な治療の柱です。
- 片側手足の動きが悪くなる（麻痺）、顔のゆがみ（顔面麻痺）、呂律が回らない、この3つのうち1つでもあれば脳梗塞が疑われるので、様子を見ないですぐに救急車を呼ぶか、脳神経外科か神経内科のある医療機関を受診してください。

はじめに

　脳血管障害（脳卒中）は大きく分けると脳の出血と脳血管が詰まる脳梗塞に分けられます（図1）。脳出血は脳そのものの中に出血する脳内出血と、脳動脈瘤が破裂して生じるくも膜下出

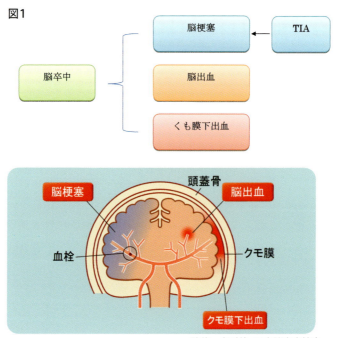

監修　（公社）日本脳卒中協会

血からなります。日本では以前、脳出血の方が脳梗塞よりも多かったのですが、今では欧米のように脳梗塞の方が7割以上と圧倒的に多いです。

脳梗塞は心筋梗塞のように高血圧、高脂血症、糖尿病などが根底にあって動脈硬化（アテローム硬化）により徐々に脳血管が細くなって詰まっていくタイプ（アテローム血栓性脳梗塞）と、心臓に不整脈があり、そこでできた血液の塊（血栓）が脳血管に流れてきて詰まるタイプ（心原性脳塞栓症）とがあります。

手足の麻痺が一時的に生じてまもなく（普通は1時間以内）戻ることがあります。これは一過性脳虚血発作（TIA：ティーアイエー）といって脳梗塞の前触れです。脳血管は血栓によって一時的に詰まって症状を生じ、血栓が溶けて血流が再開して症状が消失する現象です。元に戻ったからといって安心はできません。TIAを繰り返すと本当に脳梗塞になり、手足の麻痺のような後遺症を残します。

脳卒中の危険因子

さまざまな危険因子が脳卒中を引き起こします。図2のように脳卒中の危険因子は、年齢、男性、高血圧、糖尿病、脂質異常症、心房細動、喫煙、大量の飲酒です。

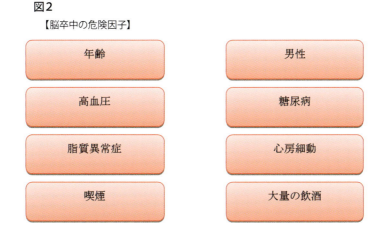

図2
【脳卒中の危険因子】

【脳卒中のハイリスク群】

脳卒中の危険因子は病型によって異なり、アテローム血栓性脳梗塞には糖尿病や脂質異常症が、脳出血には高血圧がより大きく関係し、心原性脳塞栓症の主な原因は心房細動です。脳卒中は加齢とともに増加します。高血圧は脳出血と脳梗塞に共通の最大の危険因子です。喫煙はくも膜下出血と脳梗塞、飲酒は主に脳出血とくも膜下出血の危険因子です。

　脳卒中治療ガイドライン2009から脳卒中のハイリスク群として、睡眠時無呼吸症候群（SAS: Sleep Apnea Syndrome）、メタボリックシンドローム、慢性腎臓病（CKD: Chronic Kidney Disease）が加わりました。

　肥満と強く相関するメタボリックシンドロームの人は、そうでない人と比べて脳卒中発症リスクが男性で約2倍、女性で1.5倍高まります。

　肥満患者は高血圧、糖尿病、脂質異常症、睡眠時無呼吸症候群になりやすいので脳卒中のリスクが非常に高いといえます。

　これらの危険因子、ハイリスク群を予防、治療するには、減塩、減量、禁煙、節酒、適度な運動といった生活習慣の修正が必要です。

肥満により脳梗塞が起こるメカニズム

　内臓脂肪型肥満が動脈硬化を発症させる理由は多彩ですが、その一つとして脂肪細胞から分泌されるアディポサイトカインがあります。内臓脂肪が蓄積すると脂肪細胞から血栓を起こすプラスミノーゲン活性化因子インヒビター（PAI-1）という物質が多く分泌され、脳梗塞などの要因になることが分かっています。加えて脂肪細胞からはアディポネクチンという糖尿病や動脈硬化を防ぐアディポサイトカインが分泌されています。内臓脂肪が蓄積するとその分泌が低下して動脈硬化の原因となります。

　肥満によって引き起こされる耐糖能異常、脂質異常症、高血圧はそれぞれ動脈硬化の主たる危険因子です（図3）。

図3

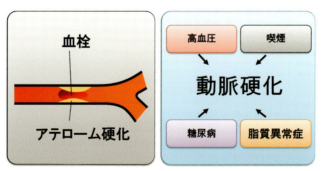

監修　（公社）日本脳卒中協会

耐糖能異常
　白血球などの血管内皮への付着物が増え、動脈硬化を発症させる原因となります。
脂質異常症
　コレステロールの中でも、小型LDLコレステロールは血管内壁に入って酸化され、動脈硬

化の大きな原因になります。また、中性脂肪の増加は、小型コレステロールを増やす原因になります。

高血圧

血圧が高い状態が続くと、血管内壁を傷つけ、コレステロールが血管内壁に入りやすい環境になる他、血管に負担をかけ続けるため、動脈硬化を促進します。

肥満と脳梗塞死亡

肥満度と脳卒中の関係を検討したNIPPON DATA80の報告では、男女ともBMI30以上の高度肥満で脳梗塞死亡リスクが最も高いという結果でした（図4）。ただし、男性ではBMI 8.5未満でも3.07倍と「Uカーブ」が見られました。

肥満は、高血圧や糖尿病、脂質異常症など、さまざまな生活習慣病の原因となります。適正体重を維持することが大切です。

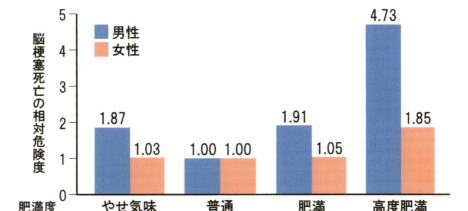

図4　肥満度と脳梗塞脂肪（NIPPON DATA 80）

対象：1980年から行われているNIPPON DATAに参加している、30歳以上の日本人 9,526例
方法：前向きコホート調査により19年間追跡し、肥満度と脳梗塞死亡の関係を検討。データは多変量（年齢、喫煙、飲酒、収縮期血圧、血清コレステロール値、血糖値）補正後

Oki, I. et al.: Cerebrovasc Dis 22: 409, 2006より作図

脳卒中をどうやって発見するのか

片側手足の動きが悪くなる（麻痺）、顔のゆがみ（顔面麻痺）、呂律が回らない、この3つのうち1つでもあれば脳梗塞が疑われます（図5）。また急に起こってなかなか治らない、今まで経験したことないような頭の後ろから首筋の痛みはくも膜下出血の可能性があります。決して我慢しないで救急車を呼んで早急に急性期脳卒中治療ができる医療機関へ搬送しなくてはいけません。時間が経つほどダメージは広がり、後遺症も大きくなります。

脳梗塞発症4.5時間以内で禁忌事項がなければ、t-PA（ティーピーエー）という血栓を溶かす薬を静脈内に投与することができます。t-PA投与できた患者さんは死亡および中等度以上

の障害の割合が減少し、機能予後の改善が認められました。

　内頸動脈や中大脳動脈のような比較的太い血管が閉塞した場合、t-PA静注療法では血栓が溶けないので、最近では内腔の太いカテーテルを血栓近くの動脈まで入れて吸引したり、血栓内にステントを広げて血栓を絡め取ってくる血栓回収術を行うと再開通率が飛躍的に上がり、機能改善につながることがわかりました。このような治療ができる医療機関は限られているので、群馬県では消防と病院との連携を深めて適切な医療機関に早急に搬送する stroke bypass systemが構築されています。

図5　脳卒中の症状に気づきましょう

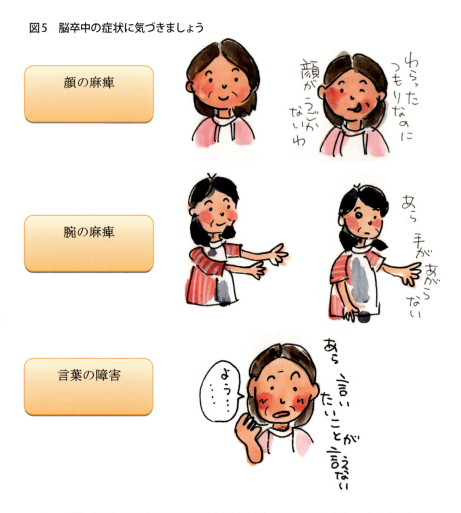

　にっこり笑って（顔の麻痺）、両手を挙げて（腕の麻痺）、「今日は天気がよい」とか住所や名前を言いましょう（言葉の障害）。
　一つでもできなければ脳卒中を疑ってください。疑いがあれば、様子を見ないですぐに救急車を呼ぶか、病院で診察してもらいましょう。

第2章 肥満と疾患
肥満と脳血管障害

脳卒中をどうやって予防するか

　日本脳卒中協会が脳卒中の予防をまとめたのが「脳卒中予防十か条」です（図6）この十か条をもとに自分の体調や生活習慣を見直してみましょう。薬を飲んでいる人は、自分の判断で勝手にやめてはいけません。必ず医師に相談しましょう。

図6　脳卒中予防十か条

1　手始めに　高血圧から　治しましょう
2　糖尿病　放っておいたら　悔い残る
3　不整脈　見つかり次第　すぐ受診
4　予防には　タバコを止める　意志を持て
5　アルコール　控えめは薬　過ぎれば毒
6　高すぎる　コレステロールも　見逃すな
7　お食事の　塩分・脂肪　控えめに
8　体力に　合った運動　続けよう
9　万病の　引き金になる　太りすぎ
10　脳卒中　起きたらすぐに　病院へ

●お薬は　勝手にやめずに　相談を

監修（公社）日本脳卒中協会

まとめ

　肥満と脳卒中は非常に関連が深く、特に脳卒中の危険因子である高血圧、糖尿病、脂質異常症の発症にも密接に関わっています。これらの危険因子を同時に治療すると、脳卒中を約80％抑制できると推測されています。

　脳卒中の治療はt-PA静注療法、血栓回収術などの登場で大きく変化しています。治療は早ければ早いほど後遺症は少なくなります。まず予防、発症したらなるべく早い受診を心掛けてください。

16 肥満と心疾患

群馬県立心臓血管センター　循環器内科　部長　**安達　　仁**

●脂肪細胞でも内臓脂肪と異所性脂肪が心疾患を誘発しやすいとされています。
●炎症とインスリン抵抗性が心疾患誘発のキーとなる異常です。
●肥満は、動脈硬化のみならず心不全や不整脈の原因になります。
●心不全がインスリン抵抗性を増悪させて、悪循環に陥ります。
●BMIが高いほど心疾患患者の予後が良好であるという「肥満パラドックス」というデータも疫学的調査で明らかになっています。

はじめに

　いうまでもなく肥満は心疾患の発症率と死亡率を増加させます。男性ではBMI30以上の人は23 〜 25の人に比べて虚血性心疾患発症リスクが1.8倍高く、27以上の人は23 〜 25の人よりも死亡率が2.0倍高くなります。これは肥満によるインスリン抵抗性、高インスリン血症、過剰な血糖変動、高血糖増悪などが主な原因とされています。一方、体重コントロールは予後を改善させます。一方で、疫学的には肥満が予後を悪化させない年齢層が存在することも示されています。さらに、体重が重いほど、心疾患死亡率が下がるという疫学的結果も示されており、「肥満パラドックス」と呼ばれています。本稿では、肥満と心臓病との関連について概説します。

内臓脂肪

　心疾患に関連する肥満の原因となる主な脂肪細胞は腸間膜や胃大網周囲に蓄積した内臓脂肪細胞です。内臓脂肪細胞はいくつかの機序で新血管系疾患を誘発します。

　まず、内臓脂肪細胞はアディポサイトカインを分泌して非感染性の炎症を誘発します。特に血栓形成促進因子のPAI-1（plasminogen activator inhibitor-1）やTNF-α、IL-6などを分泌するとともに、抗炎症作用を有するアディポネクチンの産生を低下させる作用は、血栓症やインスリン抵抗性、糖代謝異常、高血圧、動脈硬化などを惹起します。

　さらに、内臓脂肪蓄積例では、蓄積された脂肪が空腹時にlipolysisによって分解されて遊離脂肪酸とグリセロールを門脈血中に放出し、これが肝細胞に取り込まれて脂質異常症、糖代謝異常、高中性脂肪血症、低HDL血症、高血圧、インスリン抵抗性、脂肪肝、脂肪筋などを生じます。これらの作用は脂肪毒性と呼ばれ、心血管イベントの原因となっており、血中遊離脂肪酸は虚血性心疾患の危険因子であると報告されています。

　そして、インスリン抵抗性亢進の結果生じた高インスリン血症は、脂肪蓄積作用を発揮して、さらなる内臓脂肪の蓄積を亢進させるとともに、ホルモン感受性リパーゼ活性を介してlipolysisを亢進させ、さらなる高遊離脂肪酸血症を導きます。同時に、内臓脂肪細胞内では活性型グルココルチコイド産生が増加することも示されています。グルココルチコイドは中心性肥満様の脂肪蓄積を誘発し、さらに糖代謝異常・脂質代謝異常を誘発します。

　このように、肥満の中でも内臓脂肪の蓄積は、いくつものメカニズムによって細胞障害を導くとされています（図1）。

図1 細胞障害に関連する内臓脂肪細胞蓄積の影響

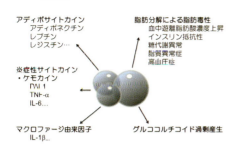

図2 虚血性心疾患患者のBMI

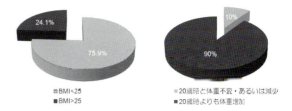

2015年に当院に入院した虚血性心疾患患者のBMIと、20歳時からの体重変化

BMIと心疾患

　ところで、われわれのデータでは、当院に入院した虚血性心疾患患者のうちBMIが25以上であった患者は25％に満ちません。その代わりに、20歳時の体重と入院時の体重を比較して、入院時に増加していた患者は90％に上りました（図2）。すなわち、著明に蓄積した内臓脂肪が上記のメカニズムで心血管疾患を誘発するのではなく、わずかな脂肪細胞の蓄積でも心血管系に危険が及ぼされるという可能性を示しているものと思われます。日系二世に関する研究では、日本人が米国の食習慣に変わって体重が増加すると、日本に居住している日本人やもともと米国に在住していた米国人よりも糖代謝異常を発症しやすいことが示されています。このことからも、日本人は体重の変化に弱いことが推測されます。

　また、脂肪が内臓脂肪として過剰に蓄積されていなくても、肝細胞内、骨格筋細胞内、あるいは心外膜周囲に蓄積されると、これも心血管系障害を惹起することが報告されています。脂肪組織以外の場所に蓄積した脂肪細胞を異所性脂肪（ectopic fat）といいます。肝臓と骨格筋の異所性脂肪はインスリン抵抗性の原因となって心血管障害を導くとともに、心外膜周囲脂肪は、直接、冠動脈内膜下の動脈硬化を促進させます。しかし、異所性脂肪を減少させると、体重そのものを減少させるよりも、より強力にインスリン抵抗性を改善させると報告されています。

　ただ、すべての患者において肥満が心疾患の原因になるとは限らないことに注意する必要があります。75歳以上の女性と85歳以上の男性はBMIが29以上であっても心血管疾患の相対危険率は上昇しないと報告されています。

肥満と虚血性心疾患

　虚血性心疾患は大きく分けて労作性狭心症、急性冠症候群、冠攣縮性狭心症に分類できます。労作性狭心症は冠動脈狭窄が進行して、冠血流が心筋酸素需要を満たせなくなった場合に生じるもので、動脈硬化病変がその主因です。一方、急性冠症候群は動脈硬化病変による狭窄率の強さとは無関係に、アテローム性プラークの表面がラプチャすることが引き金となり、血栓が形成されて冠動脈内腔が閉塞するもので、プラーク表面の炎症がその主因です。

　内臓脂肪細胞の蓄積によるインスリン抵抗性はBH4（tetrahydrobiopterin）の活性を低下させて一酸化窒素（NO）の産生を低下させます。血管内皮細胞により産生されたNOは、VCAM-1、ICAM-1、E-インクレチンなどの接着因子発現を阻害して炎症反応を抑制したり、血管壁への単球やマクロファージの結合を抑制して動脈硬化病変の初期反応を阻害します。さ

らにPDGFのような成長因子の遺伝子発現を抑制し、血管平滑筋細胞の増殖と遊走を阻害して動脈硬化病変の成長を抑制します。NO活性が低下すると、動脈硬化抑制機能が減弱します。

さらに、インスリン抵抗性は酸化ストレスも増悪させます。酸化ストレスも平滑筋細胞の増殖と遊走を促すとともに、NOの生物学的活性を減弱させて動脈硬化病変形成を促進させます。

また、インスリン抵抗性は血糖変動を増幅させます。内臓脂肪細胞が蓄積した患者に糖負荷試験を行うと図4に示すような応答を示します。インスリン分泌応答が遅延するために負荷後に高血糖になり、その後、過剰にインスリンが分泌されるため、反応性低血糖が生じます。過剰な血糖変動は過酸化物の産生を促します[）]。これら機序によって、肥満においては動脈硬化病変形成が促されます（図5）。

インスリン抵抗性による炎症はプラーク表面の線維性被膜を脆弱化させます。また、NOによる血小板の接着・凝集阻害作用を減弱させて、血小板血栓の形成を容易にさせます。食後の反応性低血糖も交感神経活動を活性化させることによって、血小板凝集能を亢進させます。これらの機序により、肥満においては急性冠症候群発症も促進させます。

心外膜周囲に蓄積した脂肪は、直接的に冠動脈硬化症を形成させます。脂肪細胞由来の遊離脂肪酸やサイトカインが冠動脈周囲に分布するvas vasorumという栄養血管に流入し、これが動脈硬化病変部に運ばれてアテロームを拡大したり炎症を増悪させたりします。

肥満と心不全

肥満はインスリン抵抗性に起因する分子生理学的メカニズムによって心機能を低下させるのみならず、肥満に伴う高血圧や睡眠時無呼吸症候群も心機能を増悪させます。また、内臓脂肪蓄積による横隔膜挙上は肺容積を縮小させて息切れ感の原因となります。

インスリン抵抗性による炎症は間質へのコラーゲン繊維の沈着や心筋細胞の線維化により拡張障害が生じることが特徴です。高度肥満では左室内圧上昇、左房拡大、心肥大、左室収縮不全などの機能的・解剖学的異常が出現します。

高インスリン血症は交感神経活性を亢進させます。その結果、心筋障害とアポトーシスが増悪して心機能が悪化します。また、肥満患者では心筋のレニンアンジオテンシン系（RAS系）

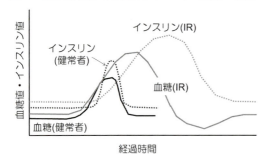

図4 糖質摂取後の血糖及びインスリン濃度の経過

インスリン抵抗性があると、血糖上昇幅が大きく、血糖値がピークを越えて低下し始めた時点でもインスリンは上昇し続け、その結果、反応性に低血糖を生じる。
IR：インスリン抵抗性

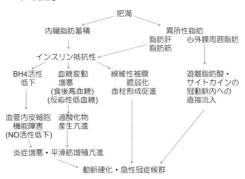

図5 脂肪細胞の虚血性心疾患誘発に関連する因子

第2章　肥満と疾患
肥満と心疾患

の活性が亢進します。そのため、アンジオテンシンIIが増加し、心筋のアポトーシスが亢進、心筋の線維化が促進されます。これは心機能を低下させ、また不整脈の原因にもなります。

　一方、心不全になるとインスリン抵抗性が増悪します。NYHA機能分類が進行するほど糖代謝異常が増悪することが報告されています。すなわち、インスリン抵抗性と心不全は悪循環を繰り返すのです。

肥満と不整脈

　肥満は不整脈にも関与します。BMIが大きいほど心房細動の新規発症率は増加します。平均年齢49歳の対象者において6±4年間フォローした結果、BMIで三分割した最大値群では2.1％、最低値群では0.8％で2.6倍発症率に差が認められました。

　また、インスリン抵抗性に伴う交感神経活性亢進と脂肪分解の結果増加する血中遊離脂肪酸と交感神経活性の亢進は、心室頻拍や心室細動などの不整脈を誘発して突然死を増加させます。

　さらに、インスリン抵抗性患者に認められる反応性低血糖時にはカテコラミン分泌が亢進するだけではなくQT時間を延長させて、これも重症不整脈を導きます。

obesity paradox

　今まで述べてきた通り、肥満は心疾患の原因となり、フラミンガム研究ではBMIが1kg/m2増加すると心不全は5〜7％増えることが示されています。しかし、2001年、HorwichらはBMIが多いほど心不全患者の予後が良好なことを報告しました。この後、同様な結果を示す報告が相次ぎ、HFpEF（拡張不全）でもHFrEF（収縮不全）でもこの傾向は変わらず、EFに関わらず、BMIが30.0〜34.9の群が最も予後が良いという結果が示されました。

　虚血性心疾患でも同様な報告がありそのメカニズムについては、BMIが内臓脂肪量を表現しているものではないからだとか、BMIの多い人はそうでない人よりも合併疾患をしっかりと治療されるからだとか、遺伝的に健康な人が多く含まれているからだなど、さまざまな議論がなされています。今後、メカニズムが解明されてゆくことが期待されます。

まとめ

　肥満と心疾患の関連について述べました。日本人はわずかな脂肪の蓄積でも心疾患になりやすいことがわかっています。また、異所性脂肪にも注意が必要です。心臓病を治療するときには心房・心室や冠動脈のみに気を取られることなく、患者そのものに注意を払って全体を治療できるように考えていただければ幸甚です。肥満パラドックスは、今後、その機序が明らかになると思われます。

17 肥満と整形外科的疾患、骨粗鬆症

群馬大学名誉教授・サンピエール病院　名誉院長　高岸　憲二
内田　訓、下山　大輔、大島　淳史

- ●肥満があると変形性関節症やいわゆる腰痛症が悪くなります。
- ●変形性関節症や腰痛症による強い痛みが続くために動くことができなくなり、消費カロリーが減って肥満になります。
- ●腰や膝などが痛くなると動けないことで、食べることが楽しみになってさらに太ってしまいます。
- ●骨粗鬆症があると骨強度が低下するために骨が折れやすくなります。
- ●肥満によって起こる糖尿病など生活習慣病があると骨密度が低下しなくても骨粗鬆症と同様に骨が折れやすくなります。

はじめに

　「肥満と整形外科的疾患が関係する」とお話しますと『えっ』と思われる方もおられると思いますが、日本肥満学会では体重が重くて肥満指数であるBMI (Body Mass Index：正常範囲18.5〜25) が25以上の方のうち、高脂血症、高血圧症などの内科疾患や整形外科疾患である変形性関節症や腰痛症などのいずれかの病気を伴った人を肥満症という疾患と呼んでいます。

　確かに、体重が重いと膝や腰に負担がかかることは感覚的にわかりますね。私も太っていた時に腰が悪くなりました。ここでは変形性関節症、腰痛症、骨粗鬆症についてお話します。

変形性関節症

　下半身の関節は力がかかって動くところです。関節は骨と骨が接している部分ですが、直接骨と骨が接しているのではなく、関節の部分の骨は薄く軟骨でおおわれています。年配の方に比べて若い人たちの足は長くてまっすぐ伸びているように思えますが、それでも日本人は左右の足をそろえても膝の間に隙間ができてO脚の傾向にあります。O脚になると「立つ」「歩く」「走る」動作で上半身の体重が膝関節に均等にかからず内側に多くかかります。中高年以降の特に女性の中にひどいO脚になり、足を引きずって歩いている人をよく見かけます。その人たちの膝は変形性膝関節症と呼ばれる状態になっていて、歩く格好が悪いだけでなく痛みのために長く歩くことができません。変形性膝関節症は整形外科の外来を訪れる患者さんの中で最も多い病気の一つです。通常、変形性膝関節症はゆっくり起こってくるために患者さんにいつ起こったのか聞いても本人ははっきり覚えていない人が多くおられます。レントゲン検査をしますと変形性膝関節症の方では大腿骨と脛骨の軟骨が内側ですり減り関節の隙間が狭くなっています（図1）。人間の体の多くの部分は髪の毛や皮膚などのように減ってもまた、増えてきますが、関節にある軟骨はいったん減ったら再生することができずにすり減ったままです。しかも大腿骨と脛骨の関節面がとても硬くなり関節のヘリに骨のトゲができて関節が変形するのでこう呼ばれます。その原因は怪我をしたりするなどいろいろありますが、大部分の方の原因ははっきりわかり

第2章 肥満と疾患
肥満と整形外科的疾患、骨粗鬆症

ません。平地を普通のスピードで歩くときには体重の5〜7倍の力がかかっています。そのために体重が増えて肥満が進みますと内側の軟骨のすり減りが早いスピードで起こります。膝には肥満は大敵です。O脚の変形が進んで重症になりますと膝が曲がらなくて正座が次第にできないようになり、曲ったままで十分に伸ばせない状態になります。膝の関節から少しずつ軟骨がはがれて関節の中を浮遊して滑膜に炎症が起こり、水がたまったりします。痛いと外出もおっくうになり、運動量が少なくなり、しかも食べることが楽しみになってさらに太ってしまいます。治療を含めて悪循環を断つために減量につとめましょう、治療では、減量や適度な運動など日常生活上の注意の他、痛み止めなどの薬、関節内注射などが行われ、なかなか症状が取れない場合には骨切り術や人工膝関節置換術（図2）などが選択されます。

　またの付け根にある股関節にも変形性関節症が起こり、変形性股関節症と呼ばれます（図3）。その原因として日本人には股関節の発育が悪い方の割合が高いことが特徴です。体重が1kg増えれば、股関節への負担は3〜5kg増えます。日常生活のポイントでは、股関節への負担を減らすためにも、また、痛みをコントロールする方法の一つとして肥満を防止すること、いわゆる体重コントロールが大切です。強い痛みが続く場合には、人工股関節置換術が行われます。（図4）

図1　変形性膝関節症
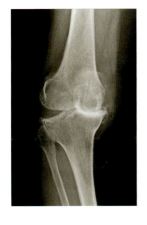

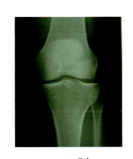
正常膝

図2　人工膝関節置換術術後
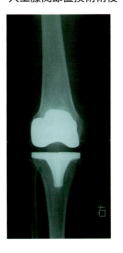

図3　右変形性股関節症
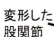
変形した股関節
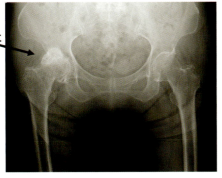

図4　右人工股関節置換術
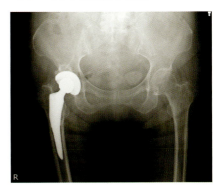

いわゆる腰痛症、変形性脊椎症

　人間は進化の過程で、二足歩行を選びました。人間の「背骨（脊椎）」は、首・胸・腰にカーブがあって"S字"を描く特殊な構造になり、そのために腰痛を起こしやすくなったと考えられています。

　腰痛を起こす病気は多くありますが、肥満症と関連して腰痛を起こすと考えられている病気にはいわゆる腰痛症と変形性脊椎症があります（表）。非常に多くの割合を占め、明らかな原因がはっきりしないもので慢性に経過するものがいわゆる腰痛症です。腰痛患者の全体のうち腰痛症は約8割を占めるという報告もあります。いわゆる腰痛症の痛みは腰から起こるのですが、足にはしびれ、痛み、感覚などの症状がなくて、はっきりした痛みの原因がない状態で非特異的腰痛症とも呼ばれています。腰の骨の回りの組織が原因となって起こってくる腰痛の原因としては椎間板、椎間関節、椎間関節包、椎骨、靭帯、体幹筋、筋膜などがあります。腰、特に椎間板や椎間関節と呼ばれる部分には立ったり、荷物を持つだけでなく、座っているだけでも上半身の体重がかかっていますし、お辞儀をするなどの動作によっても椎間板などにかかる力は増加します。背骨を安定させるためには背骨の回りの筋肉も働いています。肥満になると腰の骨が支える重みが増してくることは容易に想像できます。肥満になると体を動かすことが大変になって次第に動くことが少なくなり、動かないと筋肉も次第に衰えていきます。おなか回りに脂肪がたまっておなかが出てくると、立つだけでも腰を支えるためには大きな力が背骨にかかりますし、筋肉にも大きな負担がかかるために腰痛が起こりやすくなります。腰痛には心理的、社会的な原因も大きく関係すると言われています。

器質的疾患
•腰椎椎間板ヘルニア　　　　　　腰椎分離症、すべり症
•腰部脊柱管狭窄症　　　　　　　変形性脊椎症
•腰椎椎間関節症　　　　　　　　化膿性脊椎炎
•骨粗鬆症による圧迫骨折　　　　がんの脊椎転移　　など

•急性腰痛症
•いわゆる腰痛症

内科的疾患
•腎結石、腎盂腎炎、十二指腸潰瘍、膵炎、すい臓がん、子宮内膜症など
•解離性大動脈瘤
精神科疾患
•うつ病等

社会的要因

表　腰痛をおこす主な疾患

　変形性脊椎症とは、椎間板や椎間関節の老化による変化が起こって、その結果として腰痛が起こっている病気です。レントゲン検査で腰の骨に骨のとげなどが見られます（図5）。

図5　変形性脊椎症

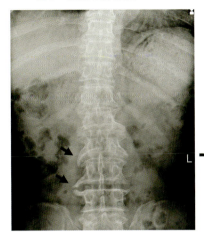

➡ : 骨のとげ（骨棘）が出ている

骨粗鬆症とは

　骨は硬い組織ですからほとんど変化しないように考えている方も多いでしょうが、古くなった骨は、少しずつ破骨細胞により吸収され、その後に骨芽細胞により骨ができて常に新しく作り変えられています。こうした「骨の代謝」のバランスが崩れ、骨を吸収するスピードが骨を新しく形成するスピードより早いと、骨粗鬆症になる危険が高まります。

　骨の強さは、骨の量（骨密度）と骨の質（骨質）で決まります（図6）。骨粗鬆症は、骨の量が減少したり、骨の質が悪くなって骨がスカスカになって弱くなり、骨折しやすくなる病気です。正常の骨の内部には家の梁（はり）のような骨（骨梁）がたくさん縦横に走っていて強度が保たれています。骨粗鬆症になるとこれらの梁のような棒状の骨が細くなったり切れたりして、折れやすくなります。

　やせ型の高齢の女性は太っている方に比べてもともと骨が頑丈でなく、閉経により骨を丈夫にする作用がある女性ホルモンが急激に下がるために骨粗鬆症はやせ型の高齢の女性が圧倒的に多いと考えられてきました。しかし、最近は太めの方や骨密度が高そうな人も骨折することがわかってきました。肥満で糖尿病などの生活習慣病の方がこのタイプに多く、それらの方

図6　骨の強さ（骨強度）におよぼす骨密度と骨質の関係

$$骨強度 = 骨密度 + 骨質$$

・BMD　　・微細構造
　　　　　・骨代謝回転
　　　　　・微小骨折
　　　　　・石灰化

は骨の質が悪いことがわかりました。これらの方は衝突などの大きな原因がなくても、ほんの小さなきっかけや本人も知らない間に骨折を起こします。骨の質はコラーゲンによって決まりますが、コラーゲン線維の質により骨質が決まります。コラーゲン線維はコラーゲン分子が束になってできており、隣り合った分子が架橋という結合により強く結び合っています。この架橋はコラーゲン分子を秩序良くつなぎとめ、適度な弾力を保ちながらコツを強くする働きがありますが、体内に酸化ストレス（ホモシステイン）や糖化ストレス（高血糖）が蓄積されると骨コラーゲンの異常架橋が多くなり、骨折を来しやすくなります。

　骨粗鬆症で折れやすい骨は背中から腰の骨（背骨の椎体）、股の付け根（大腿骨の頸部）、腕の付け根（上腕骨の頸部）、手首（橈骨の遠位部）です。中でも椎体と大腿骨頸部の骨は大きな事故ではなく、転んだだけで骨が折れたり、痛みもなく折れてしまう骨折が骨粗鬆症による骨折です。高齢の方で背中や腰が曲がったり、背が低くなるのは、骨粗鬆症による椎体骨折で（図7）次第に生活の質が悪くなります。また、高齢者の寝たきりの原因の第3位が骨粗鬆症による骨折です。中でも大腿骨頸部骨折は4人に1人程度の方が寝たきりの原因となっています。けがをする前と同じように歩けるようになるためには手術が必要になります（図8、9）。高齢者の方の自立や生活の質を低下させる重篤な疾患です。

図7　椎体骨折

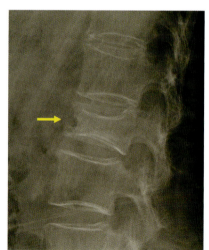

↑：骨折した椎体

図8　左大腿骨転子部骨折、手術前

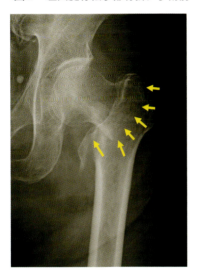

↑：骨折部

図9　左大腿骨転子部骨折　手術後

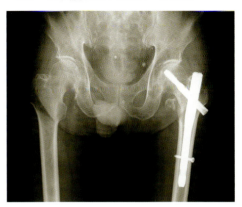

まとめ

　肥満と整形外科的疾患（変形性関節症、いわゆる腰痛症、変形性脊椎症）、骨粗鬆症の最近の話題について概説しました。変形性関節症、いわゆる腰痛症、変形性脊椎症は肥満があると疾患が進行したり、症状が悪化する原因になることがあります。従って、適切なカロリー摂取と、症状を悪化させない適度な運動によって筋肉を保つことが大切です。

　骨粗鬆症は骨がスカスカになり、背骨の椎体やまた（股）の骨が折れやすくなり、骨折があると死亡率も高くなることが知られています。骨の強度が低くなくても、肥満が関与している糖尿病などがある場合には、骨の質が悪くなり、骨量があっても骨が折れやすくなることがあります。骨が折れると高齢者の方の自立や生活の質を低下させるので（骨粗鬆症は）重篤な疾患です。

18 肥満と消化器癌

群馬大学医学部附属病院　消化器肝臓内科　星　　恒輝
草野　元康

●近年の日本人の生活スタイルの変化による肥満人口の増加は、大きな社会問題の一つとなっています。
●肥満を包含するメタボリック症候群は、脳血管疾患や虚血性心疾患の原因となるだけでなく、日本人の死因として重要な位置を占める"癌"に対しても、直接的および間接的な影響を及ぼしている可能性が示唆されています。
●近年、脂肪細胞はエネルギーの貯蔵臓器としての機能だけでなく、各種サイトカイン[1]を分泌する内分泌臓器としての側面の解明が進んできました。脂肪細胞が分泌するサイトカインの肥満による変化は、癌の発生や進行に対して影響を及ぼしている可能性が示唆されています。
●消化器癌のなかでは、食道腺癌、大腸癌、膵癌、肝細胞癌への肥満の影響が特に大きい可能性が明らかとなってきています。

はじめに

　近年、私たちの国においては飽食および食生活の欧米化、運動量の減少等の要因により、肥満人口の増加が大きな社会問題の一つとなっています。肥満自体、また肥満を引き起こす生活スタイルが、糖尿病、高血圧をはじめとするいわゆるメタボリック症候群[2]を引き起こし、それが脳血管疾患や虚血性心疾患といった重篤な疾患の引き金となりうるという事実は、共通認識として定着しつつあります。一方、日本人の死因として一番多い癌に対する肥満の影響については、現在さまざまな分野で研究が行われているところです。本稿では、癌のなかでも特に消化器癌に着目し、消化器癌に対する肥満の影響について概説します。

肥満が癌全体に及ぼす影響

　肥満とは、食物から取り入れ、運動により消費しきれなかった余剰なエネルギーが、中性脂肪として白色脂肪細胞に過剰に蓄積された状態のことを示す言葉です。以前より脂肪細胞とは、エネルギーの貯蔵庫としての認識がなされてきましたが、近年、その内分泌臓器としての側面が明らかとなってきました。肥満による各種サイトカイン（アディポカイン）分泌の変化の解明が進み、これらの発癌に及ぼす影響についても研究が進んできています。また、肥満の主病態の一つと考えられているインスリン抵抗性[3]も、複雑に影響し合っていると考えられます。以下に具体的な影響について示します。

①発癌を抑制するアディポカイン（アディポネクチン）の減少

　アディポネクチンは、インスリン感受性増強作用や抗動脈硬化作用を示す、代表的なアディポカインの一つです。アディポネクチンはその受容体を介し、AMP-activated protein kinase（AMPK）を活性化させ、代謝活動に影響を及ぼします。また副次的な作用として細胞増殖やアポトーシス[4]の誘導作用に関わるmammalian target of rapamycin（mTOR）に抑制的

に作用し、同時に癌抑制遺伝子であるp53の活性化作用があることが明らかとなってきました。動物実験では、アディポネクチンの欠損マウスに腫瘍を移植すると、その成長が早くなるとの報告もあります。肥満状態においてはアディポネクチンが減少することが明らかとなっており、これが発癌を促進する可能性が示唆されています。

②発癌を促進する炎症性サイトカインおよびレプチンの増加

肥満状態の白色脂肪組織には炎症細胞が浸潤し、TNF-αやIL-6といった炎症性のサイトカイン分泌が亢進しています。TNF-αは各種発癌に重要な因子とされるNF-κBを活性化することが知られています。IL-6については、その欠損マウスでの発癌抑制の報告もあり、TNF-αやIL-6の分泌亢進は、共に発癌に促進的に働いている可能性があります。また、食欲抑制やエネルギー代謝の亢進に関わるレプチンというアディポカインも、肥満状態では分泌が亢進します。レプチン受容体は主として中枢神経系に発現していますが、癌細胞にも少量発現しており、その活性化により細胞増殖を亢進した癌種や、血中レプチン値上昇が、疫学分析で独立した発癌危険因子として示唆された癌種もあります。肥満状態におけるこれらのアディポカインの分泌亢進が、発癌を促進する可能性が示唆されています。

③インスリン抵抗性を背景とする高インスリン血症

インスリンは血糖の低下作用の他に、さまざまなシグナル伝達経路を介したmTORやmitogen-activated protein kinase（MAPK）系の亢進により、細胞増殖を強力に亢進させる作用を有しています。肥満の中心的病態であるインスリン抵抗性は、インスリン分泌亢進および高インスリン血症を惹起します。持続的な高インスリン状態は、発癌を促進する可能性が示唆されています。

癌と関係のある消化器癌とは＜癌学研究より＞

2007年に世界癌研究基金（World Cancer Research Fund：WCRF)と、米国癌研究機構（American Institute for Cancer Research：AICR)という機関が共同でまとめた「食物、栄養、身体活動と癌予防：世界的展望(food, Nutrition, Physical, Activity, and the Prevention of Cancer：a Grobal Perspective)」という報告書があります。ここでは、疫学分析よる癌罹患に対する肥満のリスク関連度のランク付けがなされています。これによると、食道腺癌、大腸癌、膵癌に関してはconvincing（確実）とされ、胆嚢癌に関してはprobable（ほぼ確実）、肝癌に関してはlimmited-suggestive（可能性あり）と判定されています。以下では、convincingと評価された食道腺癌、大腸癌、膵癌の3癌種、limmited-suggestiveと評価された肝癌の各々の癌種について、現在の知見について述べたいと思います。

①食道腺癌

食道に発生する悪性腫瘍は、わが国においては95％以上が扁平上皮癌です。肥満との強い因果関係が考えられているのは、Barrett食道癌を含む食道腺癌となります。現在欧米諸国においては、食道癌に占める腺癌の比率は半数を超えています。半世紀ほど前の統計では、米国における食道癌における組織型の比率は、大部分を扁平上皮癌が占めていたとの報告もあり、現在までの数十年間で、急速に腺癌の占める割合が高まってきた経緯があります。近年、わが国においても食生活や生活スタイルの欧米化が急速に進んでおり、今後食道腺癌の比率

図1

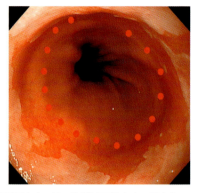

　正常な食道の粘膜は扁平上皮、胃の粘膜は円柱上皮で覆われています。食道側の扁平上皮が、胃と同様の円柱上皮で置き換わった状態をバレット食道と呼びます。図では扁平上皮と円柱上皮の本来の境界は赤点のラインですが、胃側の粘膜が舌状に食道側へ伸びているのがわかります。本来の境界からの食道側への伸長が、3cm未満の（short-segment barrett's esophagus：SSBE）と3cm以上の（long-segment barrett's esophagus：LSBE）に分類されます。図はSSBEとなります。

図2

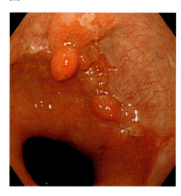 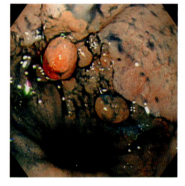

　バレット食道は胃酸逆流等で障害された食道粘膜が、その再生過程で胃と同様の円柱上皮に置き換わった状態です。その置換された上皮から発生するのが、バレット食道腺癌です。図は食道と胃の接合部の写真ですが、2時方向の粘膜が軽度に発赤し、不整に隆起しています。右は色素散布後の写真です。粘膜の凹凸がより明瞭に観察されます。同部からの生検で、バレット腺癌と診断されました。

が高まってくると予想されています。

　食道腺癌の成因とは何か。これについては、以前より、胃食道逆流症（gastroesophageal reflux disease：GERD）が主因と考えられており、Montreal definition（2007）においても、食道腺癌はGERDの合併症として定義されています。主因としては、胃酸、膵液、胆汁などの食道への逆流による慢性炎症が考えられています。正常な食道粘膜は扁平上皮で覆われていますが、慢性的な炎症状態が持続すると、食道粘膜が胃から連続した円柱状に置き換わります。この状態がバレット食道と呼ばれます（図1）。バレット食道からは通常の食道癌の組織型である扁平上皮癌ではなく、腺癌が発生しやすいことが明らかになっており、そのため

バレット食道は、バレット腺癌（図2）の前癌状態と考えられています。硝酸塩含有物の摂取に伴う一酸化窒素による粘膜障害や、細菌叢の変化も、原因の一つとの報告もありますが、ここでの説明は割愛します。

肥満との関連については、特に内蔵型肥満で腹腔内圧の上昇を来し、これが胃内消化液の食道への逆流を惹起します。また、前述の脂肪組織からの炎症性サイトカインの影響も重なり、発癌に促進的に働くと考えられています。

②**大腸癌**

わが国の大腸癌（図3）の罹患率は、男性で4位、女性で2位であり、死亡率では男性で3位、女性で1位と、全癌の中でも重要な1975年以降、大きな増加傾向が続いています。大腸癌は大腸粘膜にさまざまな環境要因により蓄積された障害により、大腸粘膜上皮が腺腫や腺癌に変化することにより発生します。通常はその発生にある程度の障害の蓄積期間が必要であるため、近年の同疾患の罹患率の増加は、高齢化の影響が大きいと考えられます。しかしながら、1970年代から1990年ごろまでの大腸癌罹患率の増加は年齢調整を行っても認められ、これには生活習慣の変化などの環境要因の影響が考えられます。統計的に認められる大腸癌リスクの上昇因子として代表的な因子は、喫煙、飲酒、肥満（特に内臓型肥満）、肉食の食習慣などが挙げられています。

図3

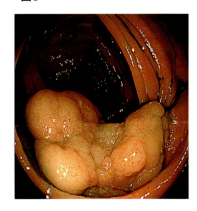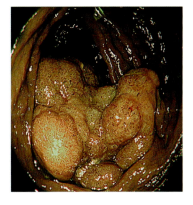

6時方向に大腸の1/4周程度を覆う、不整な隆起性病変を認めます。大腸癌は、最初に腺腫が発生し、腺腫の増大に伴い、腺腫内に癌が発生するというadenoma-carcinoma sequenceという発生機序が多いと考えられています。右の図は血管や表面の構造がより明瞭に観察される光に変えての観察ですが、表面の粘膜構造は比較的保たれています。この腫瘍は、周囲の隆起の多くはadenoma（前癌病変）でしたが、中央のやや凹んだ箇所が癌化していました。この病変は内視鏡を用いて、切除されました。

大腸癌の発生については前述の通り、さまざまな因子が複雑に影響し合っている可能性が示唆されており、肥満との影響に関しても、1対1対応の単純なリスク因子としての理解は困難と考えられます。現時点で明らかとなっていることは、総論で述べた脂肪細胞から分泌されるTNF-αやIL-6といった炎症性のサイトカイン分泌の亢進や、肥満に伴うインスリン抵抗性を背景とした高インスリン血症などが影響している可能性が考えられています。特に欧米の肥満

患者ではTNF-αの産生が亢進しており、大腸癌発生に大きな影響を及ぼしているとの報告がありますが、日本人においてはその傾向が小さいとの報告もあり、今後のさらなる検討が必要です。

③膵癌

　膵癌（図4）は医療機器や医療技術が発展した現在においても、早期発見や治療が非常に困難な癌種の一つです。そのため、早期発見と同時に非常に重要なことは、膵癌の発生自体を予防することであると考えられます。膵癌は、さまざまな要因による膵の慢性的な炎症を背景として発生することが多い癌です。慢性膵炎は非可逆性の進行性慢性炎症疾患と考えられています。年齢調整別の死亡率は一般人口の2.07倍、平均寿命は一般人口に比較して約10歳以上低く、長期予後は比較的悪い疾患です。長期予後を押し下げる慢性膵炎の死因では癌が43.1%と最も多く、そのなかでは膵癌の発症が21.7%と最も多くなっています。慢性膵炎の膵癌による標準化死亡比は7.33となっています。また、アメリカ合衆国、デンマーク、ドイツ、イタリア、スウェーデン、スイスの6カ国での大規模多施設共同コホート研究では、膵癌の標準化罹患率は26.3と非常に高い結果となっています。その背景としては飲酒が最も大きなものとして挙げられますが、長期的には肥満も影響を与えている可能性が示唆されています。

　肥満を中心としたメタボリック症候群は、余剰エネルギーが脂肪組織以外に中性脂肪として蓄積し、脂肪組織に浸潤した炎症細胞から放出された炎症性サイトカインにより、脂肪組織の炎症や臓器障害の病態を進行させると考えられています。基礎的報告としては、遺伝子異常を有さないwister ratに高脂肪食を投与すると、膵腺房内に脂肪化を生じ、膵局所の酸化ストレスの増加や循環障害を介して組織障害が惹起されることが報告されています。臨床的には、膵は周囲を脂肪組織に取り囲まれた状態で存在しています。さらに加齢や肥満によって膵自体の脂肪化が促進され、前述の基礎実験で示したような炎症性サイトカインのカスケードが進行

図4

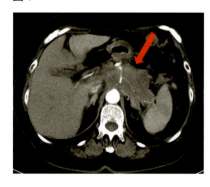 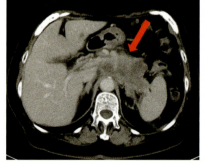

　　矢印の部位に、膵臓から発生した不整な腫瘍を認めます。腫瘍の大きさは約50mmとなっていて、周囲の主要な血管に浸潤を認めます。膵癌は比較的血流が乏しい腫瘍の一つです。左の画像では、腫瘍部は周囲の部位よりも造影効果が弱く（黒っぽい）描出されています。右の画像では周囲から少しずつ造影効果を認めます。この血行動態も、膵癌を示唆する所見の一つです。この腫瘍は、超音波内視鏡下に穿刺生検を行い、膵癌の診断が確定しました。

し、慢性膵炎の進行を助長する可能性が示唆されています。

④肝細胞癌

　肝癌とくに肝細胞癌は、本邦では毎年約3万人の死因となっています。その発生原因としては、B型およびC型肝炎ウイルス[5]の持続感染による慢性肝炎・肝硬変が多くを占めています。近年、肝炎ウイルスに対する抗ウイルス療法の進歩は著しいものとなっており、インターフェロン[6]関連治療に始まり、最近では薬剤の内服のみでの、9割を超える肝炎ウイルスの排除を達成しています。そのため、B型およびC型肝炎を背景とした肝細胞癌は減少傾向にあり、相対的に非B非Cを背景とした肝細胞癌の比率が高まっています。ウイルス感染以外の肝細胞癌の背景肝としては、アルコール性肝疾患、非アルコール性肝疾患、自己免疫性肝疾患が挙げられますが、その中でも、肥満をはじめとするメタボリック症候群を背景としたNAFLD/NASH（非アルコール性脂肪性肝疾患/非アルコール性脂肪性肝炎）が注目されてきました。現在はNASHを背景とした肝細胞癌は、肝細胞癌全体の1～5％と推定されていますが、今後は増加するものと考えられています。このことには、前述のウイルス性肝炎の減少、生活習慣病や肥満の増加のほか、NAFLD/NASH自体の理解の広がりも影響してくるものと考えられます。現在のNASH関連肝細胞癌の報告は、施設によるばらつきが大きいものとなっていますが、その原因としてはNASHに特異的は血清診断マーカーがないことや、進行したNASHでは、肝組織への脂肪沈着が消失する、いわゆるburn out NASHが生じることに起因していると考えられています。そのため、疾患理解の広がりによりNASHが正確に診断されることにより、今後NASH患者の増加方向への影響が考えられます。

　NAFLD/NASH患者の多くが肥満を合併していますが、肥満はNASHの危険因子であるだけでなく、同時に肝細胞癌の死亡リスクでもあります。BMI35％以上の高度肥満者の、正常体重者に対する肝細胞癌死亡リスクは、男性4.52倍、女性1.68倍と報告されています。

　NASHの発症機序にはいまだ不明な点が多いですが、現時点においては、肥満や糖尿病を背景としたインスリン抵抗性を基盤に脂肪肝を呈し（1st hit）、引き続いて総論で述べた炎症

図5

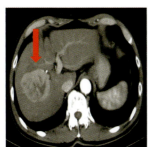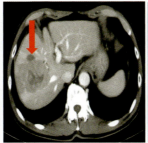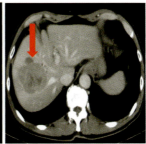

　肝右葉に、約60mmの不整な腫瘍性所見を認めます（矢印）．造影CTでは，造影剤を注射してから時間差で撮影することにより、血流の様子を評価することが可能です。3枚の写真は，左（動脈相）、中央（門脈相）、右（静脈相）の血行動態を観察しています。周囲の正常肝実質に比べて、腫瘍はより早期で濃染し、より迅速に造影剤が抜けている（wash out）ように観察されます。これは肝細胞癌に特徴的な所見です。中央にどの相でも造影されない領域がありますが、これは腫瘍壊死を反映していると考えられます。

性サイトカインやフリーラジカルの産生増加、脂質の過酸化、CYP2E1の誘導、peroxidase の活性化、酸化ストレス、エンドトキシン[7]、鉄沈着などの2nd hitが加わることでNASHを発症すると考えられています。2nd hitの中では、酸化ストレスが重要と考えられています。通常生体内で発生した活性酸素は、大半が抗酸化物質により消去されていますが、産生と消去のバランスが崩れた状態にあると酸化ストレスが発生します。酸化ストレスは核酸、脂質、タンパク質の酸化を来し、細胞死や細胞障害を誘導します。通常生体内で発生した活性酸素によるDNA障害は、生体の修復機構によって修復されますが、NASHをはじめとする慢性炎症が背景にある場合には修復能を超え、発癌に向かうと考えられます。その他の肝細胞癌の促進因子として、肥満による腸内細菌叢の変化についての報告もあります。普通食を摂取したマウスの腸内細菌は、グラム陽性細菌とグラム陰性細菌の割合がほぼ等しいのに対して、高脂肪食により肥満状態としたマウスでは、グラム陽性菌が90％以上の増加を認めます。グラム陽性菌としては、Clostridium属の細菌の増加が明らかとなっていますが、これらの細菌は、二次胆汁酸の一つであるデオキシコール酸の産性能が高いことが明らかとなっています。デオキシコール酸は活性酸素を介して細胞に対するDNAダメージを誘導し、発癌を促進する可能性が示唆されています。これらの影響が複雑に絡み合い、肝癌に対しても肥満は促進的に作用すると考えられます。

まとめ

　肥満や糖尿病、高血圧をはじめとするメタボリック症候群は、飽食および食生活の欧米化、運動量の減少などにより増加傾向にあり、大きな社会問題の一つとなっています。メタボリック症候群は、脳血管疾患や虚血性心疾患に対しては、比較的直接的な影響をもたらすため、これが発症要因であるということに関しての共通認識が得られています。それに対して、癌に対しての影響は、間接的な影響の割合が大きく、さまざまな要因が複合的に影響し合うため、原因として断定しにくい状況にありました。本稿においては、総論として、近年、明らかとなってきた、癌に対する肥満の影響について述べ、各論としては、さまざまな角度からの評価により肥満との関連が明らかとなった消化器癌のなかで、特に肥満との関連が強いとされる、食道腺癌、大腸癌、膵癌、肝細胞癌についての最近の知見について概説しました。癌の発生や進行に対する因子が特定されれば、それらを予防する方策も明らかになる可能性があります。これらの解明が、今後の研究に期待されます。

第2章　肥満と疾患
肥満と消化器癌

●用語解説

1）サイトカイン

　サイトカインは主として免疫システム細胞から分泌されるタンパク質です。細胞膜上にある受容体に結合して働き、それぞれの細胞内でシグナル伝達経路の引き金となります。それにより生じる変化は、炎症や免疫に関わるものが多く、細胞の増殖、分化、細胞死、創傷治癒などに関係するものがあります。

2）メタボリック症候群

　内臓脂肪型肥満、高血圧、高血糖、脂質異常症などの病態が、複数表出している状態をいいます。それぞれの因子は、単独ではなく複合的に影響し合うことにより、動脈硬化を起点とした脳血管疾患や心血管疾患をはじめとした、さまざまな疾患に悪影響を及ぼすとされています。

3）インスリン抵抗性

　インスリンは血糖を下げる効果を有するホルモンです。健康な人に比べて、糖尿病の人はより多くのインスリンを投与しないと同様の血糖降下が得られないことが多く、このインスリンの効きづらさが糖尿病の病態の本体の一つと捉えられています。

4）アポトーシス

　プログラム細胞死と表現される用語です。ヒトをはじめとした多細胞生物の体を構成する細胞の死に方の一種で、個体をより良い状態に保つために積極的に引き起こされる、管理・調節された細胞死のことです。サイトカインなどによる細胞外からの司令や、DNA損傷などにより引き起こされます。

5）肝炎ウイルス

　肝炎を引き起こすウイルスです。肝炎ウイルスの種類により、急性肝炎を引き起こすことが多いタイプと、慢性肝炎を引き起こすことが多いタイプがあります。発癌に大きな影響を及ぼすのは後者であり、B型、C型肝炎ウイルスが含まれます。

6）インターフェロン

　主として免疫細胞で産生される、特に抗ウイルス作用として生体内で重要な働きをしている物質です。現在、遺伝子操作により、細菌や培養細胞での大量生産が可能となり、B型、C型肝炎などのウイルス感染症や、一部の腫瘍の治療に用いられています。

7）エンドトキシン

　グラム陰性菌の細胞壁の成分です。積極的に分泌されることはありませんが、生体の反応を介して、さまざまな生物学的作用を示します。作用としては、ショック、発熱、炎症性物質・細胞の活性化などがあります。

19 肥満と月経異常

群馬大学医学部附属病院　周産母子センター　准教授　岸　裕司

- ●月経・卵巣機能と体重の間には密接な関係があります。
- ●体重減少と体重増加は、いずれも月経異常の原因となり得ます。
- ●内臓脂肪型の肥満は皮下脂肪型に比べ月経異常への関与大です。
- ●肥満による月経異常治療の原則は、適正体重の回復です。
- ●月経異常、卵巣機能の状態把握には、基礎体温の記録が有用です。

体重と月経

　体重と月経との間には密接な関係があります。初経（初潮）の発来年齢は、遺伝的素因や、人種、経済状況、栄養状態、運動等種々の要素により影響を受けますが、体重や体脂肪量も大きく関与しています。その程度に個人差はありますが、これまでの報告では、月経発来のためには一定以上の体重（43kg程度）、体脂肪量（体脂肪率17%程度、月経の安定のためには22%）が必要であるとされています。初経発来年齢は、20世紀に入っての栄養状態の改善を反映し、早まってきていましたが、近年、先進国においては、そのペースは鈍くなっています。

　月経は、中枢（脳の視床下部及び下垂体）から分泌されるホルモンに、最終的には卵巣が反応し、そこから分泌される性腺ホルモン（卵胞ホルモンおよび黄体ホルモン）が子宮に作用することで引き起こされます。体重の変化は、この月経を引き起こすシステムに影響を及ぼします。

正常な月経周期

　体重の変化が月経に与える影響を理解するためには、正常な月経がどのように保持されているかについての理解が必要です。月経維持のためには、前述の中枢から卵巣に至るまでの、正常なホルモン分泌が保たれることが重要です。この経路は視床下部（Hypothalamus）－下垂体（Pituitary）－卵巣(Ovary)の頭文字をとって、H-P-O axisとも呼ばれます。視床下部では、キスペプチンというペプチド（タンパク質）のコントロールを受けた性腺刺激ホルモン放出ホルモン（GnRH）が、視床下部と下垂体とをつなぐ血管（下垂体門脈）に分泌されます。このGnRHは下垂体前方（前葉）の性腺刺激ホルモン産生細胞に作用し、ここから2種類の性腺刺激ホルモン、卵胞刺激ホルモン（FSH）と黄体化ホルモン（LH）が分泌されます。このFSHとLHが卵巣の顆粒膜細胞および莢膜細胞に働きかけ、卵胞ホルモン（エストロジェン：いわゆる女性ホルモン）と黄体ホルモン（プロゲステロン）を分泌させ、これらが、規則的に子宮に作用することにより、月経が成立します。この一連のシステムは、月経や女性ホルモンの分泌のみではなく、卵巣からの排卵を促す機構でもあり、ヒトの生殖機能保持に不可欠の仕組みです。このシステムのどこかが破綻すると、無月経や月経不順、不妊などの異常が引き起こされることとなります。

体重の変化と月経

　健康な卵巣機能の維持のためには適切な体重の維持が必要です。体重が増加しすぎ肥満の状態となる事は、月経異常の原因となり得ますが、反対に体重が減少しすぎる痩せの状態もまた、月経異常の原因になります。これらの体重変動によって引き起こされた月経異常は、その後再度体重を適正なものに戻すことにより、正常な状態への復帰が期待できます。（図1）

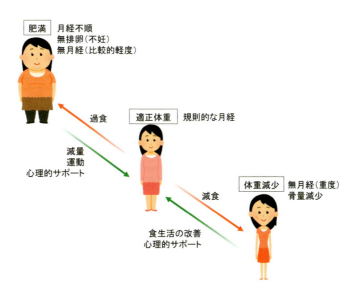

図1　体重の変化と月経異常

肥満と月経異常

　肥満の程度を現す指数として、Body Mass Index(BMI)があります。これは体重(kg)を身長(m)の二乗で除したものです。この指数は、体脂肪量を反映しており、BMIの増加は肥満の程度が増すことを意味します。日本ではBMI 22の場合を標準体重、18.5未満を低体重、25以上を肥満としています。このBMIと月経との関係を見ると、BMIが22〜23の集団で月経異常の割合が最も低く、BMIが24〜25で異常のリスクは2倍程度に、35以上となるとそのリスクは5倍にも達することが報告されています。また、同じBMIの肥満であっても、その肥満のタイプによっても月経異常の頻度は異なります。肥満は体脂肪組織の過剰な蓄積を示しますが、この体脂肪がどこに分布するかによって、大きく2つのタイプに分けられます。これには、内臓脂肪が蓄積するタイプの肥満（上半身型）と皮下脂肪が蓄積するタイプの肥満（下半身型）があります。月経についていえば、前者の内臓脂肪型肥満において異常の頻度はより高くなります。また、これには排卵障害を伴うことも多く、不妊の割合も上昇します。つまり、卵巣機能への影響については、皮下脂肪より内臓脂肪の蓄積による障害の方がより大きいということになります。これは、内臓脂肪蓄積が、メタボリック症候群の根幹をなしている事実とも関連があります。

肥満により月経異常が起こる仕組み

　肥満が月経異常を引き起こす際には、前述のH-P-O axisのいずれかの部分を障害するわ

けですが、その詳細について十分には解明されていません。もし中枢に影響を及ぼすとすれば、性腺刺激ホルモンの分泌が障害されるはずですが、肥満女性では、血液中のFSH・LHの濃度は必ずしも低い値を取らず、月経異常の程度も比較的軽いものであることが多いです。一般に、肥満よりは体重減少による月経障害の方が重度であることが多く、同じ肥満度であっても、卵巣機能は正常な人とそうでない人とがあり、大きな個人差があると考えられます。

　肥満によって増加している脂肪組織は、ホルモンへの関与もある組織です。脂肪組織には、血液中のホルモン（アンドロゲン：男性ホルモン）を卵胞ホルモンへと変換（芳香化）する酵素（アロマターゼ）が存在し、ここで過剰となった卵胞ホルモンが、性機能を障害する可能性があります。

　これ以外に、肥満となることにより引き起こされる内分泌的な変化には、アンドロゲン産生の増加、これと結合する性ホルモン結合グロブリン（SHBG）産生の低下、高インスリン血症などがあります。特に内蔵型肥満患者では、インスリン抵抗性や高インスリン血症が引き起こされた結果、インスリンが卵巣において莢膜細胞に作用し、アンドロゲン産生を亢進させます。また、SHBGの低下は生理活性の強いアンドロゲンを増加させる結果に繋がり、全体としてアンドロゲン作用を増強する結果、月経異常へとつながります。（図2）

図2　視床下部－下垂体－卵巣系

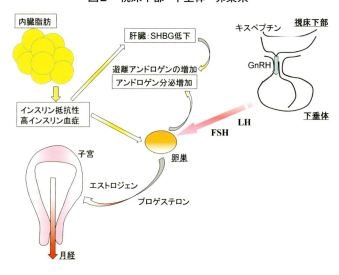

　上記のような変化は、多嚢胞性卵巣症候群（PCOS）という排卵障害において、典型的に認められます。多嚢胞性卵巣症候群では多彩な病態を認めますが、その中には、肥満を伴う患者さんも含まれます。PCOSの患者さんは、糖尿病、脂質異常症、高血圧症、メタボリックシンドローム、さらには心血管疾患にかかる危険性が平均的な女性に比べ高く、それらも念頭においた長期的な健康管理が大切です。

アディポサイトカイン

　脂肪組織は単にエネルギーを蓄積するのみではなく、アディポサイトカインという生理活

性物質を分泌する内分泌臓器であることが分かっています。このアディポサイトカインには種々の物質が含まれますが、生殖機能に影響を及ぼす物質の代表としてレプチンが挙げられます。レプチンは脂肪細胞により分泌されるホルモンで、体脂肪率やBMIの増加に伴い分泌が増加します。機能としては、中枢に栄養状態を伝える役割を担っており、摂食行動（食欲）を抑制します。同時に、このレプチンは視床下部に作用しキスペプチン分泌神経細胞を介してGnRHの分泌を促進する作用を持っており（図3）、減食による脂肪の減少は、レプチンの低下を介して、GnRHの、ひいては性腺刺激ホルモン分泌の低下につながります。この変化は特にLHで著しく認められます。これは、減食による体重減少で引き起こされる無月経の一因となっていると考えられます。血液中のLH値はBMIと相関があることがわかっており、体重の増加とともに数値の増加を認めます。

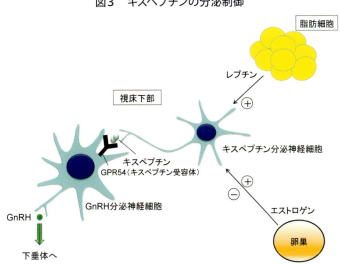

図3　キスペプチンの分泌制御

肥満による月経異常の治療

　肥満による月経異常の治療は、肥満の解消＝減量が第一に挙げられます。過食により体重が増加し月経異常を来した患者さんでは、月経が順調に来ていた頃の体重を目標とし、減量（減食療法）を行います。この減量は、理想体重までには至らない軽度のものであっても効果はあり、5％程度の減量でもホルモン値の正常化とそれに伴う規則的な排卵・月経の回復が観察されます。また、運動療法も有効です。運動によるエネルギー消費が減量につながるとともに、筋肉を獲得することが基礎代謝の上昇をもたらし、体脂肪が蓄積しづらい状態をつくります。肥満に至る過食行動の背景には、心理的・社会的ストレスが存在することも多く、それらに対しての心理的サポートも行われることが望ましいです。

　肥満による無排卵周期の持続は、長期にわたった場合には、子宮内膜がんの誘因となることもあり、排卵周期回復までの間、無排卵により欠如している黄体ホルモンの補充療法が行われます。また、妊娠を希望する女性の場合には、排卵自体を回復させる必要があるため、上記の各療法でその回復が得られない場合には、排卵誘発剤が使用されます。PCOSの患者さ

んでは、排卵回復に効果があるといわれるインスリン抵抗性改善薬等が用いられることもあります。しかしながら、肥満状態のままで妊娠を迎えることは、妊娠中の合併症増加にもつながるため、年齢にもよりますが、排卵誘発のみをあせらず、肥満の解消に向け、生活習慣・食行動の改善、運動の導入など、状態改善に向けての努力を継続することが重要です。

体重減少の問題

ここまで、肥満による月経異常について記載してきましたが、若年女性での無月経の原因としては、減食（ダイエット）による体重減少の占める割合が一番大きくなっています。15-20%の体重減少は無月経を引き起こすといわれており、このような場合には、中枢からの性腺刺激ホルモン、特にLHの分泌が低下した状態となります。無月経の程度は、肥満による月経異常に比し重度のことが多く、卵巣からのホルモン分泌を欠いた状態となってしまいます。この持続は、骨塩量の低下や、将来の骨粗鬆症発症の大きなリスクとなるため、治療が必要です。肥満の場合と同様、まず行われるべき治療は、体重の回復に向けての治療です。体重の回復を待たずして、ホルモン療法を開始することにはリスクがあり、標準体重の70%以下の場合には、体重の回復まで待機することとなります。70%以上に体重の回復を見、それでも月経を認めない場合にはホルモン剤投与により月経を誘導します。さらに85%程度の体重の回復を認めれば、妊娠の希望がある方については、排卵誘発治療を行うこともあります。

最後に

これまで述べてきたとおり、肥満は月経異常の原因となり得ますが、その状態は人によって異なっており、軽度の肥満であっても月経に異常を認める人もあれば、重度の肥満であっても順調な月経が維持されている人もあり、さまざまです。肥満は月経異常以外の疾患を引き起こす要因ともなるため、その解消には努めるべきですが、肥満＝月経異常ではありません。自分の卵巣機能が実際にどのような状態にあるか、把握しておくことには婦人科疾患回避のためにメリットがあると考えます。これは、基礎体温の測定によって、一般の方でもある程度把握することが可能です。婦人体温計を購入し、起床後すぐの舌下の体温を計測し、これを基礎体温表に記載してみてください。排卵の保たれている方であれば、排卵の後に基礎体温が上昇し、月経前後で下降する様が観察できるでしょう（図4）。最近は、就寝中に下着に挟むことで体温変化を記録してくれる機器もありますので、その利用も有効です。基礎体温は、日々の細かい変動を気にする必要はなく、その周期全体を見て判断してみてください。その上で、体温の変動が認められない場合や、判断の難しい場合、不正出血を認める場合、月経不順を認める場合などには、ぜひお近くの産婦人科を受診することをお勧めします。

適正体重を保持することは、健康な月経や卵巣機能の保持に重要ですが、そのために極端なダイエットを行うことには、それによる無月経を引き起こす可能性もあり危険です。また、一度減量に成功しても、それを維持することができず、リバウンドにより再度体重増加を来してしまっては、元の木阿弥です。大切なことは、継続していくことができる健康な食生活や運動の習慣を獲得することです。体重、食生活、運動、基礎体温の記録など、ご自分の身体について把握し、これをコントロールすることを心がけていくことをお勧めします。

図4　排卵を伴う基礎体温の例

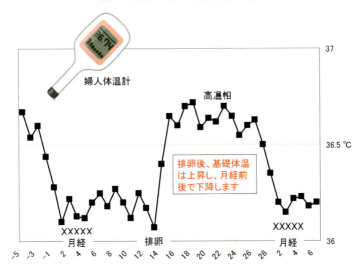

まとめ

　体重と卵巣機能には密接な関係があり、その増加・減少は共に月経異常を引き起こす可能性があります。肥満、特に内臓脂肪型肥満は皮下脂肪型肥満に比べ影響が大きく、ホルモン状態の変動を引き起こす結果、月経不順や無月経の原因となり得ます。体重減少もまた無月経の原因となり得、時に重度なものとなります。健康な卵巣機能の維持には、適正体重の維持が重要であり、このためには、継続可能な健康な食生活や運動習慣が寄与します。

20 肥満と認知症

群馬大学大学院医学系研究科　脳神経内科学　教授　**池田　佳生**

- ●わが国では、65歳以上高齢者の約15％が認知症に罹患していることが判明しています。
- ●全認知症の約半数の原因疾患はアルツハイマー病です。
- ●肥満は糖尿病、高血圧症、脂質異常症といった生活習慣病と同様に、アルツハイマー病をはじめとする認知症の発症と進行に密接に関係する危険因子です。
- ●若年時からの肥満や生活習慣病をはじめとする危険因子の改善は、後年における認知症の発症や進行の予防につながります。

はじめに

　わが国では1990年代以降、高齢化率（全人口に占める65歳以上高齢者の割合）が急速に上昇し、平成27年10月現在で26.7％と、世界的に見て最も高い水準となっています。超高齢社会を迎えた現代日本では、認知症患者数の急速な増加は社会問題になっており、平成25年の厚生労働省の報告によると、わが国の認知症患者数は462万人（65歳以上高齢者の約15％）と推定され、認知症予備軍とされる軽度認知障害（mild cognitive impairment：MCI）者数も400万人（65歳以上高齢者の約13％）と見込まれています。認知症をもつ高齢者の医療については、発症早期の在宅療養支援から進行期における施設での介護やいわゆるBPSD（behavioral and psychological symptoms of dementia：認知症の行動・心理症状）への対処など、長期的な視野に立って医師、看護師、保健師、介護士、ソーシャルワーカー、行政の担当者などとの密接な連携が重要です。

　認知症の発症と関連する危険因子としては、アポリポ蛋白Eの遺伝子型（ApoE4が危険因子）、家族内に認知症患者がいることといった遺伝因子、教育歴（教育年数が短いほど認知症に罹患しやすい）、喫煙歴や頭部外傷歴といった環境因子に加えて、近年では糖尿病、高血圧症、脂質異常症といった生活習慣病や、さらに肥満を伴ったメタボリック症候群など多様な因子が判明しています。

　本項では、認知症の代表的原因疾患についての概説と、上記のごとく多くの認知症関連因子の中から、肥満と認知症の関係に焦点を当てて解説をします。

認知症の定義

　認知症とは、正常レベルに発達した認知・精神機能が何らかの要因により、日常生活や社会生活を営む上で支障を来すほどに障害されている状態と定義されます。これに対し、認知・精神機能が正常レベルに発達することができず、成人以降も障害を呈している状態は精神発達遅滞と定義され、認知症と明確に区別されます。また認知症に至る病態の前段階で、認知機能が正常とはいえないが、日常生活や社会生活に支障を来すほどではなく、臨床的に認知症に至っていない状態（正常と認知症の中間状態）を軽度認知障害（MCI）と呼びます。

認知症疾患医療センター

　認知症の早期発見、診療体制の充実、医療と福祉の連携強化、専門医療相談の充実など認知症に関する医療を地域で提供することを目的として、厚生労働省は平成20年度から認知症疾患医療センター運営事業を開始しました。センターは都道府県および指定都市により指定され、平成28年現在、群馬県内では13施設がセンターの指定を受けています。

　認知症疾患医療センターの役割としては、各地域において1）認知症疾患に関する専門医療相談、2）認知症疾患の鑑別診断・初期対応、3）認知症疾患の合併症・周辺症状（BPSD）への急性期対応などを担当していますが、群馬大学医学部附属病院における認知症疾患医療センターは中核型センターと位置付けられ、上記の地域拠点型センターの役割に加えて1）地域拠点型センターとの連携と支援、2）鑑別診断に重点を置いた認知症診療、3）群馬県内における認知症の啓発活動、研修会や講演会の開催などの業務も担当しています。

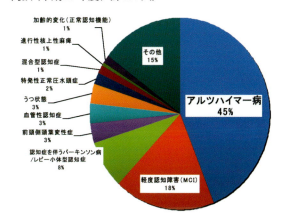

図1　群馬大学医学部附属病院認知症疾患医療センター（脳神経内科）にもの忘れなど、認知症を疑う症状を主訴として受診した患者さんの診断病名の内訳（平成27年度、計150人）

　図1は群馬大学医学部附属病院認知症疾患医療センター（脳神経内科）にもの忘れなど、認知症を疑う症状を主訴として受診した患者さんの診断病名です（平成27年度、計150人）。これまでの当センターの統計では、いずれの年度においてもアルツハイマー病が40～50%と首位を占めており、軽度認知障害、認知症を伴うパーキンソン病/レビー小体型認知症、前頭側頭葉変性症、血管性認知症という順になっています。これまでの報告では認知症の診療を担当している全国のどの施設においても、全認知症疾患の内訳としてはアルツハイマー病が50-60%と半分以上を占め、認知症の主要な原因疾患であることが知られています。群馬大学医学部附属病院認知症疾患医療センターでは、当施設の役割から、他の施設に比べて神経変性疾患など鑑別に高度の医療知識・技術を要する疾患の頻度が高く、血管性認知症の頻度が低いという特徴があります。

認知症の代表的な原因疾患（表1）

1　アルツハイマー病

　全認知症の中で、最も頻度の高い認知症疾患です。中高年以降に主として記憶障害で発症し、

表1　代表的な認知症疾患

1. 神経変性疾患
　　アルツハイマー病
　　レビー小体型認知症
　　前頭側頭葉変性症/ピック病
　　パーキンソン病
　　進行性核上性麻痺
　　大脳皮質基底核変性症
　　多系統萎縮症
　　ハンチントン病

2. 血管性認知症
　　多発性脳梗塞
　　ビンスワンガー病
　　脳出血
　　くも膜下出血
　　脳血管炎

3. 感染症、プリオン病
　　クロイツフェルト‐ヤコブ病
　　神経梅毒
　　HIV脳症
　　進行性多巣性白質脳症

4. 腫瘍
　　原発性および転移性脳腫瘍
　　血管内悪性リンパ腫症

5. 自己免疫性
　　多発性硬化症
　　辺縁系脳炎（抗NMDA受容体抗体脳炎）

6. 外傷性
　　慢性硬膜下血腫
　　慢性外傷性脳症（ボクサー脳症）

7. 正常圧水頭症（特発性、続発性）

8. 全身性疾患に伴うもの
　　甲状腺機能低下症
　　橋本脳症
　　肝性脳症
　　肺性脳症
　　尿毒症、透析脳症
　　ビタミン欠乏症（B1、B12）
　　電解質異常症
　　膠原病（Behçet病、SLE、Sjögren症候群など）

9. 中毒性
　　アルコール
　　薬物
　　金属

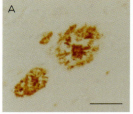
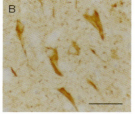

図2　アルツハイマー病剖検脳（海馬）における二大神経病理所見
A：老人斑（抗アミロイドβ蛋白抗体による免疫染色）、B：神経原線維変化（抗リン酸化タウ蛋白抗体による免疫染色）。Scale bar＝50μm

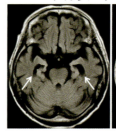
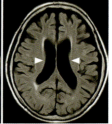

アルツハイマー病患者

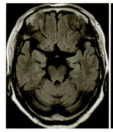
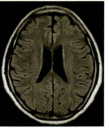

認知症のない高齢者

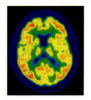
76歳　MMSE：20点
アミロイドPET陽性の認知症
＝アルツハイマー病

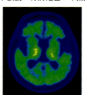
75歳　MMSE：7点
アミロイドPET陰性の認知症
＝アルツハイマー病以外の疾患

図3　アルツハイマー病患者の頭部MRI画像
アルツハイマー病患者（上段）では認知症のない高齢者（下段）に比べて両側の内側側頭葉領域（海馬）の萎縮（矢印）や両側の脳室拡大（矢頭）や大脳萎縮（脳溝の広がり）が目立っている。

図4　アルツハイマー病患者のアミロイドPET画像
アルツハイマー病患者（左）では大脳皮質にびまん性のアミロイドβ蛋白の蓄積を示す陽性所見を認める。アルツハイマー病ではない認知症患者（右）においてはアミロイドβ蛋白の蓄積所見を認めない。

緩徐に進行する認知機能障害を特徴とする神経変性疾患です。神経病理学的には、神経細胞外に沈着するアミロイドβ蛋白により構成される老人斑（図2A）と、神経細胞内に蓄積するリン酸化タウ蛋白により構成される神経原線維変化（図2B）の二大所見により特徴付けられ、その結果として神経細胞脱落が進行すると頭部MRI画像では脳萎縮を呈します（図3）。アルツハイマー病発症初期では記憶障害、遂行機能障害などの認知機能障害が中心ですが（いわゆる中核症状）、中期以降は妄想や行動異常などのBPSD（いわゆる周辺症状）が目立ってきます。運動障害などの身体症状は後期になるまで認められません。アルツハイマー病は認知症の最大原因疾患であるため、認知症克服に向けたアルツハイマー病研究として、早期診断・早期治療を行うための診断法（バイオマーカー）の開発が進んでいます。アミロイドβ蛋白と結合する性質を持つPIB（ピッツバーグ化合物）を用いたアミロイドPET（陽電子放出断層撮影）検査により脳内アミロイドβ蛋白沈着の有無を早期に判定することが可能になり（図4）、脳脊髄液中のアミロイドβ蛋白やタウ蛋白を定量化することによってアルツハイマー病の早期診断をする検査手法の臨床応用に向けた研究が行われています。治療としては、アルツハイマー病脳で機能が低下しているアセチルコリン系を賦活する目的でアセチルコリンエステラーゼ阻害剤およびNMDA受容体拮抗薬が認知機能障害の改善および進行抑制に有効であり臨床使用されています。

2　血管性認知症

　さまざまなタイプの脳血管障害（脳梗塞や脳出血）に続発して認知症を呈する場合を血管性認知症と呼びます。認知症の原因としては一般的に、アルツハイマー病に次いで頻度が高い疾患と考えられています。診断においては認知症の有無の評価と共にMRIやCTなどの脳画像検査が有用です。臨床的には長い時間をかけて多発性脳梗塞を生じた結果として認知症を呈する場合が多いですが、側頭葉、視床や後大脳動脈領域など認知機能に影響を与えやすい領域に生じた単一の脳血管性イベントにより、認知症を生じる場合もあります。血管性認知症の発症予防と進行抑制の目的で糖尿病、高血圧症や脂質異常症といった脳血管障害の危険因子のコントロールが重要です。

3　レビー小体型認知症

　認知症の原因となる神経変性疾患としては、アルツハイマー病の次に頻度が高いことが知られています。病理学的にはパーキンソン病の中脳黒質の神経細胞質内に認められる、αシヌクレインという蛋白を主成分とするレビー小体と呼ばれる封入体形成が大脳皮質の神経細胞内にも多数出現することを特徴とします。認知機能障害に加えて、発症早期から具体的で鮮明な幻視を伴いやすく、運動障害としてパーキンソン症状も認められます。発症初期においてアルツハイマー病との鑑別は必ずしも簡単ではありませんが、レビー小体型認知症の診断に用いられる補助検査法として、MIBGをトレーサーとする心筋シンチグラフィーにおける心筋への集積低下所見や、ioflupaneをトレーサーとするドパミントランスポーター・シンチグラフィーにおける線条体と呼ばれる脳の部位への集積低下所見がレビー小体型認知症で特徴的であり、臨床応用されています。治療としては、アセチルコリンエステラーゼ阻害剤であるドネペジルに保険適応があり、臨床応用されています。幻視などの精神症状が強い場合は非定型抗精神病薬を用いることもあります。

4 正常圧水頭症

アルツハイマー病による認知症が現時点では根本的な治癒が困難であるのに対して、内科的・外科的治療により認知機能の回復が可能な、いわゆる「治癒しうる認知症（treatable dementia）」の代表疾患です。明らかな原因の特定できない特発性正常圧水頭症と何らかの基礎疾患による続発性正常圧水頭症があります。臨床的には認知症、歩行障害、尿失禁を三徴候とし、MRI画像上はアルツハイマー病などの他疾患による脳萎縮と鑑別が困難な場合もありますが、脳室拡大とともに高位円蓋部の脳溝狭小化とシルビウス裂の開大（disproportionately enlarged subarachnoid space hydrocephalus: DESHと呼ばれます）が特徴的所見です。腰椎穿刺での脳脊髄液圧は正常値（200mmH20以下）であり、脳脊髄液を30mlほど排出して臨床症候の改善をみる髄液排除試験（タップテスト）は正常圧水頭症の診断および外科的治療としての髄液短絡術（シャント手術）の効果予測をする上でも有用です。

肥満と認知症の関係

アルツハイマー病は認知症の最大の原因疾患であり、アルツハイマー病診療の発展が認知症の克服に大きく寄与します。アルツハイマー病の基礎病態の解明は進み、分子病態に基づいた病態修飾療法が開発され、これまでに多くの臨床試験が行われてきましたが、当初期待された結果は得られていません。その理由としては、アルツハイマー病において脳内アミロイドβ蛋白の蓄積は認知症の発症する約20年前から始まっていることが判明し（図5）、臨床試験導入時には対象患者の臨床症状を改善させるのには困難なほどに神経変性（神経細胞脱落）が進んでしまっている可能性が想定されています。この観点から、現在のアルツハイマー病の治療開発研究ではより早期の介入が必要と考えられており、認知症の早期発見を目指したアミロイドPETなどの神経イメージング（図4）やバイオマーカー開発が進められています。

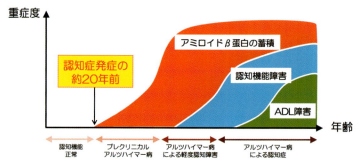

図5　認知症に至るまでのアルツハイマー病の各臨床段階

アルツハイマー病において、脳内アミロイドβ蛋白の蓄積は、認知症の発症する約20年前から始まっている（プレクリニカル・アルツハイマー病期と呼ばれる）。その後、アミロイドβ蛋白の蓄積が進むにしたがって軽度認知障害が出現し（MCI期）、日常生活や社会生活に支障をきたすようになった時点でアルツハイマー病と診断される。

近年、アルツハイマー病の発症および進展の危険因子として、糖尿病、高血圧症、脂質異常症といった生活習慣病や、さらに肥満を伴ったメタボリック症候群が重要であることが判明しています。これらは一般的に動脈硬化を促進させる血管性危険因子として知られていますが、

第2章 肥満と疾患
肥満と認知症

血管性認知症の病態への関与は想定しやすいものの、神経変性疾患であるアルツハイマー病の分子病態にも深く関与するというデータが蓄積されています。

　肥満は糖尿病とは独立した認知症の危険因子であることが明らかにされています。また、肥満の程度が大きいほど認知症発症リスクが高く、脳画像上の海馬（記憶を司る脳の部位）の容積の低下度も大きいことが報告されています。さらに、認知症をまだ認めていない中年期に存在する肥満と、後年になって認知症を発症するリスクに関する疫学研究については、中年期に肥満のある人はオッズ比3程度の認知症進展リスクがあることが知られています。よって中年期の肥満の改善は、将来の認知症患者数の減少に大きく寄与する可能性が想定されています。

　肥満が認知症を誘導する分子機構については、肥満が存在すると血糖を降下させるホルモンであるインスリンが効きにくくなる「インスリン抵抗性」と呼ばれる状態と深い関係があると考えられています。肥満のためにインスリン抵抗性が増大すると、糖尿病へ進展し得ることが知られています。また、インスリンを分解する生体内酵素であるIDE（insulin-degrading enzyme）は、アルツハイマー病の脳内に蓄積するアミロイドβ蛋白を分解する酵素の一つであることも知られています。肥満のためにインスリン抵抗性が増大すると高インスリン血症がもたらされ、過剰な生体内インスリンを分解するためにIDEが動員されることにより、相対的にアミロイドβ処理能力が低下して脳内にアミロイドβ蓄積が誘導されることが想定されています。

　またアミロイドβ蛋白は、インスリンと競合的に脳内インスリン受容体に結合し、神経細胞に対するインスリンシグナル伝達が障害されるとGSK-3β（glycogen synthetase kinase-3β）と呼ばれるリン酸化酵素の活性化を生じ、神経細胞内の微小管結合蛋白の一種であるタウ蛋白の過剰なリン酸化を経てその凝集を促進することにより神経原線維変化を形成し、また微小管の崩壊や軸索輸送障害をもたらすメカニズムが想定されています。さらに肥満を経て糖尿病の状態へ進展し、慢性的に高血糖状態が続くと、酸化ストレスの増大、脳内に生じた神経炎症、終末糖化産物（AGE）の関与などにより神経変性がさらに促進されます。これらの分子病態は、アルツハイマー病の神経病理学的変化を促進し、神経変性を生じた結果、アルツハイマー病の発症と進行に関与することが考えられています。

まとめ

　認知症は最も頻度の高いアルツハイマー病をはじめ、根本的治療の困難な疾患が多いですが、その発症と病状の進行に、肥満や糖尿病をはじめとする生活習慣病などの動脈硬化危険因子（血管性因子）の関与が大きいことが判明しています。認知症の予防と克服へ向けて、若年時からこれらの因子のコントロールが重要であり、肥満の予防と治療は認知症診療の発展と、将来の認知症患者数の減少にも大きく寄与することを理解する必要があります。

21 肥満と慢性腎臓病（CKD）

群馬大学大学院医学系研究科　腎臓・リウマチ内科学　助教　坂入　徹
廣村　桂樹

- ●慢性腎臓病（CKD）は慢性の経過で腎機能が低下する腎臓の病気です。
- ●CKDは日本の成人の約8人に1人が罹患しています。
- ●CKDの原因となる主な疾患は、糖尿病性腎症，慢性糸球体腎炎，腎硬化症です。
- ●CKDが進行すると末期腎不全となり、人工透析が必要になります。
- ●CKDでは、心筋梗塞、心不全、脳卒中になる危険が高まります。
- ●腹部肥満とともに高血圧、糖尿病、脂質代謝異常を来すメタボリック症候群はCKDの発症・進行の危険因子です。
- ●高度な肥満が原因で、腎糸球体の負担が増え，タンパク尿出現や腎機能低下を来すことがあり，肥満関連腎臓病と呼ばれています。

はじめに

　慢性腎臓病（Chronic Kidney Disease：CKD）は、慢性の経過で腎機能が低下する病気です。原因はさまざまです。年齢が高くなるほどCKD患者さんが増加することが知られており、高齢化社会の進むわが国では、約1330万人が罹患していると推計されています。これは日本の成人の約8人に1人の割合であり、まさに国民病といえます。CKDが進行すると、腎臓がほとんど働かなくなる末期腎不全となり、人工透析が必要になります。また、CKDでは心筋梗塞、心不全、脳卒中を起こす危険が高まります。過食と運動不足が原因で腹部肥満や高血圧、脂質代謝異常、糖尿病などを来すメタボリック症候群は、CKDの危険因子であり、生活習慣の改善によりこれを防ぐことが大切です。本稿ではまずCKDについて説明し、続いてCKDと肥満や生活習慣病との関わりについて解説します。

CKDについて

　CKDの定義は,「タンパク尿などの腎障害、もしくは糸球体ろ過量（glomerular filtration rate: GFR）60mL/分/1.73m^2未満の腎機能低下が3カ月以上続くこと」です（表1）。糸球体は血しょうをろ過して尿を作る装置で、左右の腎臓それぞれに100万個ずつあります。全ての糸球体で1分間にろ過される血しょうの総量をGFRと呼び腎機能の指標として用いています。健康な若い人の腎臓は1分間に90mL以上の血しょう成分をろ過する能力があり、GFRは90mL/分/1.73m^2以上となります（体の大きさで補正するために、体表面積1.73m^2に換算した数値で示します）。この腎臓のろ過能力であるGFRが2/3未満に低下した状態をCKDと呼びます。またタンパク尿が持続すると将来腎機能が低下する可能性が高いことより、GFRが低下していなくても、タンパク尿が持続的に陽性であればCKDと診断します。

　CKDの原因となる腎疾患はいろいろありますが、頻度の高いものとして糖尿病性腎症、慢性糸球体腎炎、腎硬化症があります。このうち糖尿病性腎症や腎硬化症はそれぞれ糖尿病、高血圧といった生活習慣病がその原因となっています。

CKDは放置すると最終的に腎臓がほとんど働いていない状態（末期腎不全）へ進行する危険があります。末期腎不全に至った場合、人工透析が必要になります。わが国では人工透析を受けている患者さんの数が、2014年（平成26年）末の時点で32万人を超え、なお増加中です。人工透析の代表的な方法である血液透析の場合、通常1回4時間で週3回行う必要があります。また、透析後の倦怠感、血圧低下、骨がもろくなるなど透析特有の合併症が出現することがあり、患者さんにとって時間的、身体的な負担が大きい治療です。患者さんの負担に加えて、透析の医療費は1人当たり年間500〜600万円と高額です。医療費の公的助成制度（自立支援医療制度）により患者さんの経済的な負担はほとんどありませんが、その分、国、都道府県、市町村、健康保険組合などの負担が増大することになります。

表1　CKDの定義

① 尿異常,画像診断,血液,病理で腎障害の存在が明らか.特に 0.15 g/gCr 以上の 蛋白尿（30 mg/gCr 以上のアルブミン尿）の存在が重要
② GFR＜60 mL/分/1.73 m²
①,②のいずれか,または両方が 3 カ月以上持続する

（CKD診療ガイド2012より引用）

図1　腎機能別にみた死亡率と末期腎不全（移植を含む）発症率（米国の成績）

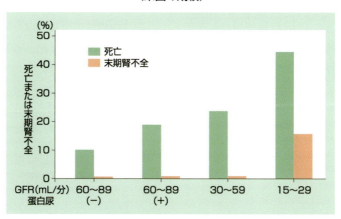

（CKD診療ガイド2012より引用）

さらにCKDの患者さんは、末期腎不全だけではなく、心筋梗塞、心不全、脳卒中といった心血管疾患の発症率が高くなることが知られています（図1）。実際、CKDでは末期腎不全に進行する危険よりも心血管疾患で亡くなる危険の方が高いということが分かっています。心血管系疾患は心臓や脳の血管の動脈硬化で生じます。CKDの原因である糖尿病性腎症や腎硬化症では、腎臓だけでなく全身の血管の動脈硬化が生じており、またCKDの悪化に伴い動脈硬化や体液貯留がさらに促進するため、CKDでは心血管系疾患の発症や死亡が増加するものと考えられています。

このようにCKDは進行すると怖い病気ですが、早期にはほとんど症状がないため見過ごされやすい病気です。しかし検診やかかりつけ医で尿検査と血液検査を行うことで簡単に診断することができます。尿検査でタンパク尿の有無を調べ、血液検査で血清クレアチニン値を調べて、その数値より腎機能であるGFRを計算します。計算したGFRを推算GFR（estimated GFR: eGFR）と呼び、より精密な検査で調べるGFRの代わりとして用います。

血圧や血糖の高めの方、たばこを吸う方、高齢の方、家族に腎臓病のいる方はCKDになりやすいことが知られています。また本書のテーマである肥満の方も、後述するようにCKDになりやすいことが分かっています。特にこれらに該当する方は、自覚症状がなくても定期的に検診を受け、CKDの早期発見を行うことが大切です。なお、タンパク尿の量が多くなると尿が泡立つことが知られています。尿の泡立ちが気になるようになった方は、CKDの可能性がありますので、検診を受けるか、かかりつけ医に相談してみてください。

CKDと肥満・メタボリック症候群

メタボリック症候群とは、腹部肥満に加え、高血圧、高血糖、脂質異常のうち2つを合併した状態のことです。メタボリック症候群は、「過食、運動不足といった生活習慣が原因で内臓に脂肪が蓄積した結果、高血圧、糖尿病や脂質代謝異常が起こる」という概念です。その背景には血糖を下げるインスリンの働きが悪くなること（インスリン抵抗性）があり、血糖が上昇しやすくなります。過食や運動不足によりインスリン抵抗性が生じます。

このメタボリック症候群は、CKDの発症・進行の危険因子であることが知られています（図2）。肥満は高血圧や糖尿病の有無にかかわらず、それだけでCKDの発症・進行の危険因子となります。また後述するように、肥満が原因で、腎臓の糸球体に負担がかかり、タンパク尿の出現や腎機能の低下がみられる肥満関連腎臓病という病気が知られています。さらに、肥満によって引き起こされる高血圧と糖尿病によってもCKD発症の危険が上がります（図3）。

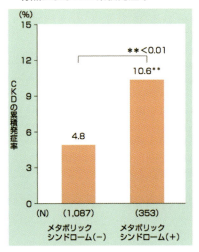

図2　メタボリックシンドロームの有無によるCKD累積発症率

（CKD診療ガイド2012より引用）

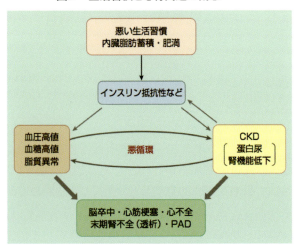

図3　生活習慣と心腎関連の概念

（CKD診療ガイド2012より引用）
PAD：Peripheral artery disease 末梢動脈疾患

第2章　肥満と疾患
肥満と慢性腎臓病

　逆にいうと、肥満の方は食事療法や運動療法で減量することで、血圧や血糖がよくなるとともに、CKDの発症・進行を抑制することができます。また肥満の方は塩分を体にためる力が強く、塩分の過剰摂取により、通常の方より高血圧が生じやすいことが知られています。そのため食事療法ではカロリー制限だけでなく、塩分制限も重要となります。日本人は1日平均11～12gの食塩を取っていますが、慢性腎臓病やその予備軍の方は、1日3～6gの食塩制限が推奨されています。

　肥満、高血圧、糖尿病が、食事療法や運動療法だけでの管理が難しい場合には、高血圧や糖尿病に対する薬物療法を合わせて行うことにより、CKDの発症・進行を抑えることを目指します。

肥満関連腎臓病

　高度な肥満に伴い、尿検査でタンパク尿がみられることがあります。腎臓の組織をとって調べると、血液をろ過する装置である糸球体の肥大や、糸球体の血管の一部が硬化により閉塞している異常がみられます。このような状態を肥満関連腎臓病と呼んでいます。肥満に伴う血行動態の変化のため腎糸球体に流れる血流量が増大したり、脂肪細胞からの産生・分泌されるアンジオテンシノーゲンというホルモンにより腎糸球体内の血圧が上昇したりすることで、糸球体に過度の負担がかかることが主な原因と考えられています。肥満関連腎症だけの場合は腎障害の程度は比較的軽く、進行も緩徐であることが多いですが、糖尿病性腎症や糸球体腎炎などの他の腎疾患を合併した場合には、その進行を加速させる可能性があります。

　肥満関連腎症の治療の基本は食事療法および運動療法により肥満を改善することです。実際に肥満を改善するだけでタンパク尿が減少するということが知られています。また糸球体内の血圧上昇を引き起こすアンジオテンシノーゲンの働きを抑えるために、アンジオテンシンⅡ受容体拮抗薬やアンジオテンシン変換酵素阻害薬と呼ばれるホルモン阻害薬による薬物療法が行われることもあります。両者とも全身の血圧を下げる作用があり、高血圧の治療薬としても使用される薬です。

まとめ

　CKDは初期には無症状のため気づかれないことが多いのですが、成人の約8人に1人が罹患している国民病です。CKDの早期発見のためには、健診で尿検査、血液検査を受ける必要があります。CKDは放置すると重大な合併症が生じ、また、肥満・メタボリック症候群がCKDの発症・進行に関与しています。CKDの発症予防・重症化予防のために、過食や運動不足などの生活習慣を改善し、肥満・メタボリック症候群を予防・改善することが大切です。さらにメタボリック症候群と関係の深い血圧・血糖の管理と治療も重要です。

22 肥満とサルコペニア

群馬大学大学院医学系研究科　リハビリテーション医学分野　助教　田澤　昌之

- ●サルコペニアとは骨格筋の量と筋力の進行性かつ全身性の低下に特徴付けられる症候群で、運動機能障害、QOLの低下および死などの有害な転帰のリスクを伴うものと定義されています。
- ●加齢に伴い肥満とサルコペニアとが同時に進行してサルコペニア肥満という病態になることがあります。
- ●加齢と肥満はホルモンの代謝異常を通じて相乗効果で筋肉量の減少を招きます。
- ●サルコペニア肥満では、インスリン抵抗性の悪化、動脈硬化リスクの増大、転倒・骨折リスクが増加することが知られています。
- ●サルコペニア肥満を予防するためには、蛋白摂取量を維持しつつカロリー制限を行い、筋力トレーニングと有酸素運動を組み合わせることが効果的です。

はじめに

　サルコペニアとは骨格筋量と筋力の進行性かつ全身性の低下に特徴付けられる症候群で、運動機能障害、QOLの低下および死などの有害な転帰のリスクを伴うものと定義されています。サルコペニアになると、歩行能力の低下から転倒のリスクが高まり、活動性が低下するなど生活の質の低下を招き、最終的には自立した生活が困難となります。また最近ではサルコペニアでありながら肥満も合併する、サルコペニア肥満と呼ばれる病態が注目されています。この項ではサルコペニアと肥満の関係について解説します。

サルコペニアとは

　サルコペニア（sarcopenia）という言葉は聞き慣れないかもしれません。サルコペニア（sarcopenia）はギリシャ語の肉を表わすsarxと、減少を意味するpeniaから作られた造語です。このサルコペニアという言葉が始めて登場したのは、1989年にRosenberg博士が「加齢による骨格筋量の減少」という意味で用いてからです。元々は加齢によって筋肉量が減るという概念を表す言葉であり、定義や診断基準は存在しませんでした。

　近年このサルコペニアは加齢により筋肉量が減少し、それに伴って生じる身体機能の低下として認識されるようになってきました。そして2010年に欧州老化サルコペニア協議会（European Working Group on Sarcopenia in Older People、EWGSOP）において、サルコペニアは全身性に認める筋肉量の減少と筋力低下であり、それに伴って生じる身体機能障害、日常生活の質の低下などもその概念に含まれることになりました。骨格筋量の減少のみではサルコペニアの診断にはならず、プレ・サルコペニア（サルコペニアの前段階）という状態になりました。このEWGSOPの報告以降はサルコペニアに関する論文には身体機能の低下が含まれるようになり、2014年1月のアジアサルコペニア協議会（Asian Working Group for Sarcopenia、AWGS）において、握力と歩行速度の測定がサルコペニアの診断アルゴリズムの最初に位置付けられました（図1）。身体機能の評価が歩行速度であり、筋力の評価

図1　サルコペニア診断アルゴリズム　(AWGS, 2014)

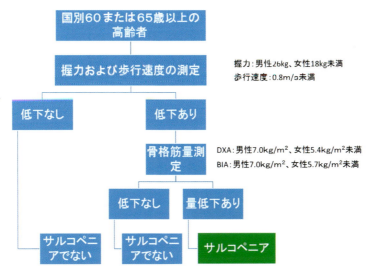

図2　歩行速度と数百メートル歩くことに困難を感じる人の割合

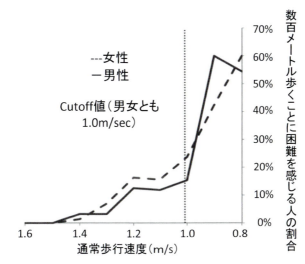

男女ともに通常歩行速度が1.0m/sを下回ると、数百メートル歩くことに困難を感じる人の割合が急増する。

が握力ということになります。

　この歩行速度のカットオフ値は秒速0.8mとなっていますが、わが国の調査では秒速1.0m未満で日常生活における歩行が困難であると感じる割合が急増します（図2）。またわが国では横断歩道を渡る速度はこの秒速1.0mが基準にされており、秒速0.8mでは青信号で信号を渡りきることは困難です。このことからも歩行のカットオフ値は秒速1.0mにすべきであるとの意見があります。ちなみにAWGSの診断基準を用いると、わが国のサルコペニア有病率は男性が16.5％、女性が19.9％と報告されていますが、歩行のカットオフ値を秒速1.0mとすれば、その割合はもっと多いと思われます。

なお、骨格筋量の測定には２重X線吸収法（Dual energy X-ray Absorptiometry：DXA法）（図3㊧）が用いられますが、機器が大がかりで特殊なことから、生体電気インピーダンス法（Bioelectrical Impedance Analysis：BIA法）（図3㊨）で代用されることが多いです。これは市販の体重計にも搭載されているものもあり、簡便に測定が可能ですが、各社で測定方法が異なり誤差も多いのが問題です。医療用として高精度の機器の開発も進んでいます。

図3

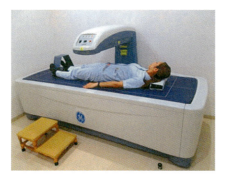

２重X線吸収法
（Dual energy X-ray Absorptiometry：
DXA法）

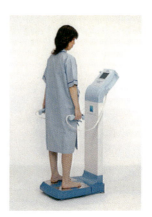

生体電気インピーダンス法
（Bioelectrical Impedance
Analysis：BIA法）

サルコペニアと肥満

　サルコペニアは加齢による筋肉量の減少が原因ですが、加齢によって体脂肪の増加も引き起こされます。図4は男性における加齢による体重と体脂肪量、除脂肪量の変化です。除脂肪量は筋肉量とみることができます。20代以降、体重の増加とともに体脂肪量が増加しますが、除

図4　加齢による体重、体脂肪量、除脂肪量の関係

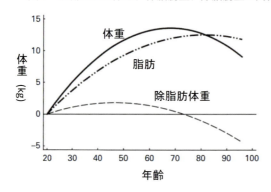

20歳時点からの変化量を示している。体重は70歳頃まで増加する傾向がある。除脂肪体重は47歳頃がピークで以降減少する。脂肪は80歳まで増加しており、体重増加の原因は脂肪の増加であることがわかる。

British Journal of Nutrition (2012), 107, 1085-1091　より引用、一部改変

脂肪量の増加はわずかです。50歳を過ぎた頃から除脂肪量は低下していきますが、それ以降も体脂肪量は増加し続けます。すなわち、50歳を過ぎた頃から筋肉量の減少と脂肪の増加が同時に生じてくるのです。見た目はなんとなく肉付きがよいように見えても、見えないところで筋肉の減少が進んでいるわけです。肥満の人はその外見から筋肉量の減少を予測することは困難ですが、サルコペニアが進行していることがあり、サルコペニア肥満（Sarcopenic Obesity）という病態に陥っていることがあります。ただし、まだ明確な診断基準は存在しておらず、サルコペニアの診断基準を満たし、肥満（Body mass index: BMIが男性で25％、女性で30％以上）が同時に存在するときにはサルコペニア肥満と考えられます。

サルコペニア肥満とホルモン

　加齢に伴ってテストステロンや成長ホルモンといった蛋白合成を促すホルモンの分泌低下が生じます。またインターロイキン6（Interleukin-6：IL-6）や腫瘍壊死因子（Tumor Necrosis Factor-α：TNF-α）といった炎症性サイトカインの分泌が増加し、蛋白の分解が促進されます。また肥満である人は内臓脂肪が蓄積しています。肥満の成因に関しては他項に譲りますが、この内臓脂肪の蓄積によりIL-6やTNF-αなどの炎症性サイトカインの異常分泌が生じます。同時に肥満ではインスリン抵抗性が悪化しますが、この反応は蛋白の合成を阻害します。すなわち肥満と加齢は双方共に筋肉量の減少を来すように作用するわけです。さらに筋肉量が減少することにより基礎代謝が低下します。基礎代謝が低下することによって肥満が進行して移動能力が低下します。移動能力の低下は低活動を来し、さらに筋肉量が低下するという負の連鎖に陥ってしまいます（図5）。加齢と肥満はホルモンの代謝異常を通じて相乗効果で筋肉量の減少を招いていることがわかります。

図5　加齢と肥満による筋肉量低下のメカニズム

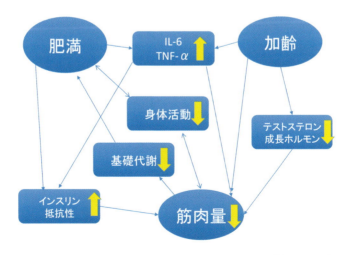

　加齢によりIL-6やTNF-αなどの炎症性サイトカインの分泌が亢進し、一方でテストステロンや成長ホルモン等の蛋白合成を促進するホルモンの分泌低下が生じる。また脂肪の蓄積によりIL-6やTNF-αなどが分泌され、インスリン抵抗性が増加することから筋肉の分解が進行する。肥満と加齢はその相乗効果で筋肉の量を低下させ、筋肉量の低下は身体活動低下、基礎代謝の低下を来し、肥満を助長することになる。

サルコペニア肥満の危険性

　サルコペニア肥満になるとサルコペニア単独、肥満単独よりもより重大な障害を呈することが知られています。肥満が生活習慣病の発症リスクを増加させることは広く知られていますが、サルコペニア肥満ではよりリスクが増加します。たとえばサルコペニア肥満群ではサルコペニア単独群、肥満単独群に比べて動脈硬化指数が高いことが報告されています。サルコペニア肥満ではインスリン抵抗性も肥満単独群より増加していたとの報告があります。さらにサルコペニア肥満では転倒リスクが増加し骨折リスクも増加するとの報告もあります。肥満単独でも転倒リスクは増加しますが、サルコペニアでなければ骨折するリスクは低下することが知られています。つまり骨折の予防には筋肉量の維持も重要であると考えられます。（図6）なお、サルコペニア肥満では2年間に10人に1人は骨折するとの報告もあり、より注意が必要です。

図6　サルコペニア肥満の転倒骨折リスク

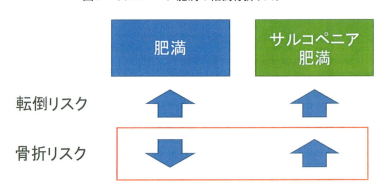

　肥満、サルコペニア肥満ともに転倒リスクは上昇するが、肥満単独では骨折リスクは低い。一方でサルコペニア肥満では骨折リスクが上昇する。骨折リスクを上昇させないためには筋肉量の維持が重要。

サルコペニア肥満の予防

　サルコペニア肥満を防ぐためには食事療法と運動療法が重要です。ここで気を付けなくてはならないのは、減量目的で食事制限を行うと場合によっては筋肉量をより減少させてしまいかねないということです。カロリー制限は確かに必要なのですが、蛋白質も同時に減らしてしまうと、筋肉の合成が困難になります。過度のカロリー制限により栄養失調に陥ると、蛋白の分解が促進されてしまいます。カロリー制限は脂質と糖質を減らすことで行い、蛋白質は減らさないように注意が必要です。

　レジスタンストレーニング（筋トレ）は筋肉量の増加に効果があります。この際も蛋白質の摂取が重要になります。運動後2時間以内の蛋白質の摂取により、より筋肉量の増加が期待できます。高齢者は高負荷での筋トレが困難ですので低負荷での筋トレが基本ですが、筋肥大・筋力増強までに時間がかかるのが問題です。いかに長期に続けられるプログラムを作るかが鍵になります。有酸素運動は体脂肪量減少とインスリン抵抗性の改善に効果があります。食事療法、レジスタンストレーニング、有酸素運動を組み合わせることでより効果が期待できます。

第2章　肥満と疾患
肥満とサルコペニア

まとめ

　サルコペニアと最近話題となっているサルコペニア肥満について概説しました。今後高齢化社会を迎え、もともと肥満やメタボリックシンドロームであった方は、加齢および肥満に伴うホルモンの代謝異常から、サルコペニア肥満となるリスクは高まってくると考えられます。それを防ぐためにも適切な運動療法・食事療法が重要であると考えられます。

23 小児の肥満

群馬大学大学院医学系研究科　小児科学　助教　大津　義晃
荒川　浩一

- 小児の肥満は増えています。
- 小児肥満のほとんどは原発性肥満ですが、ライフステージごとに対応方法が異なります。
- 稀にみられる症候性肥満は、もとの疾患を治療することにより、肥満が改善されます。
- 小児の肥満の治療では、子どもの成長・発達を妨げないことが大原則です。
- アディポシティーリバウンドが早期に起こるほど、成人肥満につながります。

はじめに

　生活習慣病は成人の死亡と深く関わりがあり、その予防は重要です。基本的な生活習慣が身に付くのは小児期ですので、小児における生活習慣病対策、とくに肥満の予防は重要です。しかしながら、小児肥満の頻度は年々増加しており、さらに群馬県は全国平均よりも小児の肥満の出現率が高くなっています（図1）。

図1　年齢別肥満児出現率（平成26年）

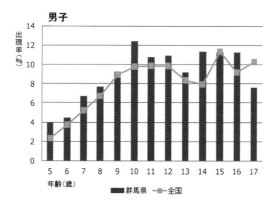

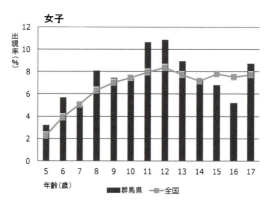

第2章　肥満と疾患
小児の肥満

　小児の肥満の原因としては、生活環境の変化が大きいと言われており、食べ過ぎによる過栄養が主因と考えられています。

　小児肥満の原因や診断、治療方法は必ずしも成人のそれと同一ではありません。治療においては年齢を念頭において、年齢にあった対応が必要になります。この項では、小児の肥満の診断基準やその原因、治療方法や予防について概説します。

小児肥満の診断基準

　肥満の診断には、過体重の判定が必要です。成人ではBMIに基づく評価が世界的に用いられていますが、小児では肥満でない場合でも年齢とともにBMIの増減が見られますので、BMIによる評価は困難です。なぜならば、肥満ではない小児においても、出生後は1歳ごろまで体脂肪が増加し、その後はいったん体脂肪が減り体型がスリムになり、6歳前後で再び体脂肪が増加し始めるからです。この体型の変化を反映して、出生後から1歳ごろまではBMIは上昇し、その後いったん減少し、6歳前後で再び増加し始めるのです。BMIは同年齢の小児を比較する場合には用いることができますが、経年的な個人の評価には向いていません。

　小児の肥満においては、「肥満度」が使われます。性別と身長ごとの標準的な体重と比べて、実際の体重がどのくらいの割合であるかを計算します（肥満度（%）＝100×（実際の体重−標準体重）／標準体重）。6歳未満では標準体重＋15%以上を、6歳以上では＋20%以上である場合を肥満と判定します。

　肥満症とは、肥満のためにすぐに治療などの対応を始めなければならない健康障害がある状態をいいます。小児の肥満症の健康障害としては、耐糖能障害（2型糖尿病など）、高血圧、脂質異常症、呼吸障害、脂肪肝、高尿酸血症、動脈硬化、肥満関連腎臓病、整形外科的障害、精神・心理的問題点などが挙げられます。また、小児のメタボリックシンドロームの診断基準も成人のそれとは異なりますので、表1に挙げます。

表1　小児メタボリックシンドロームの診断基準（小林靖幸、杉原茂孝、他：日児誌115(7), 2011:1255-1264.より引用）

小児メタボリックシンドロームの診断基準

腹囲の基準①を満たした上で②-④のうち2つを含む場合が小児メタボと診断される

---

①腹囲の増加
（中学生80cm以上、小学生75cm以上ないし腹囲÷身長が0.5以上）
②中性脂肪が120mg/dL以上ないしHDLコレステロール40未満
③収縮時血圧125mmHg以上ないし拡張期血圧70mmHg以上
④空腹時血糖100mg/dL以上

注）採血が食後2時間以降である場合は中性脂肪150mg/dl以上、血糖100mg/dl以上を基準としてスクリーニングを行う（この食後基準値を超えている場合には空腹時採血により確定する）

小児の原発性肥満

　小児の肥満の原因は、摂取カロリーがエネルギー消費を上回ることによる原発性肥満と、肥満になる病気による症候性肥満の2つに大別できます。症候性肥満は稀であり、ほとんどの肥満が原発性肥満です。

　日本においては、1970年ごろまでは小児の肥満の出現率は2～3％程度でしたが、2010年ごろには7～12％となり、少なくとも30年前の2～4倍程度に増加しています。平成23年における標準体重＋20％の女子は8.1％（11歳）、7.4％（14歳）、7.7％（17歳）、男子では9.5％（11歳）、8.5％（14歳）、11.5％（17歳）でした。人口規模で大都市/中都市/その他の都市/町村/へき地の5段階に分類すると、男女ともに人口規模と逆相関となり、へき地で肥満出現率が高率になっています。

　小学生のライフスタイルについての調査結果では、'朝食をとらない'、'朝食を一人で食べる'、'就寝時間が遅い' などの項目が体重増加と相関していました。肉、魚、卵は発育に必要な栄養素を含む食品ですが、過剰摂取では肥満のリスクを上昇させます。

　運動習慣については、運動機会の少ない小児が増えています。6～14歳の小児では、座ったり寝転がったりして過ごす時間が平日で5～6時間もあり、またテレビやゲームに費やす時間が2時間を超えることは腹囲の増加と相関しています。

　小児の原発性肥満の治療には、医療機関だけでなく、子どもたちの生活の場における対策も必要とします。対策方法としては、軽度/中等度/高度肥満といった肥満度ごとや、メタボリックシンドロームの有無によって異なる対策が必要となりますが、小児においてはライフステージ

図2　ライフステージに応じた肥満の対策例

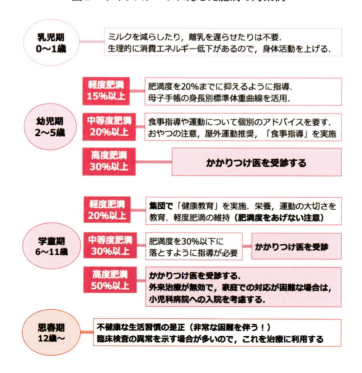

も考慮した対策が不可欠です。学校やかかりつけ医における小児肥満治療の対策例について図2に示しますが、いずれのケースにおいても、子どもの成長・発達を妨げないことが大原則となります。治療の原則は食事療法となり、運動や日常生活の改善も指示します。余りに厳格な食事制限をしないことや、実際の体重を減らすことよりも肥満度を軽快させること（体重が変化しなくても身長が伸びれば肥満度は低下する）が重要です。

小児の症候性肥満

　症候性肥満は稀ですが、小児の肥満の数%にみられます。症候性肥満の子どもに原発性肥満の対応をしても、効果は乏しいばかりか、もともとの病気の治療をしなければ命の危険を伴うこともあります。医療機関では、出生時からの身長体重の変化や既往歴の問診を丁寧に行い、詳細な診察を行うことによって、症候性肥満を疑い、さらなる検査に進みます。症候性肥満は、内分泌性肥満、視床下部性肥満、遺伝性肥満、精神・心理的要因に起因する肥満に分類されます（表2）。

表2　肥満の成因による分類

1. 原発性肥満
2. 症候性肥満
   1) 内分泌性肥満
      - 甲状腺機能低下症
      - 偽性副甲状腺機能低下症
      - インスリノーマ
      - クッシング症候群
      - 糖質コルチコイド治療
      - 成長ホルモン分泌不全
   2) 視床下部性肥満
   3) 遺伝性肥満
      - 遺伝子異常による症候性肥満：プラダーウィリ症候群，ターナー症候群など
      - 単一遺伝子異常症：レプチン受容体遺伝子異常，POMC遺伝子異常など
      - 遺伝子多型
   4) 精神・心理的要因に起因する肥満
      摂食障害や感情障害，自閉症スペクトラム障害など

1）内分泌性肥満

- 甲状腺機能低下症：甲状腺ホルモンが低下すると食欲がなくなり、食べる量が少なくなりますが、甲状腺ホルモンが低下することによって新陳代謝も低下しますので、カロリーの消費が減るために、体重は減らずにむしろ増えます。
- 偽性副甲状腺機能低下症：副甲状腺ホルモンの刺激を細胞内に伝える働きのあるGs蛋白をコードするGNAS遺伝子やその周辺遺伝子の異常により発症し、腎臓からカルシウムが排出されて低カルシウム血症になります。摂食行動に関与する視床下部のGs蛋白も異常を来すことにより、過食や体重増加を来すといわれています。

131

- インスリノーマ：インスリンを分泌する膵β細胞の腫瘍です。インスリン分泌の増加によって低血糖になり、それに対応するために頻回に摂食し、食事の全体量が増加することによって、肥満になります。
- クッシング症候群：下垂体腫瘍や副腎腫瘍によって、糖質コルチコイド分泌が増加すると、脂肪分解の抑制と脂肪細胞増殖の促進がもたらされます。
- 糖質コルチコイド治療：膠原病や白血病、腎臓病などでは、大量の糖質コルチコイド治療を行います。その治療によって、肥満になります。
- 成長ホルモン分泌不全：成長ホルモンは身長を伸ばすだけではなく、代謝状態の維持にも必要なホルモンです。成長ホルモン分泌不全では脂肪量が増え、筋肉量が減ります。

2）視床下部性肥満

視床下部への手術・外傷などにより肥満を来すことがあります。視床下部は摂食調節とエネルギー消費に関与しており、視床下部の周辺のできる頭蓋咽頭腫という脳腫瘍の手術を受けた小児の約半数で肥満を発生すると報告されています。

3）遺伝性肥満

別項を参照してください。

4）精神・心理的要因に起因する肥満

- 自閉症スペクトラム障害：この障害の症状の一つとして、肥満があります。対人関係・社会性やコミュニケーション能力に障害があり、物事に強いこだわりがあります。また感覚が異常に過敏（または鈍感）であったり、想像力の障害などがあります。障害による肥満の改善には、正しい診断と適切な支援の構築が必要です。

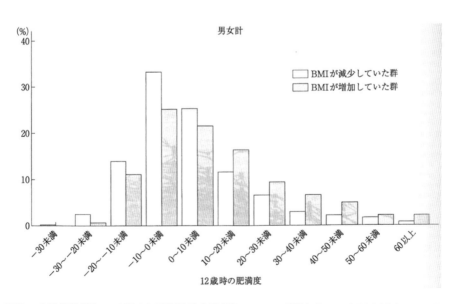

図3　3歳健診時に、1歳6カ月健診時と比較して、BMIが増加していた児と減少していた児が12歳になったときの肥満度の分布（有坂治：日本医事新報4603, 2013:78-84.より引用）

第2章　肥満と疾患
小児の肥満

アディポシティーリバウンドと成人肥満

　最近の研究から、幼児期の過剰な体重増加は成人肥満（原発性肥満）につながりやすいという知見が集積されています。成人肥満の多くは就労年齢以降に発生しますが、思春期肥満の70％は成人肥満に移行するといわれます。さらに、幼児期に過体重を指摘された幼児は、12歳の時点で過体重となるリスクが5倍高くなることが報告されています。従って、幼児期の過体重の予防が、成人肥満予防につながるといえます。

　前述のとおり、出生後から1歳ごろまではBMIは上昇し、その後いったん減少し、6歳前後で再び増加し始めますが、このBMIの変化をアディポシティーリバウンド（Adiposity rebound: 以下AR）と呼んでいます。通常は3歳健診時のBMIは1歳6カ月健診時のBMIより減少していますが、逆に、1歳6カ月より3歳のBMIが増加している場合には、体脂肪の減少が十分でないか、あるいは将来に向けての体脂肪の蓄積が始まっていることが推測されます。図3は、3歳健診でのBMIが1歳6カ月健診のBMIより高い幼児（BMI1.5歳＜3歳）と、逆に3歳健診でのBMIが1歳6カ月健診のBMIより低い幼児（BMI1.5歳＞3歳）が12歳になった時点での肥満度を示したものです。前者はARが早く始まった可能性のある幼児といえますが、12歳での肥満の出現率と肥満の程度が強いことが分かります。また、ARが早く始まったと思われる幼児は、12歳時点で動脈硬化指数や血圧が高値になるリスクが高いと報告されています。

　ARを早める生活習慣としては、1）睡眠時間が10時間以下、2）朝食を取らないことがある、3）家庭の事情で揚げ物やハム・ソーセージをよく食べる、4）ジュースや甘い菓子・スナック菓子をよく取ることが挙げられます。

　これらのことから、ARが早く始まったと思われる幼児（BMI1.5歳＜3歳）は、その後に肥満や肥満症になるリスクが高いと考え、ARを早めた生活環境の改善を心掛け、肥満度の悪化がないように注意する必要があります。

　なお、母乳栄養児は、生後24カ月までは人工栄養児と比べ体重の増加率が低く（ARが早くない）、7～8歳時に肥満になるリスクが低いという報告もあります。

まとめ

　成人と同じく、小児でも原発性肥満が増えています。小児の肥満は高率で成人肥満に移行し、生活習慣病の早期発症を来す可能性があります。まれに症候性肥満もありますが、いずれの肥満の治療においてもライフステージに応じた対応を行い、子どもの成長・発達を妨げることは避けなければなりません。

　小児の肥満の予防は成人肥満の予防にもつながります。3歳になる前からの肥満予防が将来の生活習慣病予防につながるのです。

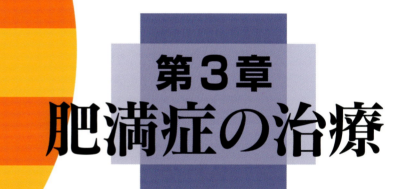

第3章
肥満症の治療

24 肥満の食事療法

群馬大学医学部附属病院　栄養管理室　室長　**齊賀　桐子**

- ●肥満症の食事療法は１日の摂取エネルギー量（kcal）を25×標準体重（kg）以下と制限をし、現在の体重から３〜６ヵ月で３%以上の減少を目指します。
- ●三大栄養素のバランスや微量栄養素やビタミンの摂取量にも注意が必要です。
- ●高度肥満の食事療法には低エネルギー食（low calorie diet：LCD）と入院治療中の医師の管理下において短期間行う超低エネルギー食（very low calorie diet：VLCD）とがあります。
- ●小児肥満は成長・発達の過程にいる小児であることを意識し、推定エネルギー必要の約90%程度とします。

はじめに

　肥満症の治療は食事療法が基本となります。食事療法の目的は、体重を減らし内臓脂肪を減少させ、肥満に伴う健康障害を改善させることにあります。減量のためには摂取エネルギー量を制限することが必要です。また、減量した体重の長期維持が必須になりますので食行動を含めたチーム医療でのメンタルサポートも重要です。

肥満症の食事

　肥満症（$25kg/m^2 \leqq BMI < 35kg/m^2$）は、現在の体重から３〜６カ月で３%以上の減少を目指します。

　１日の摂取エネルギー量を設定する考え方としては、体格や性から推計した基礎代謝量に活動量を考慮し消費エネルギーを設定したものから500kcal/日〜700kcal/日あるいは30%減量する方法があります。しかし実臨床においては１日の摂取エネルギー量（kcal）＝25×標準体重（kg）以下とするのが一般的です。たとえば、身長170cm体重90kgではBMI31.1kg/m²ですが、標準体重＝身長（m）×身長（m）×22から計算すると、必要エネルギーはおおよそ1,590kcal/日以下です。

　各栄養素（三大栄養素）のバランスとしては、指示エネルギーの50〜60%を糖質（炭水化物から繊維を除いたもの）、15〜20%を蛋白質、20〜25%を脂質とします。糖質摂取割合と肥満との関連が認められていることから、糖質制限が有効で短期間であれば指示エネルギーの40%程度までの糖質を抑えることもできます。ただ糖質制限を10年以上の経過観察では死亡率を増加させるという報告などもあるので、糖質制限を６カ月以上実施することの有用性は確立されていません。

　エネルギー制限食ではアミノ酸の分解などから体蛋白の異化亢進が懸念されるため１g×標準体重/日の蛋白摂取が必要となります。必須アミノ酸の供給のためには動物性蛋白を中心とします。しかし腎障害を有する患者では、高蛋白食は腎障害を悪化させる可能性があることから総エネルギーの20%を超えないよう注意します。

脂質については必須脂肪酸を確保するために20g/日以上の脂肪摂取が望ましいが、総エネルギーに占める飽和脂肪酸の割合は7%を超えないよう推奨されています。

また、鉄、亜鉛、マグネシウム、マンガン、モリブデン、セレンなどの微量栄養素やビタミンが不足しないことが大切です。少量の赤身肉や青身魚、緑黄色野菜、海藻、きのこ類、大豆蛋白を毎日摂取するようおすすめします。

肥満を抑制する可能性が示唆されているものとして食物繊維があります。多く摂取しているほど腹部肥満が軽度との報告があり、食物繊維20g/日以上の摂取が望まれます。また砂糖入りの甘味飲料など単純糖質は肥満のリスクを高めます。

伝統的日本食パターンと、食物繊維や野菜、果物を多く含む食事パターンや、オリーブ油やワインを取り入れ赤身肉の摂取が少ない地中海式食事パターンは、肉類および高脂質食に代表される西洋型食事パターンに比し肥満者が少ないとの報告があります。

食行動に関することでは、若年期から中年期の男女において食べる速さとエネルギー摂取量および肥満度は関連が確認されていますので、早食いを是正することも大切です。また、朝食の欠食はその後の空腹感を増強させることにより過食をもたらす可能性があります。

飲酒の肥満に対する影響は、アルコール（約7kcal/g）によるエネルギーの過剰摂取の懸念だけでなく、内臓脂肪蓄積作用と肥満症に伴う種々の代謝異常を増悪させる危険が高いことが問題です。原則的に禁酒が望ましく、許可する場合でもエタノール25g/日以下とします。エタノール20gに相当する酒（度数）の量は具体的には、ビール（5%）500ml、チューハイ（7%）350ml、ワイン（12%）200ml、日本酒（15%）180ml、焼酎（35%）70ml、ウイスキー（45%）60mlです。

高度肥満症の食事

高度肥満症（BMI≧35kg/㎡）の食事療法としては、1日の摂取エネルギー量（kcal）＝20〜25kg×標準体重（kg）以下を目安にした低エネルギー食（low calorie diet：LCD）を行う場合と、入院治療中の医師の管理下において短期間であることが条件で600kcal/日以下の超低エネルギー食（very low calorie diet：VLCD）を行う場合があります。「全飢餓療法」などは筋肉組織の減少がみられ危険なため行いません。1,000kcal/日未満の食事療法では蛋白質、ビタミン、ミネラルが不足しがちになるので窒素バランスが負にならないよう注意が必要です。

フォーミュラー食は（約180kcal/袋）は糖質と脂質が少ない一方で、必要な蛋白質とビタミン、ミネラル、微量元素も含んだ調整品でBMI＜35kg/㎡ではフォーミュラー食を1日1回だけ食事と交換することで減量が期待できます。VLCDは1日3〜4袋の利用で栄養学的に問題なく1日約300g、1カ月で5〜10kg程度の体重減少効果が期待できます。注意点としては尿ケトン体排泄の増加に伴い尿酸排泄が低下することから、排泄促進のためにも水分を2リットル/日摂取する必要があり、合わせて精神・心理面のサポートも必要です。

VLCDの禁忌としては次の7つが挙げられます。

1．心筋梗塞、脳梗塞発症時および直後
2．重症不整脈およびその既往

3．冠不全、重篤な肝・腎障害

4．インスリン治療中の糖尿病

5．全身性消耗疾患

6．うつ病およびその既往

7．妊娠および授乳中の女性

小児肥満症の食事

　小児肥満については対象が成長・発達の過程にいる小児であることを意識する必要があり、厳しいエネルギー制限やVLCDによって正常な発育を妨げることのないよう配慮します。栄養アセスメントを行い、日本人の食事摂取基準の性別・年令群別エネルギー必要量を参考に身体活動レベルの実態に合わせ、推定エネルギー必要量から約90％のエネルギー量を、蛋白質20％程度、脂質25 〜 30％、糖質50 〜 55％程度の比率にします。エネルギー収支バランス評価には成長曲線を用います。食事の際は可能な限り、家族揃って楽しい雰囲気の中でいただくなどの食卓の環境整備も大切です。

まとめ

　肥満症の食事療法であるエネルギー制限食は、筋肉組織の減少や臓器への影響も懸念されるため、蛋白質・脂質・糖質・微量栄養素やビタミン類の摂取量に注意が必要です。

　減量した体重の長期維持が必須となりますので、精神的ストレスを考慮し、心理的サポートも含めた行動療法を合わせて行っていくことが大切です。

第3章　肥満症の治療
肥満の食事療法

25 肥満の運動療法

群馬大学医学部附属病院　内分泌糖尿病内科　助教　**齋藤　従道**

- 運動療法は減量、減量体重の維持に有用です。
- 運動療法をするに当たり、血圧などの注意が必要であり、開始前にメディカルチェックを受けましょう。
- 運動療法のプログラムは効果、安全性を考慮し、頻度、強度、運動時間、種類を適切に選択することが重要です。
- 運動療法は継続することが重要であり、運動習慣を身に付ける必要があります。

はじめに

　肥満はエネルギー過剰状態であり、エネルギー摂取とエネルギー消費のバランスが不均衡を生じた状態です（図1）。運動療法はエネルギー消費に最も効率的な方法であり、肥満体重の減量、減量後の体重維持に有効です。逆に運動不足によりエネルギー消費が低下すれば、体脂肪の増加、筋肉の萎縮をもたらし、肥満となってしまいます。そのため、肥満の改善にはエネルギー消費量を増加させる運動療法が優先される必要があります。

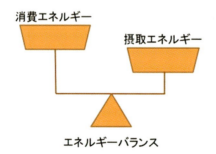

図1　エネルギーバランスの不均衡

エネルギー消費

　エネルギー消費には3つの要素からなります。1つは基礎代謝と呼ばれ、身体的・精神的に安静にしている状態で消費されるエネルギーで、心臓を動かしたり、呼吸をするといった生命維持に必要なエネルギー消費です。2つ目は食事誘発性熱代謝と呼ばれ、食事をすることによる消化吸収のために消費されるエネルギーです。3つ目は生活活動代謝です。日常生活で通勤、通学や仕事のために歩いたり、家事、スポーツなどの身体を動かすことにより消費されるエネルギーです。消費エネルギーの割合は基礎代謝が約70％、食事誘発性熱代謝が約10％、生命活動代謝が約20％となっています。

第3章　肥満症の治療
肥満の運動療法

　運動療法というと生命活動代謝のみを上げる治療法と思われるかも知れません。しかし、運動療法により筋肉量が増大すると、基礎代謝、食事誘発性熱代謝量も上がるため重要な治療法といえます。

運動療法の効果

　運動は血液中の糖を筋肉への取り込みを促進させ、血糖値を低下させるので糖尿病予防、改善させます。また、脂肪での中性脂肪を分解させ、脂質代謝にも有効であることが分かっています。実際、運動療法を行うことによって、体重減少が3％未満の場合でも肥満に合併する糖尿病、脂質異常症や高血圧症（メタボリックシンドローム）の発症予防効果が期待できます。また、食事療法を併せて行い3～5％の減量を維持することで血圧、糖質、脂質代謝指標の改善が認められ、より大幅な減量では肥満に伴う健康障害の改善の程度は大きくなります。高度肥満症の治療には運動療法と食事療法を合わせて行う必要があります。

運動療法の注意事項

　肥満になると急性心筋梗塞や脳卒中などの脳心血管疾患を合併しやすくなります。運動療法は心血管疾患を減少させるために行いますが、突然高強度の運動を始めると逆に心血管疾患を引き起こしてしまう可能性があります。そのため、高血圧、糖尿病、脂質異常症などの心血管疾患を合併しやすい生活習慣病を有する場合は十分に注意する必要があります。また、肥満は正常体重に比較し、運動による骨や関節への負担が大きくなるため、それらも十分に注意する必要があります。肥満症と診断されると運動療法の適応になりますが、運動禁忌条項を満たす場合、運動療法は避ける必要があります（図2）。

図2　運動療法の禁忌

- 血糖コントロールが不良（空腹時血糖値250mg/dl以上、またはケトン体中等度以上陽性）
- 腎不全（血清クレアチニン　男2.5mg/dl、女2.0mg/dl以上）
- 心肺機能に障害のある方
- 骨・関節疾患がある方
- 急性感染症
- 糖尿病壊疽
- 高度の糖尿病自律神経障害
- 重症高血圧（180／100mmHg以上）

メディカルチェック

　前述の通り、運動療法を開始する前には十分に注意する必要があります。不慮の事故を予防するために、運動前にメディカルチェックを受けるようにしましょう。糖尿病、高血圧などの生活習慣病のある方は現状を十分に把握し、コントロールを良好にした状態で運動療法を開始します。心疾患のある方、疑わしい場合には運動負荷試験を考慮する必要があります。運動負荷試験はトレッドミルや自転車エルゴメーターなどにより運動負荷をかけ、血圧計や心電図

141

を用いて運動中の心臓異常やその程度を観察し、どれくらいの強度の運動が安全に行えるかを評価します。骨関節への負荷の少ない自転車エルゴメーターの使用が安全ですが、運動負荷前には骨関節の検査も必要です。現在生活習慣病や骨関節疾患にて通院中の方は主治医と相談することが必要です。

運動療法のプログラム

　運動を行えることは確認しましたが、さてどのような運動をしたらよいのでしょうか。肥満の方はこれまで運動に無縁だった人も多いはずです。そこで、日本肥満学会より提唱されている運動療法プログラムの原則があります（図3）。それには安全性を考慮し、運動の頻度、強度、時間、種類を適切に選択し、運動習慣を身に付けることが重要とあります。

図3　運動療法のプログラムの原則

頻度
- ほぼ毎日（週5日以上）実施する。
- 運動の急性効果を期待しなくてもよい場合、運動量が十分であれば週5日未満でまとめて運動してもよい。

強度
- 安全性のため、当初は低〜中強度の運動から開始する。
- 運動に慣れてきたら強度を上げることも考慮する。

時間
- 1日合計30〜60分、週150〜300分実施する。
- 1回10分未満の中強度以上の運動を積み重ねるのでもよい。

種類
- 有酸素運動を主体とし、レジスタンス運動、ストレッチング、種々のコンディショニング・エクササイズを併用する。本人が楽しめて習慣化できる種目をみつける。
- 日常の生活活動も増加させる。
- 座位時間を減少させる。

（肥満症診療ガイドライン 2016 より抜粋）

頻度

　運動を行うことにより血圧降下、血糖値改善効果が約1〜2日程度持続することから週5日以上定期的に行うことが望ましいとされています。しかし、そういった効果を期待しなくてよい場合、休日などにまとめて運動するのもよいとされています。

強度

　運動強度により、内臓脂肪の低下、メタボリックシンドロームの発症予防効果が増大するため、強度を上げることが勧められています。ただし、安全のため軽い運動から開始し、可能な範囲で増強するのがよいでしょう。

時間

　総時間の増加が体重減少や減量後の体重維持を期待できるため、運動する時間を確保することは必要になります。中強度以上の運動の場合、10分未満でもメタボリックシンドロームのリスクが減ります。そのため中強度以上の短時間運動の積み重ねも有効とされています。

種類

　有酸素運動（十分な酸素を使って糖や脂肪を運動エネルギーとして使用する運動：ゆっくり

めのジョギング、速歩、水泳、サイクリング、エアロビクスなど）を主体としてレジスタンス運動（筋肉に抵抗（レジスタンス）をかけ行う運動：筋力トレーニング、ウェイトトレーニング）を加えると効果があります（注：強い負荷をかけた場合急激な血圧上昇に注意が必要です）。また、日常の生活活動において、身体活動を増やす工夫（座位時間の減少や、エレベーターや乗り物は使わずに歩くようにするなど）が必要です。

運動強度

運動強度とは運動の強さを示し、わかりやすく指数として表します。いくつかの指標が用いられます。

○メッツ

身体活動のエネルギー消費量が、安静時エネルギー消費量の何倍に当たるかを指数化したものです。座って安静にしている状態が1メッツ、普通歩行が3メッツに相当します。低強度の運動とは3メッツ未満、高強度とは6メッツより強い強度を意味します。各種身体活動の強度を示します（図4）。体重当たり、1時間当たりの運動によるエネルギー消費量とメッツはほぼ同じ値を示すといわれています。

例えば体重70kgの人が、4メッツの運動強度で30分運動した場合、

エネルギー消費量＝4 kcal/kg/時 × 0.5時間 × 70kg = 140kcalとなります。

図4　メッツによる各種身体活動の強度

メッツ	活動内容
3.0	自転車エルゴメーター：50ワット、とても軽い活動、ウェイトトレーニング（軽・中等度）、ボーリング、フリスビー、バレーボール
3.5	体操（家で。軽・中等度）、ゴルフ（カートを使って。待ち時間を除く。）
3.8	やや速歩（平地、やや速めに＝94m/分）
4.0	速歩（平地、95～100m/分程度）、水中運動、水中で柔軟体操、卓球、
4.5	バドミントン、ゴルフ（クラブを自分で運ぶ。待ち時間を除く。）
4.8	バレエ、モダン、ツイスト、ジャズ、タップ
5.0	ソフトボールまたは野球かなり速歩（平地、速く＝107m/分）
5.5	自転車エルゴメーター：100ワット、軽い活動
6.0	ウェイトトレーニング（高強度）、ジョギングと歩行の組み合わせ（ジョギングは10分以下）、バスケットボール、スイミング：ゆっくりしたストローク
6.5	エアロビクス
7.0	ジョギング、サッカー、テニス、水泳：背泳、スケート、スキー
7.5	山を登る：約1～2kgの荷物を背負って
8.0	サイクリング（約20km/時）、ランニング：134m/分、水泳：クロール、ゆっくり（約45m/分）
10.0	ランニング：161m/分、柔道、空手、キックボクシング、テコンドー、ラグビー、水泳：平泳ぎ
11.0	水泳：バタフライ、水泳：クロール、速い（約70m/分）、活発な活動
15.0	ランニング：階段を上がる

（健康づくりのための運動指針 2006 より抜粋）

○カルボーネン法

運動強度の指標として心拍数を用いています。次の式で計算されます。

運動強度（％）＝（運動時の心拍数−安静時心拍数）÷（最大心拍数−安静時心拍数）

最大心拍数＝220−年齢

例えば50歳で、安静時心拍数60拍/分の方が中等度の運動強度（50％）をする場合、最

143

大心拍数＝220−50＝170拍/分

　運動時目標心拍数＝（170−60）×50＋60＝115拍/分となり、この脈拍数を維持できる運動となります。

運動療法の実際

　脂肪組織の1kgは約7000kcalのエネルギー量に相当します。実際の体重減量としては1〜2kg/月程度を目安とします。そうなると1日250〜500kcalのエネルギー消費が必要になります。食事療法として約半分の摂取エネルギーを減量するとすると、運動療法として毎日100〜250kcalのエネルギー消費をすることになります。前述の70kgの体重の方の場合、運動開始時は3メッツの運動を30分程度から開始することになります。そして徐々に運動強度、時間を上げていくことが必要となることが分かります。体重コントロール目的に応じた活動量の目安を示します（図5）

図5　体重コントロールの目的に応じた身体活動量

体重増加の予防目的
週150〜250分（週1,200〜2,000kcal）
減量目的
中強度X週150分未満では体重減少はわずか
中強度X週150分以上で〜2,3kgの減量
中強度X週225〜420分以上で5〜7.5kgの減量
活動量が多ければ体重減少量も大きい
減量後の体重維持
中強度X週200〜300分、高強度ではより少ない時間でよい

Med Sci Sports Exerc.2009;41:459-71

　また、運動療法としてまとまった時間が取れない場合にも、生活活動を増やすことにより運動療法と同程度の効果を得られます（図6-1、2）。

運動療法の継続

　運動習慣とは週に2日以上、1回30分以上、1年以上継続して行っている場合を「運動習慣あり」としています。そのためには徐々に運動時間、強度を上げていき、疲労などによる中断をなくすようにします。実際の運動に当たり工夫する点として、骨・関節への負担を軽減するため、靴底に衝撃吸収剤の使用やジョギングシューズなど自分の足に合った靴を選ぶことも重要です。さらに肥満者は熱中症になりやすいため、十分な水分補給を心掛けるようにしましょう。また、自分の興味ある運動種目を選択し、運動する仲間をつくることも長期継続するには重要です。

図6-1　身体活動と強度

15-20分続ければ約2000歩に相当

運動	生活活動
普通歩行～速歩	掃除
テニス（ダブルス）	立ち仕事
ゴルフ	ガーデニング

5-10分続ければ約2000歩に相当

運動	生活活動
ジョギング／サイクリング	荷物の運搬
テニス（シングルス）／水泳	階段を上がる等
筋力トレーニング	

（佐藤祐造〔編〕糖尿病運動療法マニュアル 2011 より）

図6-2　身体活動と強度

メッツ	活動内容
3.0	普通歩行（平地、67m/分、幼い子ども・犬を連れて、買い物など）、釣り（2.5（舟で座って）～6.0（渓流フィッシング））、屋内の掃除、家財道具の片付け、大工仕事、梱包、ギター：ロック（立位）、車の荷物の積み下ろし、階段を降りる、子どもの世話（立位）
3.3	歩行（平地、81m/分、通勤時など）、カーペット掃き、フロア掃き
3.5	モップ、掃除機、箱詰め作業、軽い荷物運び、電気関係の仕事：配管工事
3.8	やや速歩（平地、やや速めに＝94m/分程度）、床磨き、風呂掃除
4.0	速歩（平地、95～100m/分程度）、自転車に乗る：16km/時未満、レジャー、通勤、娯楽、子どもと遊ぶ・動物の世話（徒歩/走る、中強度）、高齢者や障害者の介護、屋根の雪下ろし、ドラム、車椅子を押す、子どもと遊ぶ（歩く/走る、中強度）
4.5	苗木の植栽、庭の草むしり、耕作、農作業：家畜に餌を与える
5.0	子どもと遊ぶ・動物の世話（歩く/走る。活発に）、かなり速歩（平地、速く＝107m/分）
5.5	芝刈り（電動芝刈り機を使って、歩きながら）
6.0	家具、家事道具の移動・運搬、スコップで雪かきをする
8.0	運搬（重い負荷）、農作業：干し草をまおtめる、納屋の掃除、鶏の世話、活発な活動、階段を上がる
9.0	荷物を運ぶ：上の階へ運ぶ

（健康づくりのための運動指針 2006 より抜粋）

まとめ

　運動療法の意義、必要性、実際のやり方について概説しました。肥満、また肥満に合併する健康障害にとって運動はその改善にとても重要です。また同時に、運動することによって気分が爽快になり、良質な睡眠を得ることができ、精神的にも日常生活の質の改善に効果をもたらすことが認められています。運動習慣を身に付け、健康的な生活を過ごすことが重要です。

26 肥満症の行動療法

群馬大学医学部附属病院　内分泌糖尿病内科　**松本　俊一**

●肥満症患者には、食行動の異常を伴っていることが多く、行動療法は肥満症治療において有用とされています。
●行動療法の概要として、問題行動の原因抽出と分析、修復だけでなく、リバウンド防止として修復された行動が継続し、患者本人の誤った認識が修正されることが重要です。
●適正行動を継続する上で、患者の高い動機水準とその維持が重要となります。
●これらの治療過程の繰り返しが、さらなる減量効果の長期維持に重要となります。
●具体的な治療技法として、食行動質問表、グラフ化体重日記や30回咀嚼法などがあります。

はじめに

　肥満症患者では、食行動の異常を伴うことが多いことが知られています。そのため、日常生活でのわずかな過食や早食いなどを繰り返すものから、他の治療が必要な高度肥満症に至るまで、多くの症例に対して行動療法は有用な治療法となります。

　この項では、行動療法の概要と、治療技法、専門医への紹介へのタイミングについて解説します。

行動療法の概要

　行動療法では、患者本人に何が問題かを気付いてもらうことが重要です。「好きなものは別腹」「自分の食べているものは多くはない」といった満腹感覚の"ずれ"や、「口さみしくて食べてしまう」「ストレス発散でたべてしまう」などの"くせ"があっても、患者本人はそれらが問題とは考えていないことがあります。こうした食行動の"ずれ"や"くせ"を問題点として認識することが大切となります。また、こうした食行動の問題点は、治療経過中も変わるため、経時的に評価することも重要です。

　行動療法の過程として、患者本人が気付いた問題点を分析し、それに基づいて生活習慣や食行動を解決していきます。患者本人だけでなく、いつでもお菓子などのある環境や、過食を誘発するような雑誌やTV番組などを見せないようにするなど、環境整備も有効となります。

　こうして食行動の問題点を解決していき、それを継続することによって患者本人の誤った認識自体を修正していきます。そのためには問題行動を是正することによる報酬、治療効果や周囲のサポートも行動療法を継続させるために重要となってきます（図1）。

　ここでは、治療技法として食行動質問表、グラフ化体重日記、30回咀嚼法について説明します。

図1　行動療法の概要

図2　食行動質問表

氏名（　　　　　　　　　）　年齢（　　）　性別（男・女）
身長（　　　cm）　体重（　　　kg）
次に示す番号で以下の問いにお答え下さい。
（1．そんなことはない　2．ときどきそういうことがある　3．そういう傾向がある　4．まったくそのとおり）

1．早食いである（　　）
2．肥るのは甘いものが好きだからだと思う（　　）
3．コンビニをよく利用する（　　）
4．夜食をとることが多い（　　）
5．冷蔵庫に食べ物が少ないと落ち着かない（　　）
6．食べてすぐ横になるのが肥る原因だと思う（　　）
7．宴会・飲み会が多い（　　）
8．人から「よく食べるね」といわれる（　　）
9．空腹になるとイライラする（　　）
10．風邪をひいてもよく食べる（　　）
11．スナック菓子をよく食べる（　　）
12．料理があまるともったいないので食べてしまう（　　）
13．食後でも好きなものなら入る（　　）
14．濃い味好みである（　　）
15．お腹一杯食べないと満腹感を感じない（　　）
16．イライラしたり心配事があるとつい食べてしまう（　　）
17．夕食の品数が少ないと不満である（　　）
18．朝が弱い夜型人間である（　　）
19．麺類が好きである（　　）
20．連休や盆，正月はいつも肥ってしまう（　　）
21．間食が多い（　　）
22．水を飲んでも肥るほうだ（　　）
23．身の回りにいつも食べ物を置いている（　　）
24．他人が食べているとつられて食べてしまう（　　）
25．よく噛まない（　　）
26．外食や出前が多い（　　）
27．食事の時間が不規則である（　　）
28．外食や出前を取るときは多めに注文してしまう（　　）
29．食事のメニューは和食よりも洋食が多い（　　）
30．ハンバーガーなどのファーストフードをよく利用する（　　）
31．何もしていないとついものを食べてしまう（　　）
32．たくさん食べてしまった後で後悔する（　　）
33．食料品を買うときには，必要量よりも多めに買っておかないと気がすまない（　　）
34．果物やお菓子が目の前にあるとつい手が出てしまう（　　）
35．1日の食事中，夕食が豪華で量も多い（　　）
36．肥るのは運動不足のせいだ（　　）
37．夕食をとるのが遅い（　　）
38．料理を作る時には，多めに作らないと気がすまない（　　）
39．空腹を感じると眠れない（　　）
40．菓子パンをよく食べる（　　）
41．口一杯詰め込むように食べる（　　）
42．他人よりも肥りやすい体質だと思う（　　）
43．油っこいものが好きである（　　）
44．スーパーなどでおいしそうなものがあると予定外でもつい買ってしまう（　　）
45．食後すぐでも次の食事のことが気になる（　　）
46．ビールをよく飲む（　　）
47．ゆっくり食事をとる暇がない（　　）
48．朝食をとらない（　　）
49．空腹や満腹感がわからない（　　）
50．お付き合いで食べることが多い（　　）
51．それほど食べていないのに痩せない（　　）
52．甘いものに目がない（　　）
53．食前にはお腹が空いていないことが多い（　　）
54．肉食が多い（　　）
55．食事の時は食べ物を次から次へと口に入れて食べてしまう（　　）

食行動質問表

食行動の問題点を抽出する方法として食行動質問表が有用です（図2）。各質問は実際に肥満患者から出てきた話や考え方をもとにしているため、実感を伴いやすい具体的な内容に

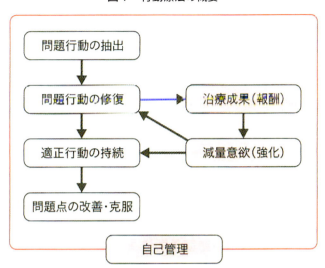

図3 食行動ダイアグラム

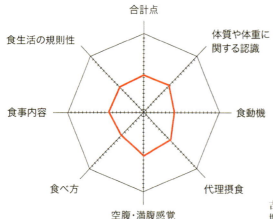

食行動質問表から得られた患者の回答をもとに、7領域における各項目の合計点と総合計点を算出し、ダイアグラム上にプロットし線で結ぶ。ダイアグラムの外側ほど問題点が多いことを意味する。

吉松博信.　"初期操作".　肥満症治療マニュアル.　坂田利家.　医歯薬出版, 1996, p.17-38.

なっています。回答していくうちに患者本人に自分の問題点を気付いてもらうことも重要です。

　この質問表の回答を男女別に得点化することで、ダイヤグラムを作成し、視覚的に食行動や食生活の問題点を把握することもできます（図3）。この質問表により、間食が多いのか、ストレスなどで食べてしまうのか、食生活は規則正しくても一回量が多いのか、それぞれの患者ごとのパターンを客観的に評価することができるようになります。

　この食行動質問表は、治療前だけでなく、治療後3カ月、1年など定期的に再度行うことで客観的に変化を把握することができます。また、順調に減量できているときにも行うことで、患者ごとの"うまくいく方法"を確認することもできます。

グラフ化体重日記

　肥満症治療には治療前、経過中いずれの時点でも各時点での体重を知っておくことが重要です。しかしながら、実際の肥満症の患者は体重を測らない、測りたくない人が多いため、体重測定を習慣化させることは、肥満症治療の第一歩ともいえます。1日1回でも、体重を測定し、記録することはとても大切です。

　グラフ化体重日記は体重を記録するセルフモニタリングの一つの方法であり、体重を1日4回（生活リズムに直結した時間である起床直後、就眠直前2回に、食事のリズムに直結した時間帯である朝食直後、夕食直後の2回を足した4回）測定し記録します（図4）。この体重測定の波形から、患者のライフスタイルの問題点を評価していきます。体重の記載は体重測定のたびに行うこととし、1週間分など、まとめて記載しないようにしましょう。

　起床直後の体重を基準とし、前日との比較を評価するだけでなく、食事量の影響の大きい食後体重との比較により、患者本人に食事と体重との関連を気付いてもらうことも大切です。治療者は、グラフの記載が中断している部分や体重が増加しているところなどを質問し、具体的な問題点を一緒に考えることも重要です。

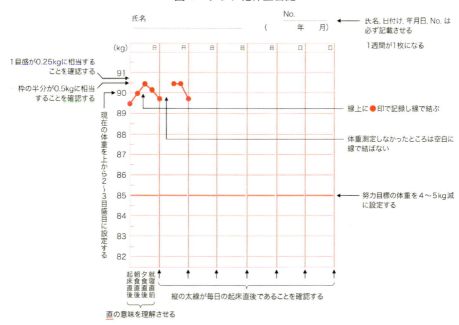

図4　グラフ化体重日記

図5　30回咀嚼法　記載例

月日	食事	食事時間 時 分～ 時 分	咀嚼結果									
8月10日	朝	8:05～8:15	○○	○○	○○	○○	○○	○○	○○	○○		
	昼	12:05～12:20	○○	○○	○○	○○	○○	○○	○○			
	夕	17:40～17:55	○○	○○	○○	○○	○○	○○	○			
8月11日	朝	8:10～8:25	○○	○○	○○	○○	○○	○○	○○			
	昼	12:05～12:20	○○	○○	○×	○○	○○	○○	×○	×○		
	夕	17:35～17:50	○○	○○	○○	○○	○○	○○	×○	○○	○	
8月12日	朝	8:05～8:20	○○	○○	○○	○○	○○	○○	○○	○		
	昼	12:05～12:20	○○	○○	×○	○○	○○	○○	×			
	夕	17:35～17:50	○○	○○	○○	○○	○○	○○	○○	○		
8月13日	朝	8:05～8:20	○○	○○	○○	○○	○○	○○				
	昼	12:10～12:25	○○	○○	○○	○○	○○	○○	○○			
	夕	17:35～17:50	○○	○○	○○	○○	○○	○○	○○	×		
8月14日	朝	8:15～8:30	○○	○○	○○	○○	○○	○○	○○	○		
	昼	12:20～12:40	○○	○○	○○	○○	○○	○○	○○	○○	○○	×
	夕	17:40～17:55	○○	○○	○○	○○	○○	○○	○○	○×		
8月15日	朝	8:05～8:30	○○	○○	○○	○○	○○	○○	○○	○○	○○	○○
	昼	12:05～12:20	○○	○○	○○	○○	○○	○○	○○	○○	○○	○○
	夕	17:35～18:00	○○	○○	○○	○○	○○	○○	○○	○○	○○	○○
8月16日	朝	8:10～8:35	○○	○○	○○	○○	○○	○○	○○	○○	○○	○○
	昼	12:10～12:30	○○	○○	○○	○○	○○	○○	○○	○○	○○	○○
	夕	17:40～18:05	○○	○○	○○	○○	○○	○○	○○	○○	○○	○○

30回咀嚼法

食行動質問表の設問にあるように、肥満症患者は早食いが多く、幼少時からの習慣化された早食いを是正することは難しいです。この早食いの矯正として回数を決めて咀嚼する方法として30回咀嚼法があります（図5）。

1口30回と決めて、30回咀嚼できたら○、ダメなら×と記録します。ここで重要なのは、一口の咀嚼回数を増やせばよいわけではなく、30回と決めたら、その回数を変えないことであり、29回でも31回でも×となります。うまくできるようになると、○の比率が増え、一口当たりの食事量が少なくなり、○の数自体が増えていきます。

　しっかり咀嚼することにより、食事時間が延びることによる早食いが是正されるだけでなく、食物の歯ごたえや味覚の回復、満腹感覚の改善とそれに伴う過食の抑制が期待できます。さらに、日本人を対象とした研究から、食事をゆっくり摂取することがメタボリックシンドロームに伴う肥満症患者の治療に有用であると考えられます。

　上記各治療技法や薬物療法などの併用によっても、体重増加のスピードが抑えきれない場合、肥満症に合併する疾患のさらなる悪化などがみられる際には、肥満症専門医への受診をご検討ください。

まとめ

　肥満症患者の多くは、挫折感を持ち、自己評価が低い方もいます。各治療経過での評価を行い、特に治療がうまくいっているときにしている努力や工夫を記録しておき、うまくいかないときにその人の強みを思い出させることなども有効です。

　上記各治療技法を紹介しましたが、肥満症治療で重要な点は、患者へ過度なプレッシャーを与えず、体重の減量よりは現状維持でもよしとし、型にはめて実践させるのではなく、継続できることを良しとする姿勢も重要と考えられます。

第3章　肥満症の治療
肥満症の行動療法

27 肥満の薬物治療

群馬大学医学部附属病院　内分泌糖尿病内科　助教　山田英二郎

●肥満の薬物療法の目的、概論について、一般の方が理解できるように解説します。
●肥満の薬物療法の実際について、現在使用可能な薬物、今後使用可となる可能性のある薬物に関して、わかりやすく説明します。

はじめに

　肥満は「脂肪組織量が過剰である状態」に過ぎません。肥満は疾病でないのに対して、肥満症は「肥満に起因または関連する健康障害を併せ持つ疾患」です。

　簡単にいえば"治療すべき肥満が肥満症"ということになります。

　そのため薬物療法が検討されるのは"肥満症"であって、"肥満"ではありません。"肥満症"治療薬は体重を減らすことによって肥満症の合併症を軽快・改善させる薬物ですので、単にやせ薬でないこと、肥満の治療薬ではないことに注意が必要です。

肥満症における薬物療法

　肥満症ではこれまでの研究より、3%以上の減量によって糖脂質代謝や血圧などの健康障害（表1）の改善が期待できるとされています。単純にいいますと体重が増えるのは摂取エネルギー（食事）が消費エネルギー（主に運動）より多いからです。肥満症の治療では、これを正せば、つまり、食事・運動・行動療法を行えばよいのですが、特に食事療法を長く続けることはかなり難しいため、食事療法を簡単にして、効果的な減量ができるようにするために肥満症治療薬の開発がなされてきました。今でもその考え方は基本的には変わりありません。肥満症の治療は、食事・運動・行動療法が基本で、薬物療法はそれを補うものであり、それ自体で大きな効果が期待できるものではない、ということを知っている必要があります。

肥満の薬物療法開始の考え方

　前述した通り肥満の治療は食事・運動・行動療法が基本となります。また肥満症の薬物療法を行うためには、まず肥満症と診断されていることが必須です。診断されたら健康障害の改善のため、食事・運動・行動療法からなる生活習慣の改善を3〜6カ月をめどに試みます。この生活習慣改善治療法で健康障害の改善が認められた場合には、この治療法の継続が望ましいと思われます。しかし、それでは改善が認められない際には薬物療法開始が検討されます（図1）。

　薬物療法の適応基準は、①BMI≧25で内蔵脂肪面積≧100㎠かつ健康障害（表1）を2つ以上有する場合、②BMI≧35で健康障害（表1）を1つ以上有する場合、のいずれかになります（図1）。さらに治療効果は、治療前体重の3%以上の減量や内蔵脂肪面積の減少、健康障害（表1）の改善で判断されることになります。

1. 肥満症の診断基準に必須な健康障害
1) 耐糖能障害 (2型糖尿病・耐糖能異常など)
2) 脂質異常症
3) 高血圧
4) 高尿酸血症・痛風
5) 冠動脈疾患: 心筋梗塞・狭心症
6) 脳梗塞: 脳血栓症・一過性脳虚血発作(TIA)
7) 非アルコール性脂肪性肝疾患(NAFLD)
8) 月経異常・不妊
9) 閉塞性睡眠時無呼吸症候群(OSAS)・肥満低換気症候群
10) 運動器疾患: 変形性関節症(膝・股関節)・変形性脊椎症、手指の変形性関節症
11) 肥満関連腎臓病

2. 診断基準には含めないが、肥満に関連する健康障害
12) 悪性疾患: 大腸がん、食道がん(腺がん)、子宮体がん、膵臓がん、腎臓がん、乳がん、肝臓がん
13) 良性疾患: 胆石症、静脈血栓症・肺塞栓症、気管支喘息、皮膚疾患、男性不妊、胃食道逆流症、精神疾患

3. 高度肥満症の注意すべき健康障害
14) 心不全
15) 呼吸不全
16) 静脈血栓
17) 閉塞性睡眠時無呼吸症候群(OSAS)
18) 肥満低換気症候群
19) 運動器疾患

表1　肥満に起因ないし関連し、減量を要する健康障害

図1　肥満症における薬物療法の適応基準表

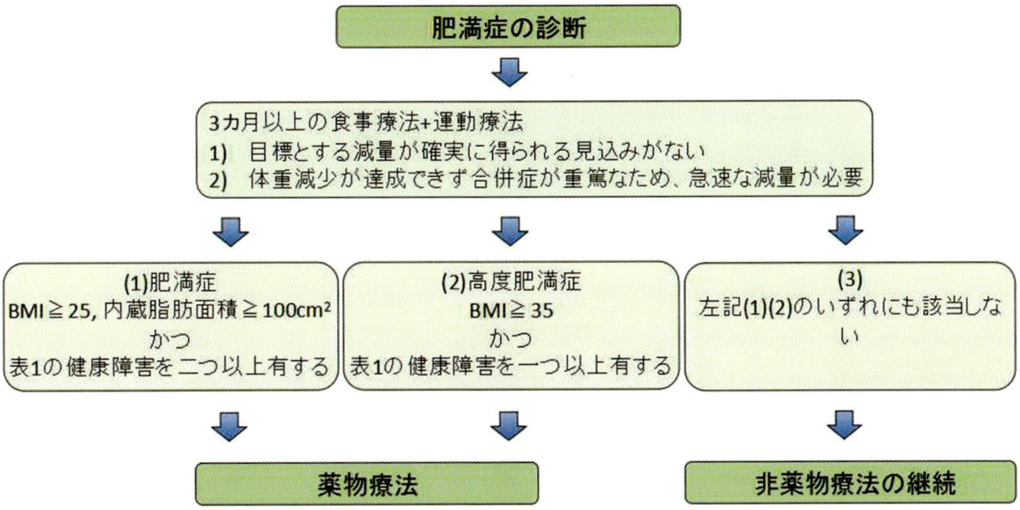

薬物療法の種類と実際

　肥満は、食事の摂取量や吸収の増加とエネルギー消費のバランスが崩壊することによって生じます。そのため、これらの各ステップを標的とした肥満症治療薬がこれまでに研究開発されてきました。肥満症治療薬はその作用機序から、主に以下の3つのカテゴリーに分類されます。

　①中枢性食欲抑制薬-脳内アミン作動薬、セロトニン作動薬、カンナビノイド阻害薬、神経ペプチドの作用を修飾する薬剤
　②吸収阻害薬-リパーゼ阻害薬
　③代謝促進薬

　以下から、現在日本で使用可能な治療薬、今後日本で使用可能となることが期待されている治療薬の順にそれぞれを述べていきたいと思います。

日本で現在使用可能な治療薬

　現在、日本で発売されている肥満症治療薬はマジンドールの1種類のみとなっています。

【マジンドール】

　マジンドールは欧米では1973年、日本では1992年から販売されている中枢性食欲抑制薬に分類される治療薬です。明らかな依存性はないとされていますが、強い中枢興奮作用および精神依存、薬剤耐性により、反社会的行動や犯罪につながりやすく、法律上覚せい剤に指定されているアンフェタミンと薬理作用が類似していることから注意が必要とされています。

作用機序　食欲の満腹中枢は視床下部腹内側核、摂食中枢は視床下部外側野にあり、その二重支配でコントロールされているとされています。この部位への神経核に達するシナプス細胞の接合部を介して刺激が伝達されます（図2）が、その接合部内のアドレナリン作用が高まると食欲抑制効果が発現すると考えられています。マジンドールは放出されたアドレナリンの前シ

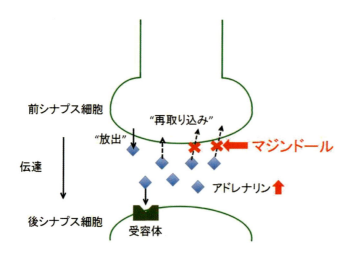

図2　マジンドールの作用機序

第3章　肥満症の治療
肥満の薬物治療

ナプス細胞への再取り込みを阻害し、合部内でのアドレナリン濃度を持続的に上げることで摂食抑制に働くとされています。

適応と処方　マジンドールの適応は肥満症の薬物療法の適応基準よりさらに厳しく、BMI35以上の高度肥満症（または肥満度+70%以上）に制限されています。アンフェタミンに比べ、依存性の発現は低いとはいえ、認められることから、服薬期間は3カ月間と制限も設けられています。また重度の高血圧、脳血管障害や重症の胃・川・膵障害では使用禁忌であり、インスリン分泌抑制作用を有することから糖尿病に対しても慎重投与となっています。小児に対しての安全性は確立されていないため、投与はできません。また高齢者では生理機能が低下しているので慎重に投与することとなっています。

　以上の適応に該当する患者さんに対して、まずはマジンドロール0.5mg（1錠）を1日1回昼食前に投与します。効果不十分であれば、2週間後に1mg（2錠）を1日2回朝・昼食前に増量します。さらに副作用がない場合には1.5mg（3錠）1日3回各食前に増量し、副作用などで中止しなければならない理由のない限り3カ月を限度に投与します。

効果　日本人の肥満症患者さんを対象にした臨床試験では、プラセボ群よりも有意に体重減少量が多く、12〜14週間の治療により体重が5〜6%減少しました。近年では、ブラジルからの報告によりますと、マジンドールの52週間投与で、体重が平均8.3%減少し、72.4%の患者で5%以上、37.9%の患者さんでは10%以上の減量効果を認めています。

副作用　副作用としてよくみられるのは口渇感です。25.3%に認めるとの報告があります。続いて、便秘（21.8%）、胃部不快感（12.0%）、悪心（10.9%）などが多くなっています。その他、精神症状2.65%（睡眠障害、不眠、イライラ感など）、中枢・末梢神経障害1.8%（めまい、頭痛など）、全身症状1.7%（倦怠感、脱力など）もみられます。なお、類薬であるアンフェタミンでは肺高血圧症が起きやすいという報告があり注意が必要です。さらに抗うつ薬や抗パーキンソン病薬として用いられるモノアミンオキシダーゼ阻害薬投与例では血圧が上昇し、高血圧クリーゼを起こす可能性があるため、併用禁忌となっています。

今後日本でも使用可能となることが期待されている治療薬
〈セチリスタット〉

　セチリスタットは吸収阻害薬に分類される治療薬で、2013年に肥満症治療薬として承認されました。しかし現時点では保険収載はされておらず、2016年7月現在では発売準備中の状態です。

作用機序　膵リパーゼを阻害することで、脂肪吸収を抑制するのがその作用機序です。食べ物由来の油脂は十二指腸で胆汁や膵液と混合され、エマルジョンとなります。この表面でリパーゼが作用し、分解されミセルとなり、さらにそれが分解されて、小腸から吸収されます。セチリスタットはリパーゼを阻害することで、小腸からの脂肪の吸収を阻害します。吸収されなかった脂肪は理論的にも実臨床上も便中に排出されることとなります。

効果　セチリスタットの治験では、12〜52週間の使用によりプラセボ群に比して体重を有意に低下させましたが、その差は1〜1.5kgでした。一方、内蔵脂肪面積や皮下脂肪面積、HbA1c、収縮期血圧、総コレステロール、LDL-Cはセチリスタット群で有意に改善し、52

155

図3　セチリスタット作用機序

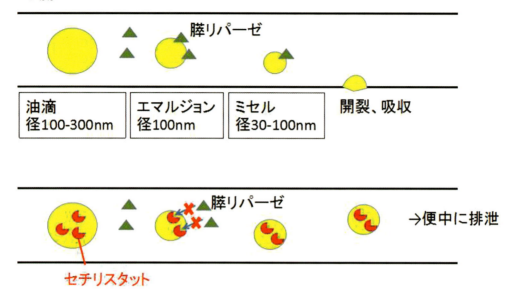

週後における3％以上、5％以上の体重減少達成率はそれぞれ39.7％、22.7％と、プラセボ群よりも有意に高くなっています。

副作用　副作用でみられるのは下痢（23.1％）、脂肪便（36.8％）ですが、投与中止にまで至ったのは下痢で3.5％、脂肪便で2.3％（プラセボ群で下痢1.2％、脂肪便0.6％）であり、投与中止にまで至ることは少ないとされています。欧州で発売されている類薬であるオルリスタットにおいては、重篤な肝機能障害が報告されているので、注意が必要です。

〈オルリスタット〉

　セチリスタットと同様の膵リパーゼ阻害薬であり、日本を除く世界各国で使用されています。報告では、1年でプラセボ群において6.2kgの減量であったのに比して、オルリスタット投与群は10.61kg、5年では3.0kgに対し5.8kgと有意な減量効果を認めています。また服用4年後の糖尿病新規発症率の低下も認めています。主な副作用は、下痢と脂肪便でした。

〈ロルカセリン〉

　中枢性食欲抑制薬です。セロトニン受容体を刺激することで食欲を抑制します。報告ではBMI 27～30の患者さんに対して10mgを1日2回投与すると1年後の体重減少は5％であり、達成率は44.7％でした。主な副作用は、頭痛、悪心、めまいでした。適応はBMI30以上、またはBMI27以上で高血圧、脂質異常症、2型糖尿病などを1つ以上有する患者さんとなって

第3章　肥満症の治療
肥満の薬物治療

います。

〈フェンテルミン・トピラマート合剤〉

　向精神病薬である中枢性刺激薬であるフェンテルミンと抗てんかん薬であるトピラマートの合剤です。BMI27 ～ 45の肥満症患者に対して56週投与した試験において、体重減少は10.2kg、5％体重減少達成率は70％でした。副作用は頻脈、しびれ、味覚障害、口内乾燥、便秘、不眠などです。適応はロルカセリンと同様です。

〈ナルトレキソン・ブプロピオン合剤〉

　薬物依存症の治療に使用されているオピオイド受容体拮抗薬のナルトレキソンと抗うつ薬であるドパミン再取り込み阻害薬のブプロピオンの合剤です。臨床試験では、56週の服用により体重減少6.2kg、5％体重減少達成率は50.5％でした。副作用は嘔気、頭痛、便秘、血圧や脈拍数の軽度上昇です。

　肥満症治療薬はこれまで数多く開発されてきましたが、有効性や安全性の面で問題が生じ、市販にまで至るケースが非常に少ないとされています。それらを考えてみても、やはり肥満症の治療は食事・運動・行動療法が主体であり、薬物療法はそれらがうまく行くように患者さんのモチベーションを上げるためや、体重減少の停滞期を乗り切るために利用するなど、補助的にうまく使用していくことが重要と思われます。

まとめ

　肥満症治療薬は単なる肥満ではなく、肥満症に対して行われます。肥満症治療薬はその機序より主に3つのカテゴリー (中枢性食欲抑制薬、吸収阻害薬、代謝促進薬)に分類され、現在、欧米を含めると数種類が市販されていますが、日本では1種類のみとなっています。肥満症の治療は食事、運動、行動療法が基本となりますが、肥満症治療薬はそれを補うものという考え方が重要です。

28 肥満・糖尿病に対する外科治療

四谷メディカルキューブ　減量・糖尿病外科　センター長　笠間　和典
関　洋介

●肥満に対する外科治療は1950年代から行われています
●近年、腹腔鏡下手術の普及により、世界中で年間60万件も行われる手術となっています。
●日本でも腹腔鏡下スリーブ状胃切除術が保険適応となりました。
●外科治療は糖尿病に対しての効果が高く、海外のいろいろな糖尿病の学会では手術が治療のオプションとして、ガイドラインに採用されています。

はじめに

　合併症を伴う肥満（＝肥満症）に対しては、食事・運動・薬物・行動療法といった内科治療がまず行われます。しかし、一時的な減量が得られても、長期にわたる減量効果の維持が困難なケースが非常に多く、高い確率でリバウンドを来します。そのため結果的に、肥満合併疾患に対する治療としても不十分となることが多くなってしまいます。こうした"内科治療抵抗性"の高度肥満症例に対して、欧米では1950年代から、手術による治療（bariatric surgery＝減量手術）が行われてきました。"bariatric"とは、キリシャ語で「重さ」を意味する"baros"と、「医療」を意味する"iatreia"を組み合わせた新しい言葉です。数年前までは一般的な英語の辞書には載っていない言葉でしたが、現在、欧米では広く普及し多くの辞書に掲載され、人々の知る言葉となってきています。

肥満外科治療とは

　世界的な肥満人口の増加に加えて、1990年代の腹腔鏡手術の発達によって手術の安全性・低侵襲性が向上すると、減量手術は急速に普及しました。2015年には世界で約58万件が行われています。ちなみに日本で最も多い上部消化管手術は胃がんの手術です。世界で最も胃がんの治療が進んでいる日本ですが、日本における腹腔鏡下胃がん手術は2015年には約9000件程度でした。この数から見ても、この手術が欧米においては、上部消化管の手術の主要な部位を占めており、一般的な治療として確立していることが理解されると思います。

　また、この手術は単なる減量だけでなく、肥満関連疾患に高い効果を示しており、特に2型糖尿病の高い寛解率から、「代謝手術metabolic surgery」という概念が出てきています。米国糖尿病学会では2型糖尿病の治療として、外科治療も治療オプションとして、治療のアルゴリズムの中に入れています。しかしながら、本邦ではまだ限られた施設でのみ行われているのが現状です。

減量手術の術式

　減量手術のコンセプトは、①胃を小さく形成し、食事摂取量を少なくする（restriction）、

第3章 肥満症の治療
肥満・糖尿病に対する外科治療

図1　手術の種類

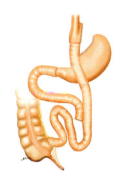

1　腹腔鏡下胃バイパス術

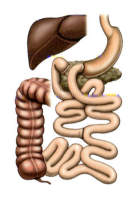

2　腹腔鏡下スリーブバイパス術

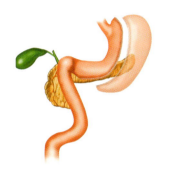

3　腹腔鏡下スリーブ状胃切除術

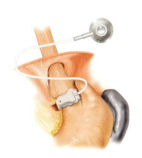

4　腹腔鏡下胃バンディング術

②小腸をバイパスし栄養吸収効率を下げる（malabsorption）、の2つからなります。安全性ならびに治療効果の観点から、術式は歴史的変遷を経てきましたが、現在は主に4種類の術式が広く行われています（図1）。

　図1における1、2の術式が食事摂取量を少なくして栄養吸収効率を制限する方法を伴うもの、3、4が食事摂取量を少なくするだけのものと定義されています。

　肥満患者の開腹手術の困難性、鏡視下手術の低侵襲性・良好な視野展開などの理由から、減量手術92％は鏡視下手術で行われています（図2）内視鏡下手術の図。鏡視下手術とは、従来のお腹を大きく開ける手術ではなく、小さな創で、筒をいくつかお腹に挿入してそこからカメラや長い道具を入れて、お腹の中で手術をする方法です。技術的に容易ではありませんが、内視鏡外科技術の普及や経験の増加により、減量手術の手術死亡率（術後30日以内の死亡）は0.28％であり、その困難性にもかかわらず安全に施行されているといえます。ちなみに本邦における胃切除術の手術成績、安全性は世界のトップであると自負していますが、日本外科学会による症例登録データベース（NCD）によると腹腔鏡下胃切除術の手術死亡率は0.45％、腹腔鏡下胃全摘術は0.98％とされています。これから考えると、手術難易度が増す重症肥満

図2　開腹手術と腹腔鏡手術

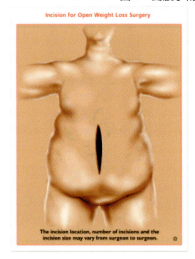
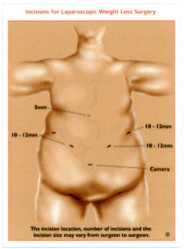

手術風景

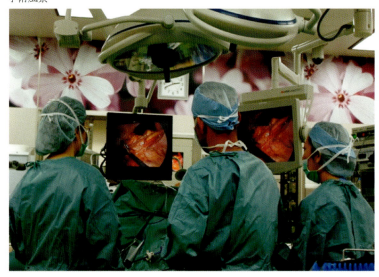

患者において0.3％以下の手術死亡率は決して高いものでないことが理解されるでしょう。

　本邦では、この手術を行っている施設は現在25施設程度、年間300例に満たない状況ですが、2014年から4つの術式のうち1つの術式だけが保険適応となり、徐々に増えてきています。本邦での成績は合併症、減量効果、肥満関連疾患に対する効果いずれの成績も、欧米の成績に匹敵する良好な結果が報告されています。

なぜ減量手術で体重が落ちるのか？？

　減量手術は単純に胃を小さくして食べられなくするので体重が落ちるというわけではありません。もっと生理学的な機序、すなわち内分泌、神経系を介して脳や肝臓、膵臓などへの消化管からのシグナルとかえるという作用があると考えられています。

第3章　肥満症の治療
肥満・糖尿病に対する外科治療

図3　ダイエットと減量手術の比較

ダイエットと減量手術は
相反するものである

	ダイエット	減量手術
食欲	⬆	⬇
空腹感	⬆	⬇
満足感	⬇	⬆
Ghrelin	⬆	⬇
PYY	⬇	⬆
エネルギー消費	⬇	⬆
ストレス反応	⬆	⬇
嗜好の変化	➡	⬆

Lee Kaplan, Stylopoulos,Le Roux CW

　グレリンという名の空腹感を促すホルモンの分泌は、食事療法で体重を落とした後には、分泌が亢進し常にお腹が空いたという状態となりリバウンドをきたしやすくなりますが、減量手術後には著明に減少するため、空腹感があまり起きなくなります（図3）。また、満腹感を起こす小腸、大腸からでるホルモンの分泌も亢進するため、少量でも満足できます。また、もちろん胃が小さくなっているので少量の食事で胃が満たされて満腹感を感じます。

　手術後には食事の嗜好がかわることもよく起こります。術前には油物が好きだった患者さんが術後にはあっさりしたものを好むようになったりします。これは人間だけに起こるのでなく、ネズミに同様な手術を行った後にも、高脂質の餌よりも低脂質の餌を好むようになるという報告がありました。すなわち、体重減少を求めて恣意的に変化させるのではなく、生理的に変化するといえます。また脳内イメージングで術後には摂食中枢の活動が低下することも報告されています。

　また、術後には腸内細菌の変化も起こり、腸内環境の改善が生じることもわかってきています。肥満と腸内細菌は綿密な関係にあり、肥満マウスの腸内細菌を無菌マウスに移植すると、同じ餌を与えていても無菌マウスの体重が増え、減量手術後のマウスの腸内細菌を肥満マウスに移植すると体重が減ることもわかってきています。

減量手術の適応

　米国国立衛生研究所（NIH）などの国際機関や、いくつかの国際学会が、減量手術の適応について声明を出しており、時代が進むにつれて徐々に適応は広がってきています。また、アジア人は欧米人に比べて、低い肥満度で肥満関連疾患を合併しやすいことが知られており、WHOもアジア人に対する肥満対策は、欧米人よりもBMIを2.5引いた数値で考えるべきとしています。

　2011年2月に行われた国際肥満連盟アジア太平洋部会（IFSO-APC）のコンセンサス会議では、アジア人の手術の適応を、①BMI35以上の肥満、②BMI30-35でコントロール不良

161

な糖尿病などの代謝性疾患を持つもの、③BMI27.5以上の場合も手術は治療のオプションとなりうる、としています。

最近、アメリカ糖尿病学会（ADA）の治療ガイドライン2017が発表されました。これは2015年にロンドンで行われた第2回Diabetes Surgery Summit（DSS-2）で、世界中から糖尿病治療に関わる48人の医師が招聘され、糖尿病に対する外科治療（Metabolic Surgery）にかんしての討論を行い、治療のアルゴリズムについて投票により作られたコンセンサスを受けて、発表されたものとなります。この投票権のある医師の構成は外科医は25%にすぎず、内分泌内科医、糖尿病内科医などが大半を占めており、外科医に考えのみに左右されることがないようになっていました。このDSS-2およびそのステートメントは45の学会から支持されており、その中心的役割を果たしたのはInternational Diabetes Federation（IDF）、American Diabetes Association（ADA）、Chinese Diabetes Society, Diabetes Indiaの4つの学会であり、日本糖尿病学会や筆者が理事長を務めるAsia Pacific Metabolic and Bariatric Surgery Societyなどもこの学会を支持する、となっています。

その中で、低いBMIで肥満関連合併疾患を併発しやすいアジア人に対しては欧米人よりもBMIを2.5下げることとなっており、以下にそのステートメントの内容をアジア人に対してのBMIに則って記載します。

1）糖尿病外科治療は、BMI37.5以上のアジア人に対して、その血糖コントロールの良しあしにかかわらず、推奨される　（コンセンサスレベル100%）

2）糖尿病外科治療は、BMI32.5から37.4の生活習慣の変更や内科的治療にもかかわらず不十分な血糖コントロールを有するアジア人に対して推奨される。（コンセンサスレベル97%）

3）糖尿病外科治療はBMI27.5から32.4の内服や注射薬でも良好な血糖コントロールの得られないアジア人に対して、オプションとして考慮されるべきである　（コンセンサスレベル87%）

とされています。このアルゴリズムではBMI27.5以下のアジア人に対しては十分なエビデンスがないため、現在のところ糖尿病外科治療は推奨されていません。（図4）

これを受けて、ADAのガイドラインも肥満を伴う糖尿病患者に対する治療として、同様に推奨しています。

BMI35以上となると日本人糖尿病患者の約1%程度のみと考えられますが、BMIを27.5以上までに適応を拡大すると、全体の15%程度にはなると考えられます。もちろんBMI27.5以上のすべての糖尿病患者が手術の適応となるわけではありませんが、内科治療で十分なコントロールの得られていない肥満糖尿病患者さんには手術は有効な治療オプションとなりうると考えられます。

本邦における保険適応

2014年に減量手術の術式の1つである腹腔鏡下スリーブ状胃切除術が本邦でも保険適応となりました。他のバイパス系の術式を認めず1術式のみであること、適応、点数、施設基準などまだ問題は多いのですが、日本の減量外科にとって大きな一歩であることは間違いありま

図4　アルゴリズム

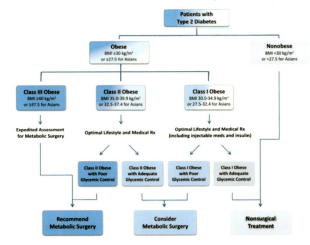

せん。
　腹腔鏡下スリーブ状胃切除術の保険適応は以下のようになっています。
　1）BMI35以上で糖尿病、脂質異常症、高血圧のいずれかを併発している
　2）内科的治療を6カ月以上行っている
　3）本治療を10例以上経験した外科医が常勤する施設で行う
　しかし、前述したように日本人は欧米人に比べて低いBMIで肥満関連合併疾患が発症しやすいことが知られています。そのため日本肥満学会は肥満の定義を欧米よりBMIにおいて5下げて、BMI25から1度肥満、30から2度肥満、35から3度肥満としています。これはそれぞれ欧米のBMI30,35,40と同等な疾病率であり、極めて理論的と思われる。これに反して手術適応は欧米と同じということは理論的とは言い難い状態です。また、肥満関連疾患すなわち外科治療により改善する可能性が高い疾患は多岐にわたるが、その中で糖尿病、脂質異常症、高血圧のみ適応となっているのも問題です。
　また糖尿病治療という観点では、バイパス系の手術の方が効果が高いことがわかっています。とくに重度の糖尿病患者に対してはスリーブ状胃切除術の効果は限定されるため、バイパス系の手術の早期先進医療または保険診療への導入が期待されています。

減量手術の効果（図5）

　大規模メタ解析によると、手術による減量効果は、術式による差異が認められるものの、超過体重減少率（percentage of excess body weight loss; % EWL）にして、47.5-70.1%の高い減量効果が得られたと報告されています。
　スウェーデンで行われた4,000人もの重症肥満患者さんの中で、手術をした患者さんと手

図5　術前後の写真

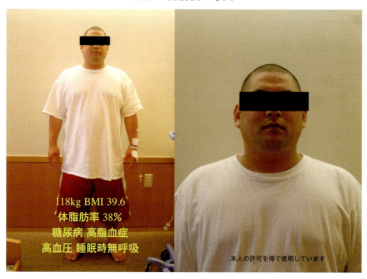

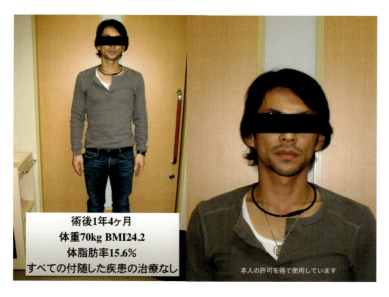

　術をしなかった患者さんを20年にもわたって観察した前向き研究では、術式により若干の違いはありますが、すべての手術は内科治療と比べて長期的な体重減少効果が有意に優れていました（図6）。重症肥満に対する治療としては、唯一外科治療だけが長期間の体重減少を証明されている治療となります。

　また、減量効果のみならず、減量手術は肥満合併疾患に対する極めて高い臨床効果を有することがわかっています。各疾患の寛解率（改善率）はそれぞれ、2型糖尿病76.8％（86.0％）、高血圧61.7％（78.5％）、睡眠時無呼吸症候群　85.7％,脂質異常症（＞70％）と報告されました[2]。

　また、手術をしなかった場合の重症肥満患者群と減量手術をした患者群の長期成績の比較

図5 術前後の写真

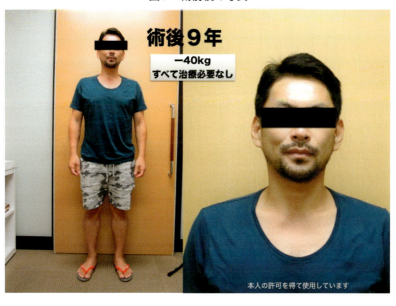

では、手術をすることにより死亡率を30%〜80%も減らすことができると報告されています。

加えて、これらの長期効果、それに伴うQOL改善効果、さらには医療経済に与える正の効果などが示されています。

糖尿病に対する外科治療（Metabolic surgery）

減量手術の糖尿病改善効果は高く、特にバイパスを伴う術式は極めて効果が高いことが、知られています。ある報告では、術式別の糖尿病の寛解率（改善率）はそれぞれ、胃バイパス術で87.3%（93.2%）、スリーブ状胃切除術で66.2%（86.9%）、胃バンディング術で47.9%（80.8%）であり、胃バイパス術は糖尿病による死亡率を92%減らすと報告されています[4]。

医学におけるエビデンスのレベルには様々なものがあります。もっとも高いもの、信頼できる研究結果がランダム化比較試験（RCT）をまとめて解析したものです。RCTとはある治療を受ける群と受けない群をくじ引きで振り分けて、その結果を長期的にみていくという研究方法です。前述のDiabetes careに掲載された論文には、RCTのメタ解析であるレベルIaのエビデンスが示されています。それによると

(1) 現在ある11個のRCT全てにおいて、外科治療は内科治療よりもHbA1Cを低下させることが証明されている。
(2) 外科治療は内科治療より、BMI35以上、およびBMI35以下であっても、体重減少と血糖の降下に内科治療に比べ、有意に効果的である。
(3) 外科治療の優位性は、短期（1年）のみでなく長期的（5年）にも継続する。
(4) 平均HbA1Cの低下は外科治療群で2%、内科治療群で0.5%であった。
(5) 治療開始時のHbA1Cのレベルに関係なく、外科治療ではHbA1Cは約6%となる。

図6　重症肥満に対する内科治療と外科治療の長期比較

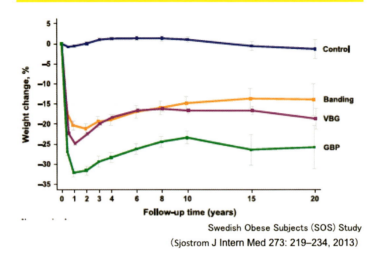

　　(6) スリーブ状胃切除術と比較して、胃バイパス術は高い糖尿病寛解率、良い脂質代謝、
　　合併症率は高いが同等の再手術率、より良い生活の質であった。
と報告されています。
　また、胃バイパス術後には、多くは数日以内に血糖値が安定化し、数日から数週間で糖尿病の治療が必要なくなることが知られています。体重の減少に依存せず糖尿病が改善するメカニズムはまだ十分に解明されていませんが、前腸仮説、後腸仮説という2つの仮説が提唱され、消化管ホルモンの関与が示唆されています。
　前腸仮説とは、十二指腸 - 上部小腸を食物が通過しないことで、インスリン抵抗性を惹起する因子（anti-incretin factor）の分泌が抑えられ、耐糖能が改善するというものです。一方、後腸仮説とは、経口摂取された栄養素が遠位小腸により早く到達するため、glucagon-like peptide 1 （GLP-1）や食欲抑制作用を有するpeptide YY（PYY）などのホルモンの分泌が促進され、耐糖能が改善するというものです。
　いずれにしても、消化管ホルモン、特にGLP-1を中心としたインクレチンが強く関与し、インスリン分泌を促進すると考えられています。実際に、バイパス術後には、術前と比較して総GLP-1レベルにして6倍、インクレチン作用にして5倍の増加が認められています。

日本人2型糖尿病に対する外科治療

　日本人は欧米人と比較して、インスリン分泌能が極めて低いことが指摘されています。加えて、GLP-1誘導体やDPP-IV阻害薬の臨床効果が欧米人と比較して高いことが示唆されています。従って、インスリン分泌障害が病態の本質と考えられる症例に対しては、バイパス系の手術が効果的と考えられています。
　当院における肥満を伴った糖尿病患者さんに対するスリーブバイパス術の臨床的治癒率（薬

剤を使わずにHbA1C6.5％以下）は、1年後で75％、5年後で73％でした。術前インスリン使用患者が手術1年後にインスリンから離脱できた率は97％と高率にインスリンから離脱できました。

　食事刺激によるGLP-1分泌を介して，生理的インスリン分泌を惹起するだけでなく、胆汁酸を介した腸内細菌叢の変化などの外科手術のコンセプトは、日本人の2型糖尿病に対する効果的な治療法の確立、ならびに病態生理のさらなる理解という点において、大きな可能性を秘めていると考えられています。

まとめ

　日本では重症肥満や肥満を伴う糖尿病に対する外科治療はまだよく知られていませんが、海外では治療のガイドラインにも掲載され一般的になりつつあります。日本でも多くの対象になる患者さんがいますので、この治療が今後は日本でも発展していくことと思われます。

第4章
肥満研究最前線

29 肥満は遺伝か？

東京医科歯科大学大学院医歯学総合研究科　メタボ先制医療講座　寄附講座　准教授　橋本　貢士

- 肥満症は遺伝による影響（遺伝因子）と環境による影響（環境因子）が複雑に関連して発症、進行します。
- 遺伝による肥満症ではただ一つの遺伝子の異常（単一遺伝子異常）によるものがあります。
- ヒトの全ゲノム領域を対象としたゲノムワイド関連解析（genome-wide association study：GWAS）により、Fat mass and obesity associated（FTO）遺伝子の一塩基多型（single nucleotide polymorphism: SNP）が肥満症に強く関連していることが最近明らかになりました。しかし、肥満症の発症、進行への関与はあまり大きくありません。
- 環境因子による肥満症の発症、進行への関与のしくみとして、塩基配列の変化を伴わない遺伝子発現制御機構であるエピジェネティクスが想定されています。
- 近年、胎生期から乳児期までの発育環境が、将来の肥満症の発症に影響するというDevelopmental Origins of Health and Disease（DOHaD）仮説が提唱されており、この分子機構としてDNAメチル化などの遺伝子発現のエピゲノム制御が注目されています。

はじめに

　肥満症の発症に遺伝が関わっていることはよく知られています。例えば、体格指数（body mass index（BMI：体重（kg）/身長（m）^{2} の約60％は遺伝の影響を受けていると考えられています。一方、ただ一つの遺伝子の異常（単一遺伝子変異）により発症する肥満は極めてまれであり、多くの場合、複数の遺伝子の異常が肥満症の発症に関わっているとされています。近年、大量の遺伝情報を迅速に解析できる次世代シークエンサーの登場により、ヒトの全ゲノ

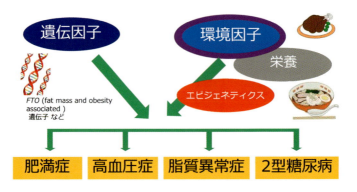

図1　肥満症などの生活習慣病の発症と進行には遺伝因子と環境因子（栄養など）が複雑に関連している

第4章 肥満研究最前線
肥満は遺伝か？

ム領域を対象とした一塩基多型（single nucleotide polymorphism: SNP）を網羅的に検索することが可能となりました。ゲノムワイド関連解析（genome-wide association study：GWAS））により、肥満症に関連する多くのSNPが同定されています。しかしながら、過栄養や運動不足などの環境因子が肥満症の発症に関連することはよく知られており（図1）、環境因子の肥満症への関与に塩基配列の変化を伴わない遺伝子発現制御機構であるエピジェネティクスの関与が想定されています（図2）。特に、胎生期から乳児期までの発育環境が、将来の肥満症や2型糖尿病などの生活習慣病の罹患率を規定するというDevelopmental Origins of Health and Disease（DOHaD）仮説が提唱されており（図3）、この分子機構としてDNAメチル化などの遺伝子発現のエピゲノム制御が注目されています。

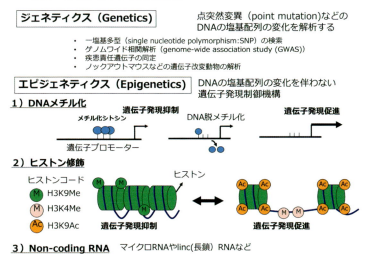

図2　エピジェネティクスとは？

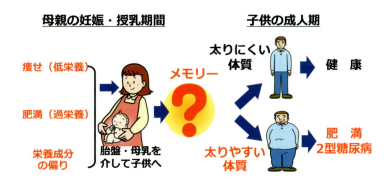

図3　Developmental Origins of Health and Diseases（DOHad）仮説

遺伝子異常による肥満症

　肥満症の中には、ある特定の遺伝子異常で発症するものが知られています。レプチン(Leptin: LEP)、レプチン受容体 (Leptin receptor : LEPR)、Proopiomelanocortin (POMC)、Melanocortin 4 receptor (MC4R)、Single-minded 1 (SIM1)、Brain-derived neurotrophic factor (BDNF)、BDNFの受容体であるTrkBをコードするNeurotrophic tyrosine kinase 2 (NTRK2) およびPOMCのプロセシング酵素であるProhormone convertase subtilisin/kexin type 1 (PCSK1) 遺伝子は、ヒトの肥満症を発症する原因遺伝子 (単一遺伝子変異) としてよく知られています。

・β3アドレナリン受容体 (ADRB3) 遺伝子変異

　白色脂肪組織においてカテコラミンは、β3アドレナリン受容体 (ADRB3) を介して脂肪分解を促進します。1995年にADRB3遺伝子の64番目のトリプトファン(Trp)がアルギニン(Arg)に置き換わるTrp64Arg変異が報告され、この遺伝子変異を持っている人は基礎代謝率が低く、若くして糖尿病を発症することが明らかになりました。実際、ADRB3遺伝子にこの変異があると、カテコラミンによる脂肪分解が低下することが分かっています。しかし生活習慣改善のための保健指導や運動などの介入研究がなされると、ADRB3遺伝子変異は体重や脂肪量の減少に大きく影響しないことが報告されるようになり、現時点では、ADRB3遺伝子変異が肥満症と強く関連しているとは断言できない状況にあります。ADRB3遺伝子変異がBMIや減量効果に影響するのか否かは、人種、性、年齢、生活習慣などを十分に考慮した大規模疫学研究が必要だと考えられています。

・Uncoupling protein (UCP) 遺伝子変異

　Uncoupling protein (UCP) はミトコンドリア膜上に存在する脱共役蛋白質であり、エネルギー代謝や熱産生に深く関連しています。UCPのうち、UCP2遺伝子のSNPが肥満に関与することが報告されています。

GWASにより同定された肥満関連遺伝子

　近年、肥満症に関する大規模なGWAS解析により、多くの肥満関連遺伝子が同定されましたが、中でも、Fat mass and obesity associated (FTO) 遺伝子のSNPがBMIに大きく影響を及ぼしていることが報告されました。FTO遺伝子欠損マウスは野生型マウスと比較して体重が少なく、FTO遺伝子過剰発現マウスは体重が増加するため、FTO遺伝子が肥満症の発症に関連すると考えられます。最近、FTO遺伝子のイントロン中の肥満症に関連するSNPはFTO遺伝子の発現には影響しませんが、ホメオボックス遺伝子であるIRX3遺伝子プロモーターに遠隔的に直接作用しIRX3遺伝子の発現を調節していることが報告されました。IRX3遺伝子欠損マウスでは野生型マウスに比較して体重が少ないことより、IRX3遺伝子が全身の脂肪量や身体組成の調節に関連することが示唆されます。以上により、FTO遺伝子のSNPは遠隔標的であるIRX3遺伝子発現を調節することにより、肥満症の発症と関連すると考えられます。しかし、FTO遺伝子は人類共通の肥満感受性遺伝子であるものの、その肥満感受性の

SNPの保有率は人種によって異なります。例えば欧州人で多く認められるもののアジア、アフリカ人ではその保有率は低いとされています。すなわちFTO遺伝子SNPは肥満症に最も関連が強いが、ヒトにおける肥満症発症についての寄与はあまり大きくないといえます。

肥満とエピジェネティクス

前述のように、GWAS解析の進歩により、肥満感受性遺伝子であるFTO遺伝子のSNPと肥満症との関連は極めて強いことが明らかになりました。しかし、単一遺伝子異常による肥満症を除き、遺伝因子だけで、ヒト肥満症は必ずしも発症しないことも明らかになってきています。つまり近年の世界的規模で増加している肥満症の発症および進行の原因を、遺伝因子だけで説明するのは不可能なのです。肥満症の発症と進行には遺伝因子に加えて、環境因子が重要です。環境因子による肥満症の発症および進行の分子機構として、塩基配列の変化を伴わないDNAメチル化やヒストン修飾などのエピジェネティクスによる遺伝子の発現制御（エピゲノム制御）が注目されています（図2）。

・母体の低栄養とエピジェネティクス

エピジェネティクスが肥満を含む生活習慣病の発症に深く関与していることを示唆する史実として、Dutch Famine（オランダ飢饉）があります。第2次世界大戦末期（1944年12月～1945年4月）にオランダ西部に、ナチスドイツが侵攻して食糧遮断を行いました。その冬は寒さが厳しく、水路による食糧輸送が困難で、約1カ月後に連合軍によって食糧供給が再開されましたが、その間住民は著しい低栄養状態に暴露され、多くの餓死者が出ました。1日摂取エネルギーは400～800kcalと栄養失調状態にあり、その時に妊娠中もしくは妊娠し、低栄養状態に暴露された母親から生まれた子供には、メタボリックシンドローム、糖尿病などの生活習慣病および虚血性心疾患、精神疾患が多く発症しています（図4）。胎児期にこの飢饉を経験した子供では、インスリン様成長因子2遺伝子（IGF2）プロモーターのDNAメチル化

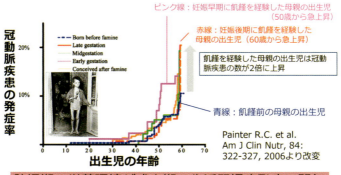

図4 オランダ飢饉（1944-1945）

オランダ飢饉を経験した妊婦からの出生児は成人後に肥満や耐糖能障害を発症しやすい。

胎児期の栄養環境が成人期の生活習慣病発症に関与

が有意に低下しており、またその状態が60歳に至るまで維持されていました。これはまさに胎内環境がエピジェネティックな変化を惹起し、しかもその状態が長期に維持される「エピジェネティックメモリー」の存在を示唆しています。

　胎児期の低栄養を再現する動物モデルとして、子宮内発育遅延（Intrauterine growth retardation:IUGR）モデルがあります。子宮動脈結紮によって作成されたIUGRマウスは出生直後には低体重を呈しますが、その後急激に体重が増加し、対照群と体重差が見られなくなります（catch-up growth）。このマウスの成獣期に高脂肪食を与えると対照群と比較して明らかに体重と体脂肪量が増加します（図5）。IUGRラットは膵臓の発生と膵β細胞の分化に重要な転写因子であるPancreatic and duodenal homeobox（Pdx）1遺伝子の発現量が低下するため、2型糖尿病を発症します。IUGRラット膵β細胞では、対照群に比べて、Pdx1プロモーターのDNAメチル化が顕著に増加し、同時にPdx1の発現量は低下していました。またIUGRラットの膵臓における遺伝子のDNAメチル化の網羅的な解析によると、DNAメチル化変化が観察されたのは主に遺伝子間の領域（intergenic region）であり、いくつかの遺伝子でDNAメチル化変化とその遺伝子発現が逆相関していました。実際、ヒトIUGR新生児の臍帯血由来の造血幹細胞において、糖代謝に重要な転写因子Hepatocyte nuclear factor 4 alpha（HNF4A）をはじめとする、複数の遺伝子座のDNAメチル化に対照群との差が検出されています。また妊娠中に母親が炭水化物の摂取を制限すると、児の臍帯血中でのレチノイドX受容体α（RXRA）遺伝子プロモーターのDNAメチル化が増加し、そのDNAメチル化状態は児の9歳時における肥満とよく相関していることが報告されています。

・母体の過栄養とエピジェネティクス

　一方、妊娠期から授乳期の母親の過栄養、肥満および耐糖能異常も、出生児の将来の肥満と密接に関連しています。高脂肪食により過栄養にした母獣マウスの産仔マウスが肥満や糖尿病、非アルコール性脂肪肝炎（NASH）などを発症することが知られています。

　アメリカのアリゾナ州に定住するピマインディアンの解析で、肥満2型糖尿病の母親から生まれた子供は、BMIが高値で、肥満2型糖尿病に罹患するリスクが高いことが知られています。また、妊娠前のBMIが$30kg/m^2$以上の母親から産まれた新生児の解析では、臍帯血中の白血球ゲノムにおいてPLAGL1（Pleiomorphic adenoma gene-like1）遺伝子のDNAメチル化の増加とMEG3（Maternally expressed gene 3）遺伝子およびレプチン遺伝子（LEP）のDNAメチル化の減少が認められ、妊娠中の母親の栄養状態が児の遺伝子のDNAメチル化に影響すると考えられます。

・父親の栄養環境と肥満症

　父親の栄養環境が、世代を超えて子供の健康に影響を与える可能性があることは疫学的に知られています。例えば1890年〜1920年にスウェーデンで生まれた300人について、作物の収穫記録から祖父や父親が思春期に摂取した食物量を推定し、父方の祖父の食事量が多いと孫が糖尿病に罹患しやすく、父親が飢饉を経験していると子供が心臓病に罹患しやすいとの調査結果が報告されています。動物実験では、交配前の雄ラットに高脂肪食を与えると、その

雌性の仔において膵β細胞のインターロイキン13受容体α2遺伝子（Il13ra2）のDNAメチル化が低下し、その発現の増加が観察され、同時にインスリン分泌が低下し耐糖能が悪化することが報告されています。また父親の肥満症は精子のマイクロRNAの量とDNAメチル化の状態を変化させ、子孫の肥満症に影響することがマウスで報告されています。ショウジョウバエでは雄ハエに2日間糖質を与えるだけで、子（F1）の肥満を誘導することが報告されています。これは短期間の父親への栄養介入が精子のエピゲノム変化を惹起し、子に影響を及ぼすことを示唆しています。このようにこれらの知見は、父親の栄養状態が、子供の胎生期のエピゲノム変化を規定し、さらにその変化が世代を超えて受け継がれる可能性を示唆しています。母親（F0）の妊娠期に栄養状態の変化が生じると直接的に子宮内の胎児にその影響が及びます。その際に胎児（F1）の生殖細胞系にも影響が及ぶため、F0に対する影響はF2まで及ぶと考えられます。父親（F0）への栄養状態の変化は、精子のエピゲノム変化（DNAメチル化、マイクロRNAなどの変化）を惹起し、健常な母親と交配した場合、間接的に精子を介して胎児（F1）に影響を及ぼします。しかし、それ以降の世代への影響（精子におけるエピゲノム変化は継世代的に維持されるのかなど）はいまだに明らかになっていません（図6）。

図5　低栄養の母親から生まれた低出生体重マウスは太りやすい

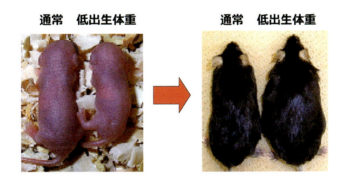

Yura S et al. *Cell Metab.*1:371-378.2005より改変

乳児期の肝臓における脂質代謝関連遺伝子のエピゲノム制御

我々が出生前から離乳後のマウス肝臓における遺伝子のDNAメチル化の網羅的解析を行ったところ、乳仔期において最も遺伝子のDNAメチル化が大きく変化し、中でもcarnitine palmitoyltransferase 1A（Cpt1a）、Acyl-CoA Oxidase 1（Acox1）およびEnoyl-CoA, Hydratase/3-Hydroxyacyl CoA Dehydrogenase（Ehhadh）などの脂肪酸β酸化関連酵素遺伝子のDNA脱メチル化が亢進していることを見いだしました。さらにこれらの脂肪酸β酸化関連酵素遺伝子のDNA脱メチル化は核内受容体であるperoxisome proliferator-activated receptor（PPAR）αの活性化によって惹起されることを明らかにしました。また脂肪合成の律速酵素Glycerol-3-phosphate acyltransferase（GPAT）1遺伝子（Gpam）プロモーターは胎仔期にはDNAメチル化酵素（メチルトランスフェラーゼ）であるDnmt3bによってDNAメ

チル化され、転写因子Sterol regulatory element binding protein(SREBP)-1cのプロモーターへのリクルートが阻害されていますが、生後、DNA脱メチル化が生じ発現が増加することを見いだしました。さらに胎仔期〜新生仔期における母獣の過栄養が新生仔のGpamプロモーターのDNA脱メチル化を促進します。これら一連の知見によって、胎児期〜乳児期における栄養環境が、肝臓の脂質代謝機能を遺伝子のDNAメチル化を介して制御していることが明らかになりました（図7）。すなわちこの時期の栄養環境が、将来の肥満症の発症に大きく関与していることが示唆されています。

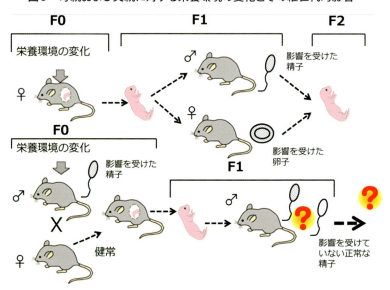

図6　母親および父親に対する栄養環境の変化とその継世代的影響

エピゲノムワイド相関解析(Epigenome-wide association study:EWAS)

　DNAメチル化に注目した遺伝子のエピゲノム変化を網羅的にプロファイリングして疾患感受性との相関を探索する解析が新たな疾患研究手法として注目されています。最近EWAS解析によって、HIF3A遺伝子の第1イントロン内の3つのCpG部位（塩基配列上CGの繰り返しが認められ、その配列部位のC（シトシン）がDNAメチル化を受ける）のDNAメチル化がBMIと相関することが明らかになりました。この3つのCpG部位のうち1カ所のDNAメチル化が10％増加すると、BMIは3.6％（平均BMIが27 kg/m^{2}であるコホートで、BMIで0.98kg/m^2）増加することが明らかとなりました。EWAS解析は、GWAS解析と比較して、組織や細胞特異的な影響を受けやすく、また年齢、性別、薬物投与歴などを考慮してデータを慎重に解釈するべきですが、今後さまざまな疾患、病態についての応用が期待されています。

肥満症の治療におけるエピジェネティクスの関与

　思春期の過体重（over weight）もしくは肥満者にさまざまな手法で体重減少の治療介入を10週間行うと、体重減少の効果のあった人となかった人で、AQP9（aquaporin 9）、DUSP22（Dual-specificity phosphatase 22）、HIPK3（Homeodomain-interacting protein kinase 3)、TNNT1（Troponin T type 1）およびTNNI3（Troponin I type 3）遺伝子内もしくは近傍のゲノム上のCpG部位のDNAメチル化の変化が異なることが明らかになりました。さらに栄養介入によって治療介入前体重の5％以上減量に成功した人たちの中で、介入中止後に体重が戻ってしまった人と戻らなかった人を比較したところ、前者でPOMC 遺伝子のDNAメチル化の増加、NPY（Neuropeptide Y）遺伝子のDNAメチル化の減少を認めました。このように肥満者への栄養介入や運動療法の効果についても肥満や食欲関連遺伝子のDNAメチル化が大きく関与していることが示唆されています。

図7　周産期におけるDNAメチル化を介した肝臓の脂質代謝機能獲得

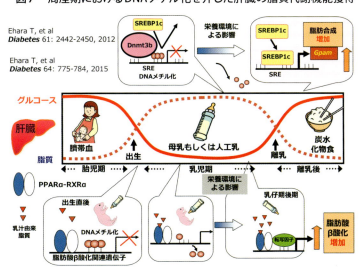

〈脚注〉

図1　環境因子の肥満症などの生活習慣病への関与に塩基配列の変化を伴わない遺伝子発現制御機構であるエピジェネティクスの関与が想定されています。

図6　母親への栄養環境の変化は、F1胎児の生殖子にも直接影響するため、F2まで伝播します。父親への栄養環境の変化はF0の精子に影響を及ぼし、その影響はF1に伝播しますが、その後の世代ではどのような影響を及ぼすかはいまだ明らかになっていません。

まとめ

　肥満症の発症と進行には、遺伝因子と環境因子が複雑に関連しています。環境因子が遺伝子発現を制御する分子機構として、エピジェネティクスとくにDNAメチル化修飾が注目されています。次世代シークエンサーの進歩により、肥満症患者と健常者のDNAメチル化パターンが肝臓や脂肪組織などの肥満症に関連する臓器および組織で異なっていることが明らかになってきています。遺伝子におけるSNPなどの多型と同じく、遺伝子のDNAメチル化パターンの差異が肥満症の発症、進行と関連している可能性があり、この分野の研究が精力的に進められています。

30 肥満の原因遺伝子はどこまでわかったか？

獨協医科大学越谷病院　糖尿病内分泌・血液内科　准教授　土屋　天文

- 肥満の形成には遺伝因子と環境因子の両者が関与します。
- 単一の遺伝子異常を原因とする肥満も存在しますが、その頻度は極めて低いものです。
- 一般的な肥満の形成には肥満になりやすくなる遺伝子が複数関係していますが、遺伝子1つ1つの影響はそれほど強くはありません。
- 肥満の形成に関連する遺伝子の研究は食欲調節やエネルギー代謝機構の理解だけでなく、新たな治療法の開発などに対して有用な情報を与えてくれています。

はじめに

　肥満の形成に遺伝因子が関与していることは、これまでの疫学的調査により分かっています。1994年のレプチンの発見以来、食行動およびエネルギー消費調節機構の分子レベルでの解明が飛躍的に進み、この機構に関連した単一遺伝子の異常がヒトでの肥満を引き起こすことが分かってきました。また、Alstrom症候群、Bardet-Biedl症候群など以前から知られている遺伝性の症候性肥満を呈する疾患群においても、その原因となる遺伝子や染色体の異常が多くの疾患で明らかとなってきています。しかし、このような単一遺伝子の異常を原因とする肥満は非常にまれなものです。一般的なヒトの肥満は、複数の遺伝子が少しずつ関与している多因子遺伝形式であると考えられています。（図1）つまり、食欲やエネルギー代謝に関わる複数の遺伝素因が規定する"肥満になりやすい"体質を持っているところに、過食や運動不足などの環境因子による影響が加わって体重が増加していきます。環境因子の中にはエピジェネティクスを介した影響も考えられますが、元々の"肥満になりやすい"体質はヒトゲノムの個人による

図1　遺伝性疾患とは、染色体や遺伝子の異常によって起きる病気のことで、染色体異常症、単一遺伝子病、多因子遺伝疾患などがあります。親が持っている染色体や遺伝子の変異が子供に伝わる（遺伝する）場合と、親自身は正常でも突然変異によって子供が病気になる場合があります。

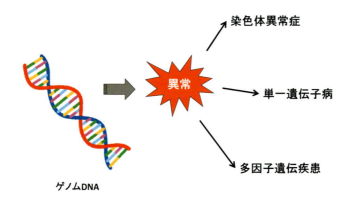

違い、特に一塩基多型（Single Nucleotide Polymorphism、SNP）によって決定されていると考えられています。これらの多型はそれだけでは肥満を引き起こすことはできませんが、他の多型と相互に影響を重ね合わせて"肥満になりやすい"体質を作り出しています。このように肥満の形成に関与しながらも単独ではその作用が弱い遺伝子は、肥満感受性遺伝子（肥満関連遺伝子）と呼ばれています。現在まで、倹約遺伝子群やFTO（fat mass and obesity associated）遺伝子に存在する多型など、数多くの肥満感受性遺伝子（多型）が発見されています。（図2）

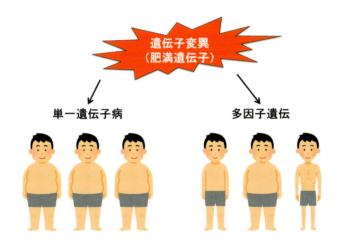

図2　単一遺伝子病と多因子遺伝の違い：単一遺伝子病の場合は肥満になることが避けられませんが、多因子遺伝では全員が肥満になるわけではありません。

単一遺伝子異常による肥満

　遺伝性に高度な肥満を呈するマウスの遺伝子解析の結果、5種類の肥満遺伝子（ob、db、agouti、fat、tub）が次々と同定されました。特にob遺伝子から作られたタンパク質であるレプチンの同定はこの分野の研究を飛躍的に発展させました。レプチンは脂肪細胞より分泌されるホルモンであり、主に視床下部を介して摂食抑制作用とエネルギー代謝亢進作用を持ち合わせています。レプチンの摂食抑制作用の一部は、レプチン受容体の発現する視床下部弓状核（ARH）ニューロンにおいて合成が刺激された前駆体分子プロオピオメラノコルチン（POMC）由来のα-MSH（α-melanocyte stimulating hormone）産生を促進し、4型メラノコルチン受容体（MC4R）を活性化させるためと考えられています。これらのレプチン-POMC-MC4R系に関わる遺伝子に1つでも異常があるとヒトでも高度な肥満を引き起こすことになります。このような単一の遺伝子の異常により先天的に肥満を呈する病態では、多くの場合は幼少期からの著しい肥満を認めますが、その頻度は極めてまれなものです。遺伝形式は基本的にメンデルの法則に従います。

　1）レプチン遺伝子異常症

　1997年にパキスタンでこの遺伝子異常を保有する最初の家系が見つかりました。近親結婚歴が濃厚な家系であり、この遺伝子異常による肥満は常染色体劣性遺伝形式を示していました。

ホモ接合体である患児の生下時の体重は正常範囲内でしたが、出生直後より異常な過食と体重増加の出現が認められています。しかし、ヘテロ接合体である両親には肥満を含めた身体的異常は認められません。この遺伝子異常のホモ接合体では血中のレプチン濃度が著しく低くなりますが、肥満以外にも視床下部性性腺機能低下症も合併して二次性徴の発来がみられないことや交感神経系の活動低下なども認められます。

2）レプチン受容体遺伝子異常症

北アフリカの近親結婚歴のある肥満家系においてレプチン受容体遺伝子変異が同定されています。レプチン遺伝子異常症と同様に常染色体劣性遺伝形式であり、生下時の体重は正常範囲内でしたが、出生直後からの著明な体重増加および視床下部性性腺機能低下症を示します。本症では高レプチン血症が認められます。

3）POMC遺伝子異常症

POMCはACTH、MSHおよび複数の生理活性ペプチドの共同前駆体分子であり、プロセッシングを受けてそれぞれのPOMC関連ペプチドが産生されます。POMC遺伝子あるいはPOMCのプロセッシングの異常はα-MSHなどのメラノコルチンの産生を障害して、ヒトの肥満の成因となります。1998年に初めて報告されました。生下時体重は正常でしたが、生後数カ月から著しい肥満、副腎皮質機能不全および赤毛が認められます。ACTH欠損による副腎皮質機能不全により生後7カ月で死亡した例もあります。常染色体劣性遺伝形式と考えられていましたが、他の肥満家系においてもこの遺伝子異常が発見されており、最近では遺伝子変異によるPOMC蛋白の機能欠損の程度と臨床症状が関連する共優性遺伝形式であると考えられています。

4）プロホルモン変換酵素1（Prohormone convertases 1、PC1）遺伝子異常症

プロインスリン、POMCを含むホルモン前駆体のプロセッシングに関与する遺伝子であり、本遺伝子変異を複合ヘテロ接合体あるいはホモ接合体の形でもつ複数の家系が報告されています。プロインスリンとPOMCの増加を伴う幼少期からの肥満、副腎皮質機能不全、反応性低血糖および消化吸収不全を呈することが知られています。

5）MC4R遺伝子異常症

単一遺伝子異常による肥満症の中で、現在のところ最も高頻度な疾患です。1998年の最初の報告においては常染色体優性遺伝形式を示していましたが、その後の多数家系での検討の結果から本症は共優性遺伝形式と考えられるようになりました。生下時体重は正常であり、生後数カ月から体重増加が始まる例もあれば、思春期以降の肥満発症例もあります。過食による肥満以外には大きな内分泌・代謝異常を示さない点が特徴的です。

6）ペロキシソーム増殖剤活性化受容体（Peroxisome proliferator-activated receptor γ、PPARγ）遺伝子異常症

PPARγは脂肪細胞分化の主要な調節因子の一つであり、インスリン感受性にも関わっています。

1997年にドイツ人の高度肥満者においてこの遺伝子の異常がヘテロ接合体の形で発見されました。常染色体優性遺伝形式を示しており、この遺伝子変異によりPPARγの異常な活性化が起こり、脂肪細胞の肥大が生じると考えられています。

7）BDNF遺伝子異常症/TrkB遺伝子異常症

脳由来神経栄養因子（Brain-derived neurotrophic factor、BDNF）は神経細胞の生存や成長、シナプスの可塑性の維持などに不可欠な神経系の液性蛋白質であり、標的細胞表面上にある特異的な受容体であるTrkB（Tropomyosin-related kinase B）に結合してその作用を発揮します。マウスを用いた実験によりこのBDNF-TrkB系の異常が肥満を引き起こすことが知られていましたが、2004年ならびに2008年にこの遺伝子異常がヒトにおいても過食や精神発達遅滞を伴う高度な肥満の原因であることが報告されました。常染色体優性遺伝形式を示します。

遺伝性の症候性肥満

多彩な臨床症状の一つとして症候性肥満を認める比較的まれな遺伝性疾患群が以前より知られています。多くの場合、肥満以外に精神発達遅滞や性腺発育不全、筋骨格系の異常を伴っています。これらの疾患群においても、その原因の遺伝子あるいは染色体異常が明らかになってきました。

1）Alstrom症候群

小児期から肥満を呈し、インスリン抵抗性と糖尿病、難聴などの知覚神経異常を伴います。その他にも拡張型心筋症、肝機能障害、甲状腺機能低下症、男性性腺機能低下症などを合併する場合もあります。常染色体劣性遺伝形式を示す、まれな疾患です。ホモ接合体マッピングおよびexpression sequence taq（EST）を利用した解析により本症の原因遺伝子ASMS1が同定されましたが、その詳細な機能はまだ明らかではありません。

2）Bardet-Biedl症候群

本症候群は、以前はLaurence-Moon-Biedl症候群と総称されていましたが、最近では単一の疾患単位としてBardet-Biedl症候群と呼ばれています。頻度はAlstrom症候群よりも高いです。小児期からの肥満、網膜色素変性、精神発達遅延、外陰部低形成、多指症、腎奇形などを主徴とします。糖尿病や高血圧症の合併も多くみられます。原則的に常染色体劣性遺伝とされており、これまで原因遺伝子としてBBS1〜BBS14までの14カ所が同定されていますが、原因不明例もまだ多いです。

3）Prader-Willi症候群

筋緊張低下、精神発達遅滞、性腺機能低下、低身長、奇形（アーモンド様眼裂）などとともに肥満、糖尿病を呈する症候群です。15番染色体長腕のうちセントロメア側に位置する15q11から15q13に原因遺伝子座が存在しており、この領域の欠失などの染色体異常またはimprintingの異常による遺伝子群の発現低下などに起因すると考えられています。本症候群に認められる過食、肥満、性腺機能低下は視床下部の機能異常によるものとされています。

4）Carpenter症候群

尖頭多指癒合症とも呼ばれ、頭蓋骨縫合早期癒合を伴った尖頭と内眼角贅皮、扁平鼻橋、高アーチ型口蓋などによる特異な顔貌を示し、合指趾症や知能障害、肥満を伴う非常にまれな症候群です。原因遺伝子は第6番染色体に位置するRAB23遺伝子です。常染色体劣性遺伝を示します。肥満は躯幹性であり、体幹から臀部の肥満が特徴的です。

5）Cohen症候群

低身長や小頭症、特有な顔貌、筋緊張低下、精神発達遅滞、脈絡網膜性ジストロフィーや近視などの眼の異常、顆粒球減少症などとともに肥満を呈する症候群です。1973年に初めて報告された比較的歴史の浅い疾患ですが、原因遺伝子としてCOH1遺伝子の機能欠失型変異が同定されています。常染色体劣性遺伝形式を示します。

倹約遺伝子

アメリカの人類遺伝学者Nealは、現代人の肥満の原因となる遺伝子多型は我々の祖先が狩猟や採集生活を営んでいた時代に獲得した摂取エネルギーをより効率的に貯蔵できる遺伝子多型に起源がある、という倹約遺伝子仮説を提唱しました。原始社会のみならず現代でも先進国を除いては人類の大多数は常に飢餓との戦いの中にあります。食料事情が悪い状況では少ない食料からエネルギーを最大限吸収して、さらに消費エネルギーを最小限に抑えることが生存に有利であるため、この目的にために遺伝子が変異したと考えられているのが倹約遺伝子（thrifty gene）です。現代人の多くがこのような遺伝子を受け継いでいますが、食料事情が改善して豊かな食生活が得られるようになると、逆に肥満や糖尿病などの生活習慣病になりやすくなってしまいます。しかし、倹約遺伝子一つ一つの作用はとても弱いため、それだけでは肥満には至りません。普段からの食事や運動など正しい食生活を意識していれば、肥満にならずに健康的な人生を送ることができます。以下、代表的な倹約遺伝子を紹介します。

1）β3 - アドレナリン受容体（adrenoceptor beta 3、ADRB3）遺伝子

この遺伝子は褐色脂肪細胞と白色脂肪細胞に主に発現しており、交感神経系の刺激を受けることにより、熱産生と脂肪分解を行っています。1995年にアメリカのアリゾナ州に居住するピマ・インディアンからこの遺伝子の変異（アミノ酸多型）、Trp64Arg（β3 - アドレナリン受容体の64番目のアミノ酸がトリプトファンからアルギニンに変異している）が54％もの高頻度で見つかり、この変異があると肥満や糖尿病になりやすいことが分かりました。日本人でも約3人に1人の割合でこの遺伝子変異を有しています。この遺伝子変異があると安静時代謝量が一日当たり約200Kcal低下し、痩せにくい体質であるといわれています。

2）PPARγ遺伝子

この遺伝子は核内受容体であり、前に述べた通り脂肪細胞の分化に主要な役割を果たしています。PPARγ1、γ2とγ3の少なくとも3種類のアイソフォームが存在することが知られており、1つの遺伝子から選択的スプライシングにより産み出されたこれらのアイソフォームはそれぞれ発現や分子構造が異なっています。フィンランド人での研究によりPPARγ2のアミノ酸多型（Pro12Ala、12番目のアミノ酸であるプロリンがアラニンに変異）が肥満と関連することが報告されています。変異があってこの遺伝子の機能が低下した方が痩せやすい体質であるといわれています。マウスを用いた研究ではこの遺伝子が欠損すると高脂肪食を与えても肥満になりにくくなることが分かっており、倹約遺伝子の代表的な例と考えられています。

3）脂肪酸結合タンパク質2（Fatty acid binding protein 2、FABP2）遺伝子

FABPは細胞内で脂肪酸と結合して、脂肪酸の細胞内輸送に関わっている蛋白質です。そのうちFABP2は腸管に発現し、遊離脂肪酸の腸管からの吸収に重要な役割を果たしています。この遺伝子のアミノ酸多型（Ala54Thr、54番目のアミノ酸であるアラニンがトレオニンに変異）も肥満との関連が報告されています。

4）脱共役蛋白質1（Uncoupling protein 1、UCP1）遺伝子

　この遺伝子は褐色脂肪細胞における熱産生の中心的な役割を果たしています。ヒトUCP1遺伝子多型（-3826 G/A、）はβ3-アドレナリン受容体遺伝子の多型（Trp64Arg）とともに、1990年代に報告された最初の肥満遺伝子多型です。両遺伝子とも貯蓄したエネルギーを消費することに関わる遺伝子であり、その機能を低下させるような多型が倹約遺伝子になります。この遺伝子の多型はアミノ酸変異ではなく、UCP1遺伝子の上流3826bpに位置する塩基がグアニンからアデニンに変異しているプロモーター領域の多型であり、UCP1遺伝子の発現を調節している可能性が考えられています。

5）その他

　これまで紹介した以外にも、AGER（Advanced glycosylation end-product specific receptor）遺伝子、LTA（lymphotoxin-α）遺伝子、β2-アドレナリン受容体（adrenoceptor beta 2、ADRB2）遺伝子、KCNJ11（Potassium voltage-gated channel subfamily J member 11）遺伝子、AGT（Angiotensinogen）遺伝子、ABCC8（ATP binding cassette subfamily C member 8）遺伝子など多数の倹約遺伝子の候補が見つかってきています。

ゲノムワイド関連解析による肥満感受性遺伝子多型の同定

　これまで紹介してきた肥満の原因遺伝子は、肥満家系を利用して原因遺伝子を絞り込む「連鎖解析」と呼ばれる方法や、体重に影響を与えると考えられる食行動やエネルギー代謝に関わった機能をもつ遺伝子について調べる「候補遺伝子解析」という方法を使って肥満遺伝子の同定がなされてきました。しかし、これらの遺伝子だけでは一般の「肥満になりやすい体質」の全てを説明することはできません。単一遺伝疾患の原因遺伝子や染色体の病気による染色体異常は、それだけでその病気を発症させてしまう決定因子ですが、多因子遺伝による一般の肥満の場合は肥満を引き起こす個々の遺伝子変異はあくまで「危険因子（リスク）」であり、一つの遺伝子変異がもつ影響力はとても小さいものになります。そのため、ヒトゲノム全体に散在する一塩基多型（SNP）を大規模に調べる「ゲノムワイド関連解析（Genome Wide Association Study、GWAS）」という手法が2000年代になってから行われるようになりました。これはヒトゲノム計画が完了し、ヒト染色体の遺伝情報（DNA配列）のすべてが解読され、染色体のどこにどんな遺伝情報が書かれているかが明らかになったことにより、導入することができるようになった手法です。GWASでは肥満者と非肥満者の集団それぞれで、全ゲノム領域をカバーするために数十万〜100万個のSNPの頻度を同時に調べます。このような研究では検定の多重性による偽陽性（第1種過誤）がとても増えてしまいます。それを取り除くには統計学的有意水準を通常よりも低く設定する必要があり、そのためこれまでよりも多数の患者と対象者の参加が求められる大規模な研究となります。しかし、遺伝子の機能に関係なくゲノム全体を解析するため、それまで疾患との関わりが知られていなかった、ときには機能さえも不明な遺伝子を新たに疾患感受性遺伝子として発見することができるようになりました。

　肥満感受性遺伝子として最も確からしいFTO遺伝子はヒトの16番染色体に位置し、当初は2型糖尿病感受性遺伝子として同定されましたが、BMIで補正すると2型糖尿病との関連が消失するため、肥満感受性遺伝子として2007年に初めて報告されました。

　その後、さまざまな地域で大規模なGWASが行われ、さらにこれらの結果を統合するメタ

解析も行われ、現在までに数十種類以上もの肥満感受性遺伝子が発見されています。また、近年は脂肪分布に関連した遺伝子を同定するGWASも行われており、こちらも数多くの脂肪分布感受性遺伝子の候補が同定されています。

肥満感受性遺伝子多型がどのようにして「肥満になりやすい体質」を作り出すのか　～FTO遺伝子は、実は肥満と関係がない！？～

　古典的な遺伝学ではアミノ酸の置換を伴うミスセンス変異など蛋白質の機能に影響を与える遺伝子変異が存在して、その蛋白質の機能変化により疾患が発症すると考えられてきました。実際に単一遺伝子異常による高度肥満例が発見されていますがその頻度はまれであり、それだけでは「肥満になりやすい体質」を説明することはできません。GWASで同定された肥満感受性遺伝子多型のほとんどは、遺伝子が存在しない領域や遺伝子内であっても蛋白質をコードしないイントロンであるノンコーディング（非翻訳）領域に位置するSNPでした。そのため、このような直接蛋白質の機能に影響を与えない多型は、近傍にある遺伝子の発現量を調節して肥満のリスクとなる、つまり「肥満になりやすい体質」を作り出しているのではないかと考えられます。しかし、このようなSNPが最も近くに位置する遺伝子の発現量を調節しているとは限りません。また、GWASで同定された肥満感受性SNPはその近傍に真の肥満の責任遺伝子（多型）が存在するということを示しているマーカーにしか過ぎないのかもしれません。肥満感受性遺伝子多型がどのように肥満を引き起こすのかそのメカニズムを解明するのは困難を極め、手詰まりに近い状況が続いていました。

　それでも近年の遺伝子解析技術の進歩は目覚ましいものがあります。突破口となったのはクロマチン構造解析ができるようになったことです。ヒトなど真核生物のゲノムDNAはクロマチンとよばれる高次構造をとって核内に折りたたまれてコンパクトに収納されています。このクロマチンの三次元構造を解析する技術が確立したことにより、SNPを含む領域がどの遺伝子のプロモーター領域と接合しているかが分かるようになりました。GWASによって肥満感受性遺伝子として同定されたFTO遺伝子の場合、この遺伝子のイントロン1からイントロン2にかけての領域で肥満と最も強い関連が認められています。2014年にSmemoらはクロマチン構造解析を用いて、FTO遺伝子の肥満感受性領域が約0.5Mbpも離れた下流に位置するIRX3（iroquois homeobox 3）遺伝子の発現に影響を与えていることを初めて見いだしました。ヒト脳組織においてFTO遺伝子のイントロン1に位置する肥満感受性SNP（rs9930506）はIRX3発現と関連しており、FTO遺伝子発現には影響を与えていませんでした。IRX3遺伝子は視床下部や脂肪細胞の分化に関連する遺伝子であり、IRX3遺伝子を欠損させたマウスは通常のマウスに比べて体重が25 ～ 30%少なくなります。また、IRXをドミナントネガティブ型（機能低下型）に人工的に変異させたものを視床下部で発現させると、IRX3遺伝子欠損マウスと同じ表現型が再現されています。2015年にはFTO遺伝子の肥満関連領域に存在するSNPsのうち、真の原因SNPがイントロン1に存在するrs1421085であることが見いだされました。このrs1421085を含むDNA配列には転写因子であるARID5B（AT-rich interaction domain 5B）が結合し、IRX3遺伝子ならびにさらに下流にあるIRX5遺伝子の発現を抑制していました。（図3）このSNPの塩基がT（チミン）からC（シトシン）に変わるとARID5Bの結合が妨げられて、脂肪細胞分化早期のIRX3とIRX5遺伝子の発現が増加します。それにより発生段階で

褐色脂肪細胞よりも白色脂肪細胞への分化誘導が強くなり、熱産生が著明に減少して脂肪が蓄積しやすくなってしまうために肥満のリスクとなることが判明しました。肥満感受性遺伝子多型が存在している遺伝子なのでFTO（fat mass and obesity associated）遺伝子と命名されたわけですが、このようにFTO遺伝子自身は肥満とはあまり関わりがなく、真の肥満遺伝子はIRX3遺伝子であることが分かってきました。

図3 クロマチン三次元相互作用部位の同定：FTO遺伝子多型はIRX3遺伝子の発現を調節しています。FTO：fat mass and obesity associated gene、IRX3：iroquois homeobox 3 gene、ARID5B：AT-rich interaction domain 5B、Pol II：DNAポリメラーゼII

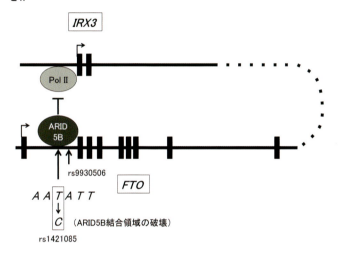

まとめ

　近年、遺伝子解析技術は急速に進歩しており、クロマチン構造解析や次世代シークエンサーの普及、ゲノム全域におよぶ転写因子の結合およびクロマチンリモデリングを細胞ごとに調べた結果のデータベース化など次々と新たな情報が提供され、それにより疾患感受性多型による発症機序の解明を大きく前進させています。特にGWASの寄与は大きく、肥満や糖尿病などの多因子遺伝疾患の遺伝解析も10年前とは比較にならないほど解明が進んでいます。しかし、このような遺伝性のリスクはあくまで「その疾患になりやすくなる体質」を規定しているだけです。同じ多因子遺伝疾患である2型糖尿病の場合では、疾患感受性遺伝子を一人につき65個検査しても、将来の糖尿病発症の約20％しか予測できませんでした。たとえ他の人よりも「肥満になりやすい体質」を持っていても、食事や運動などの普段からの生活習慣に気をつけていれば肥満にはならないことを忘れてはいけません。

31 肥満と報酬系

福島県立医科大学医学部　薬理学講座　主任教授　**下村　健寿**

- ●食欲の制御は主に恒常性と報酬系に分けて考えられます。
- ●報酬系は中脳の腹側被蓋野(VTA)のドーパミンニューロンとその投射によって制御されています。
- ●肥満傾向の人はVTAドーパミンニューロンの投射先でドーパミンシグナルが減弱していることが指摘されています。
- ●VTAは中毒の形成にも深くかかわっており、過食に伴う肥満との関連性が考えられます。

はじめに

「ダイエットに失敗した」という言葉をよく聞くと思います。巷にはさまざまなダイエット法が溢れています。しかし多くのダイエット法は一時的には効果があるものの、長期的には「リバウンド」と呼ばれる現象を迎え、元の体重に戻ってしまいます。

これは食欲が「意思」の力では制御できないことを表しています。

食欲を制御しているのは脳です。そして脳による食欲の制御には2種類があります。一つは体の恒常性を維持するための食欲制御です。これは摂取した食事を「生きていくための最低限の体を維持する（＝恒常性）」エネルギーとして消費する、つまり「生きるために食べる」ための食欲です。

もう一つは「快感」のための食欲です。人は食事をとり、満腹になると深い満足感、つまり「快感」を味わいます。この快感は脳の「報酬系」と呼ばれる神経回路によって制御されています。報酬系の本来の役割は生物にとって生存に有利な行動を増加し維持するためにポジティブな情動を誘発することにあります。顕著な例としては性行動の際に起こる快感と満足感が挙げられます。摂食行動においても性行動のときと類似の快感が報酬系によって引き起こされるとされています。

この快感を司る報酬系は人の生存にとって欠かせないものですが、暴走してしまった場合は病的な状態を引き起こします。麻薬やアルコール、ニコチンさらにはギャンブルなどの刺激による依存症は脳の報酬系の閾値が上昇したことによって発生すると考えられています。つまり、慢性的に刺激にさらされた結果、より多くの刺激が与えられないと脳が快感や満足感を得られなくなってしまうのです。そして過食による肥満の病態もこの報酬系が深く関与していると考えられます。

摂食に対する満足の閾値が上昇してしまった結果、食べても食べても脳が満足（快感）を得られなくなってしまい、その結果として過食に陥ってしまい、カロリーの過剰摂取となり肥満が発症すると考えられるのです。

186

報酬系とは

　報酬系は中脳の腹側被蓋野 (ventral tegmental area: VTA) のドーパミンニューロンとその投射によって形成されています (図1)。VTAのドーパミンニューロンはさまざまな脳部位に投射しています。摂食に深く関与しているのは大脳基底核線条体合流部に当たる側坐核への投射です。VTAのドーパミンニューロンは食事をしている間、活性が保たれており、その間、投射先の側坐核ではドーパミンが分泌されています。そして満腹感を味わい、食事が終了するとドーパミンの分泌が終了します。しかし、過食に伴う肥満状態にある人は食事による満足感が得にくい状態にあります。これには2種類の機序が考えられます。一つはVTAのドーパミンニューロンの投射先の問題です。肥満傾向にある人はVTAドーパミンニューロンの投射先でのドーパミンレベルが低かったり、ドーパミンの受容体 (ドーパミン・レセプター) が減少していることが報告されています。つまり、VTAの投射先においてドーパミンシグナルの強度が減ってしまっていて、その結果報酬系の刺激が減弱してしまっていると考えられます。

　もう一つの機序は大本に当たるVTAのドーパミンニューロンそのものの問題です。食事という刺激によって活性化したVTAのドーパミンニューロンが満腹感が得られるとともに正常に不活化されれば問題はないのですが、肥満の人にはドーパミンニューロンの活性化と不活化に異常が認められます。

　VTAのドーパミンニューロンの活性はグレリン、レプチン、GLP-1といった食行動によって左右される多くの物質によって制御されるとされています。その中でもVTAドーパミンニューロンの活性に影響を与える因子として注目されているのがインスリンです。

図1　ラットの脳における中脳、腹側被蓋野 (VTA)、ドーパミンニューロン
　A．ラット脳矢状断面。緑色の部分が中脳を示します。　B．図Aの黒線部の全額断面。水色に示した部分がVTA。fr:反屈束。　C．Bに示した右側VTAのドーパミンニューロン。写真はtyrosine hydroxylase(TH)抗体を用いて染色したもの。Scale bar = 100 mm。　D．図Cの白い枠線の拡大写真。写真中にはドーパミンニューロンおよびその線維が豊富に存在します。Scale bar = 10 mm。

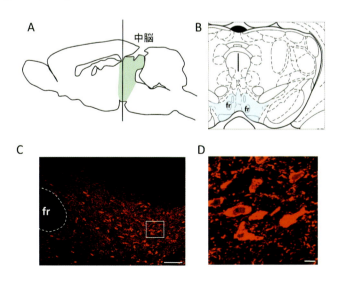

食事をとると血糖値が上昇します。この上昇した血糖値を正常に戻してくれるのがインスリンです。食事によって血糖が上昇すると膵臓のランゲルハンス氏島と呼ばれる内分泌細胞集団の中のβ細胞の細胞膜に存在するKATPチャネルの仲介を経て、インスリンが分泌されます。つまり、食べ物を多く食べれば、それに相当する糖が血中に流れ込み、糖の量に応じたインスリンがβ細胞から分泌されます。過食傾向にある肥満の人は食べ過ぎてしまい、その結果、多くのインスリンが分泌されます。つまり。過食の人は慢性的に高インスリン状態にあることになります。しかし、インスリンはVTAのドーパミンニューロンの活性を抑制して不活化させる作用を持っています。肥満傾向にある人で慢性的な高インスリン状態が続くと、インスリンのVTAドーパミンニューロンに対する活性抑制効果が減弱してしまう（長期抑制：LTD, Long term depression）ことが報告されています。これによってVTAドーパミンニューロンは食事によって分泌されるインスリンによって不活化されにくくなってしまうのです。

食事依存としての肥満

　報酬系の異常は麻薬などの中毒の病態に深く関与しています。麻薬などと同じ「食事中毒」が肥満の病態といえるかもしれません。

　事実、麻薬と食事には深い関係があります。大人気映画「スター・ウォーズ」でヒロインのレイア姫を演じた俳優キャリー・フィッシャーさん（故人）を例にとって考えてみます。キャリー・フィッシャーはデビュー時より太りやすい体質に悩んでいました。1977年に公開された「スター・ウォーズ」は世界的な大ヒットとなり、すぐに2作の続編が制作されることが決定しました。彼女はその間、映画のヒロインを演じ続けるに当たって体形を維持することを監督から要求されました。彼女が抑えきれない食欲を制御するために手を出したのがコカインでした。結果、彼女はなんとか体型を維持することができましたが、後年コカインの中毒症状に悩まされました。

　コカインはVTAの投射先の側坐核で分泌されたドーパミンが除去されるのを阻害します。つまりコカインを使用することによって最初はドーパミンの作用が増強されることになります。これにより側坐核では充分な快感（＝満腹感）が得られるので食事の摂取が止まります。つまり、過食にならずに済むので肥満になりにくくなります。なにやらいいことずくめのように思われますが、そこには「依存」という落とし穴が存在します。

　コカインのようにドーパミンの量を増加させる薬剤を使用すると当初はすぐに快感が得られることになります。しかし、インスリンの時と同様にドーパミンの過剰状態が長期間持続するとドーパミンシグナルの感度の低下が引き起こされます。

　つまり、脳が同じ程度の快感（報酬）を得るためにより多くのドーパミンが必要となり、さらなるドーパミンの量を増やす刺激が必要になります。これが依存状態です。

　また、このときに十分な快感が得られないと離脱症状を引き起こすことになります。離脱症状に苦しむ患者はしばしば不安やイライラを感じ、時になんでもないような事柄に対して強い恐怖感を感じることもあります。これはVTAのドーパミンニューロンの側坐核以外の投射先を考えると理解できます（図2）。VTAドーパミンニューロンの投射先として扁桃体がまず挙げられます。扁桃体は脳において不安や恐怖をつかさどる部位です。つまり中毒になってしまった患者はVTAドーパミンニューロンのもう一つの投射先である扁桃体にも影響が及び、恐怖や不

図2　腹側被蓋野からの神経投射

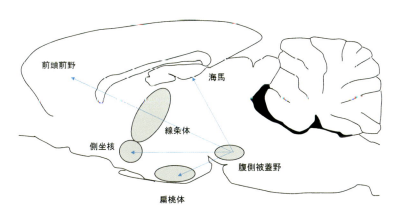

安といった症状を引き起こしてしまうのです。

　依存状態がさらに進むと廃人のようになってしまうことが分かっています。これはもう一つのVTAドーパミンニューロンの投射先である前頭前野と海馬が影響された結果です。これらの二つの部位は人間の高度な脳機能である認知と記憶をつかさどっています。この部分が侵されてしまうと廃人のようになってしまうのです。

　では過食傾向にある肥満の人ではどうなっているのでしょうか？

　fMRIを用いた臨床研究では肥満の人は食後にVTAドーパミンニューロンの投射先で血流量が増加しにくいことが確認されています。これは、この部分が活性化しにくいことを示しておりドーパミンシグナルが減弱していると考えられます。

　また高脂肪食を好む肥満患者ではドーパミン受容体であるD2Rの遺伝子プロモーターにメチル化が亢進し、ドーパミンの受容体の発現が低下していることも指摘されています。

　これらの状態はドーパミンシグナルの低下により食事を摂取しても十分な刺激が得られずに、満足できず、その結果として過食が誘導され、最終的には肥満になってしまいます。

　興味深いことに過食傾向にある人は空腹になると不安を感じイライラする傾向にあります。これは離脱症状に類似していることが指摘されています。

なぜ、食べることが中毒になるのか

　食べるということは生物の生存にとって必須です。にもかかわらずこのようにややこしい、時には中毒に似た症状も呈してしまうシステムで制御されているのはなぜでしょうか？

　これは進化の過程の中で人類が有り余る食事に恵まれた時代がほとんどなかったことに由来します。ただ単に「生きていく」ために必要な食事量を摂取していただけでは飢饉が訪れたときに生き残ることができません。食事が食べられるときに恒常性維持に必要な食事量以上の食事を摂取して、脂肪として蓄えておき、飢饉に備えなければいけませんでした。このために脳に備わったシステムが「報酬系」による快感を伴った食欲制御だったと考えられます。

　そして現代の飽食の時代にはこのシステムが機能しないのです。

　巷にはたくさんのダイエット法が流布されています。しかし、ダイエットという行為は数百万

年をかけて人類が獲得した進化のための歴史に逆行する行為と考えられるのかもしれません。

まとめ

　肥満を脳の報酬系を原因とした食事の中毒という視点について説明しました。私たちはダイエットの失敗をしばしば経験します。ときにこれは意思の問題とされて、肥満患者に対して厳しい言葉を投げかける人もいます。しかし、ダイエットは意思とは全く関係がありません。人類が数百万年かけて進化するために必須であった報酬系が病態に寄与していると考えられます。現在、報酬系をターゲットとした研究が活発に行われています。

第4章　肥満研究最前線
肥満は遺伝か？

32 脂肪細胞の最前線

群馬大学大学院医学系研究科　内分泌代謝学分野　**登丸　琢也**

●白色脂肪組織は余剰なエネルギーを中性脂肪として貯め込みます。
●肥大した脂肪組織での炎症がインスリン抵抗性の原因となります。
●脂肪細胞はホルモンを分泌し、食欲や糖・脂質代謝を調節します。

はじめに

　脂肪組織は他の臓器と同様に、たくさんの細胞が集まってできています。脂肪組織を構成している主な細胞を、脂肪細胞といいます。栄養豊富な状態では、脂肪細胞は脂肪滴を蓄え、風船のように膨らんだ形をしています。

　肥満の状態が長い間続くと、糖尿病や高血圧、高脂血症などを合併し、やがて心筋梗塞などの重篤な病気に至ることが知られています。ですから、脂肪組織や脂肪細胞は、体にとって悪いものだというイメージを持たれている方が多いと思います。でも、どうして肥大した脂肪細胞は健康に良くないのでしょうか。そもそも脂肪細胞は、どのようにできて、一体どんな役割があるのでしょうか。そして、脂肪細胞は本当に悪いことをしているだけなのでしょうか。これらの疑問を解き明かすため、この数十年の間、世界中で精力的に研究が行われてきました。本項ではこれまで蓄積されてきた脂肪細胞研究の成果を、最新の知見を交えて紹介します。

エネルギーの貯蔵庫としての脂肪細胞

　脂肪組織には大きく白色脂肪組織と褐色脂肪組織があります。白色脂肪組織は内臓周囲や皮下に存在して、古くからエネルギーの貯蔵庫としての役割を果たすことが知られていました。一方、褐色脂肪組織は、寒い時に脂肪を燃焼させ、熱を産生するために特化した脂肪組織です。従来、褐色脂肪組織はヒト成人には存在しないと考えられていました。しかし、がん検診などでも広く使用されるようになったPET検査（FDG-PET；positron emission tomography with fluorodeoxy-glucose）を用いた解析により、ヒト成人にも背骨や鎖骨の周囲に、褐色脂肪組織の存在することが明らかになり、注目を集めています（褐色脂肪組織については、詳しくは第1章第4項をご覧下さい）。本項では白色脂肪組織に焦点を当てて、話を進めていきます。

　ヒトは他の動物と同じように、口から摂取した食べ物を消化・吸収して、エネルギーとして利用しています。しかし日中は仕事や家事をしなければなりませんし、夜は睡眠をとらなければいけませんから、24時間ずっと食べ続けている訳にはいきません。また狩猟や採集で食物を得ていた時代には、一年中安定して食料が手に入る訳ではありませんでした。そこで他の動物と同じように、ヒトも食物から摂取したエネルギーを体の中に効率的に蓄えて、飢餓の時に利用するための仕組みが必要となります。

　食物から摂取した炭水化物、蛋白質、脂肪などの栄養素は、消化管でブドウ糖などの単糖類、アミノ酸、中性脂肪などに分解・吸収された後、血液中を循環します。血液中のブドウ糖濃度

が上昇すると、膵臓からインスリンというホルモンが分泌され、ブドウ糖や中性脂肪が臓器に取り込まれ、基礎代謝や運動に必要なエネルギー源として利用されます。そして余った栄養素が、グリコーゲン（ブドウ糖が重合したもの）として筋肉や肝臓に、蛋白質として筋肉に、そして中性脂肪として脂肪組織に貯蔵されます。貯蔵されたグリコーゲンや蛋白質から産生される熱量は1g当たり約4kcalですが、中性脂肪はより多くの炭素骨格を持つため、1g当たり約9kcalの熱量を産生することができます。ですからエネルギーを貯蔵する形態として、脂肪は炭水化物や蛋白質よりもずっと効率的です。またグリコーゲンの最大貯蔵量は肝臓で200g、筋肉で150g程度と限られています。しかし、皮下脂肪組織は体の外側にありますので、蓄えられる脂肪の量に空間的な制限はありません。70kgの標準体型の男性は、約15kgの脂肪を蓄えていますが、これは体内に貯蔵されている総エネルギー量の約85％に当たります。これらのことから、脂肪組織は人体で最大のエネルギー貯蔵庫であるといえます。

次に、脂肪細胞がどのように中性脂肪を貯蔵するのか、少し詳しく説明します（図1）。食事を取ると膵臓からインスリンが分泌され、血液中のブドウ糖は脂肪細胞へ取り込まれます。中性脂肪は、血液中でカイロミクロン、VLDLなどのリポタンパクに囲まれて存在していますが、脂肪組織内の血管内皮細胞にあるリポタンパクリパーゼ（LPL; lipoprotein lipase）によって、遊離脂肪酸とグリセロールに分解され、遊離脂肪酸が脂肪細胞内に取り込まれます。インスリンは、このリポタンパクリパーゼの作用も増強します。最終的に遊離脂肪酸と、ブドウ糖から合成されたグルセロール-3リン酸から中性脂肪が合成され、脂肪細胞の中に蓄えられます。

図1　脂肪細胞における中性脂肪の合成と分解

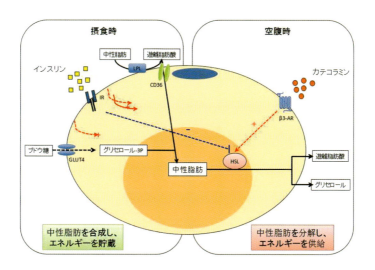

LPL：リポ蛋白リパーゼ（Lipoprotein lipase）、IR：インスリン受容体（insulin recetor）、GLUT4：グルコース輸送体4型（glucose transporter type 4）、グルセロール-3P：グリセロール3リン酸、HSL：ホルモン感受性リパーゼ（Hormone-sensitive lipase）、β3-AR：β3-アドレナリン受容体（β3-adrenergic receptor）

一方、空腹時には交感神経が活性化され、副腎からカテコラミンというホルモンが分泌されます。カテコラミンは脂肪細胞表面のβ3アドレナリン受容体（β3-AR:β3-aderenergic receptor）を介して、ホルモン感受性リパーゼ（HSL）と呼ばれる脂肪分解酵素を活性化し、中性脂肪を遊離脂肪酸とグリセロールに分解します。産生された遊離脂肪酸とグリセロールは血液中に放出され、他の臓器でエネルギー源として利用されます。インスリンはカテコラミンとは逆に、ホルモン感受性リパーゼの作用を阻害することによって、中性脂肪の分解を抑える作用があります。米国アリゾナ州に、ピマインディアンという肥満になりやすいことで知られる部族が住んでいます。1995年にピマインディアンの遺伝子を調べたところ、β3-AR遺伝子に変異を持つ人が多く、この遺伝子変異と肥満に関連があることが分かりました。このことからも、β3-アドレナリン受容体は脂肪分解を調節する非常に重要な遺伝子であることが判明しました。

肥満時における白色脂肪組織の変化

　肥満になると一つ一つの脂肪細胞が大きくなるのでしょうか。それとも脂肪細胞の数が増えているのでしょうか（図2）。普通体重者の白色脂肪組織を顕微鏡で見ると、直径約70～90μmの成熟した脂肪細胞が観察されます。一方、肥満者の脂肪組織では130μmまで肥大した脂肪細胞が観察されます。体積で考えると、肥満者の脂肪細胞は約3～6倍に肥大していることになります。しかし脂肪細胞の肥大には限界があり、高度の肥満に至っても130μm以上の大きさの脂肪細胞は見られません。その代わりに小さく未熟な脂肪細胞が観察されます。これらのことから肥満時には、脂肪細胞が大きくなることに加えて、脂肪細胞の数も増加していると考えられています。

　それでは新しい脂肪細胞はどこから来るのでしょうか。脂肪組織の中から脂肪細胞を取り除いた残りの細胞群（間質血管細胞群; stromal vascular fraction）の中に、脂肪細胞に分化

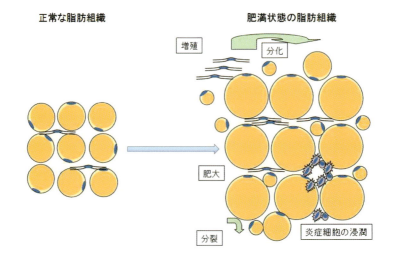

図2　肥満時における脂肪組織の変化

する能力のある前駆脂肪細胞が存在することが明らかになり、過栄養の状態ではこの前駆脂肪細胞が脂肪細胞に分化する（特殊化していない未熟な細胞から、特殊な機能を持つ成熟した細胞に変化すること）と考えられています。一方、成熟した脂肪細胞が分裂して、新たな脂肪細胞が発生するという説もあります。

ちなみに、最近の研究で脂肪細胞の平均寿命は約10年で、細胞の中では比較的長生きであることも分かっています。

白色脂肪細胞はどのように生まれるのか

白色脂肪細胞は、骨細胞や筋細胞、褐色脂肪細胞などと同じく、間葉系幹細胞から分化すると考えられています。間葉系幹細胞から前駆脂肪細胞までの分化の仕組みはまだよく分かっていませんが、骨形成タンパク質（BMPs:bone morphogenic proteins）やWntシグナルなどが関与すると報告されています。

前駆脂肪細胞が、成熟した脂肪細胞に分化していく過程については、3T3-L1細胞などのモデルを用いて詳しく調べられて来ました（図3）。3T3-L1前駆脂肪細胞にインスリンとデキサメサゾン（副腎皮質ホルモン類似薬）、IBMX (isobutylmethyl-xantine)という薬剤を加えて刺激すると、さまざまな転写因子が順番に誘導されていきます。転写因子というのは、ゲノムDNA上の特異的な配列に結合して、遺伝子の発現量を調節するタンパク質のことです。そして最終的には、C/EBPα(CCAAT/enhancer-binding protein α)とPPARγ (peroxisome proliferator-activated receptor γ) と呼ばれる転写因子が、お互いを誘導しながら脂肪細胞になるために必要な遺伝子の発現を誘導し、成熟した白色脂肪細胞へ分化すると考えられています（図3）。遺伝子操作を行って、培養細胞やマウスからPPARγを欠失させると脂肪細胞ができないことから、PPARγが脂肪細胞分化を決定付けるマスター転写因子であることが分かっています。近年新しい技術を用いて、脂肪細胞におけるPPARγやC/EBPαの全ゲノム上の結合部位が網羅的に解析されました。この研究により、PPARγとC/EBPαは脂肪細胞特異的遺伝子の周囲に近接して結合し、脂肪細胞特異的な遺伝子発現を協調して制御していることが示されました。

脂肪組織における慢性炎症とインスリン抵抗性

肥満になると、インスリンが効きにくくなり、糖尿病を発症しやすくなることは以前から知られていました。しかし、どうして脂肪組織が肥大すると、肝臓や筋肉などの離れた臓器で「インスリン抵抗性」が生じるのか、長い間分かりませんでした。

この謎が解き明かされたのは1993年のことです。米国の研究グループにより、肥大した脂肪組織から、TNFαと呼ばれる炎症を引き起こすタンパク質（炎症性サイトカイン）が血液中に分泌され、肝臓や筋肉でインスリン抵抗性を引き起こすことが報告されました。その後の研究で、肥大した脂肪細胞が炎症に関与する細胞を引きつけるタンパク質を分泌するため、脂肪組織にマクロファージやリンパ球などの免疫担当細胞が集まることが分かりました（図2）。

これらの細胞から分泌されたTNFαやIL-6は、脂肪細胞でインスリンの作用を阻害します。その結果、脂肪分解が亢進し、血中の遊離脂肪酸が増加します。増加した遊離脂肪酸は脂肪

図3　白色脂肪細胞分化のメカニズム

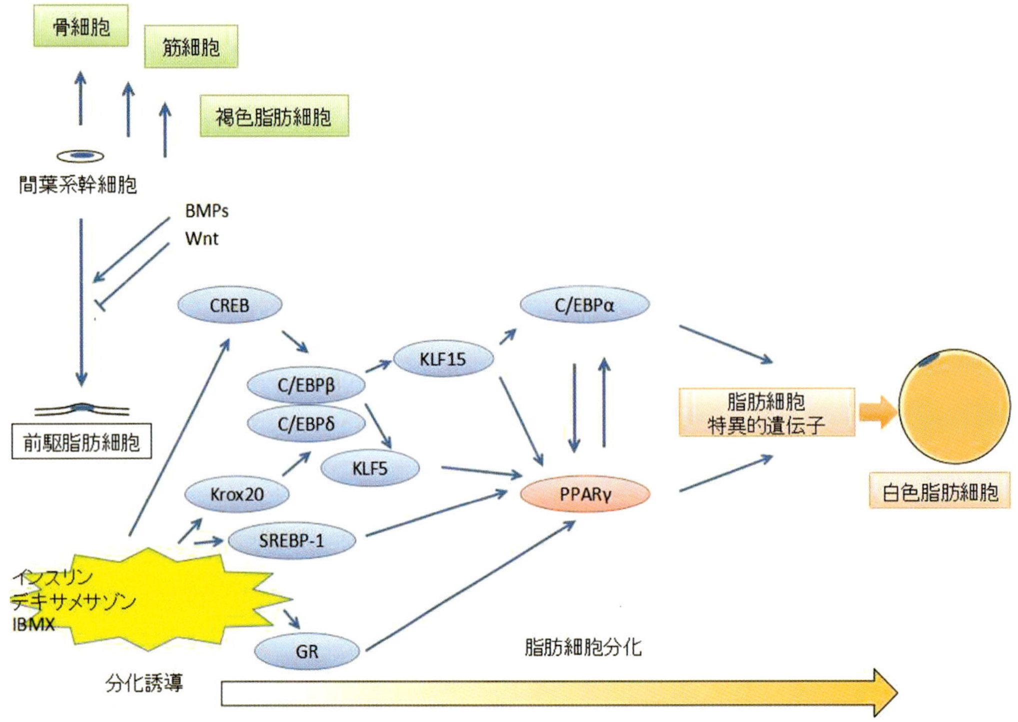

骨細胞　筋細胞　褐色脂肪細胞

間葉系幹細胞

BMPs
Wnt

前駆脂肪細胞

CREB
C/EBPβ
C/EBPδ
KLF15
C/EBPα
KLF5
Krox20
SREBP-1
PPARγ

脂肪細胞特異的遺伝子

白色脂肪細胞

インスリン
デキサメサゾン
IBMX

GR

分化誘導　　　　　　　　脂肪細胞分化

　組織内のマクロファージでTNFαやIL-6の産生をさらに増加させたり、筋肉や肝臓でインスリンの効果を阻害したり、膵臓でインスリンの分泌を低下させたり、悪循環を引き起こします。こうして、肥大した脂肪組織での慢性炎症が、インスリン抵抗性や糖尿病を引き起こすと考えられています。

ホルモンを分泌する脂肪組織

　脂肪組織は、TNFαや遊離脂肪酸の他にも、さまざまな生理作用を持つ物質を血液中に分泌することにより、他の臓器と連絡し、食欲や全身のエネルギー代謝の調節に関わっています。このような脂肪細胞から分泌され、生理活性を持つ物質は、「アディポカイン」と呼ばれています。これまでに10種類を超えるアディポカインが発見され、その多彩な生理作用が明らかになって来ました（図4）。

　最も代表的なアディポカインは、レプチンです。一般にヒトや動物では、大人になった後、長期にわたり体重がほぼ一定に保たれます。体重はエネルギー摂取量とエネルギー消費量のバランスで決まりますが、このバランス調節に、脳の視床下部が重要な役割を果たしていることが古くから知られていました。しかし、どのようにして栄養状態が視床下部に伝えられているのかは分かっていませんでした。1994年、米国の研究グループはob/obマウスという遺伝性肥満マウスの原因遺伝子を突き止めることに成功し、レプチンと名付けました。レプチンは脂肪細胞から分泌され、主に視床下部の細胞表面にある受容体（特定のホルモンと結合して、

細胞内に信号を伝えるタンパク質)に結合します。視床下部でレプチンは、強力に食欲を抑制し、さらに交感神経を刺激してエネルギー消費を亢進させ、体重を一定に保つように働きます。発見された当初は、レプチンは画期的な肥満症治療薬になるのではないかと非常に期待されまし

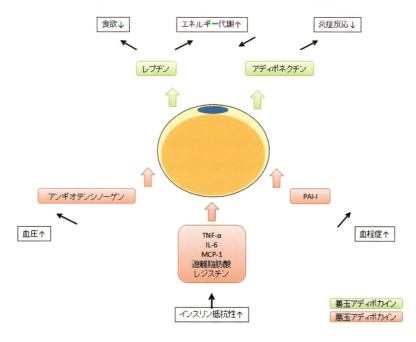

図4　さまざまなアディポカインとその生理作用

た。しかし、肥満症患者では元々血中レプチン濃度が高く、多量のレプチンを投与しても効果がないことが分かりました。この「レプチン抵抗性」の原因については、いくつかの説が提唱されていますが、まだ良く分かっていません。

　アディポネクチンは、脂肪細胞に最も多く発現する遺伝子として、4つの研究グループから相次いで報告されました。その後の研究でアディポネクチンは、脂肪組織から分泌され、肝臓や筋肉で脂肪酸を燃焼させたり、脂肪組織で抗炎症作用を発揮したりすることにより、インスリン抵抗性を改善することが分かりました。近年、アディポネクチン受容体に結合して、アディポネクチン類似薬として作用する化合物が発見されました。この化合物は細胞やマウスで代謝を改善し、血糖を下げる作用を持つことが示され、新たな糖尿病の治療薬となる可能性があります。

　レプチンやアディポネクチンは、私たちの健康にとって良いことをしてくれるため、「善玉サイトカイン」と呼ばれています。一方で肥満状態になると、健康に悪い「悪玉アディポカイン」の分泌が亢進します。代表的なものは、前述のTNFαやIL-6、遊離脂肪酸などです。他に、インスリン抵抗性を引き起こすレジスチン、血管収縮させる作用を持つアンギオテンシノーゲン、血栓促進作用を持つPAI-Iなども報告されています。メタボリックシンドロームは、このような「善玉」と「悪玉」のアディポカインのバランス変化によって説明できるのではないかと考えられています。

脂肪組織がなくなるとどうなるか

　肥大した脂肪組織は健康に悪い影響を与えますが、逆に体から脂肪組織がなくなってしまうとどうなるのでしょうか。

　遺伝子組み換え技術を用いて脂肪組織を欠失・萎縮させたマウスモデルが、これまでいくつか作製されています。これらのマウスには、中性脂肪を蓄える白色脂肪組織がないため、血中に中性脂肪があふれて、中性脂肪の値がとても高くなります。そして肝臓や筋肉、膵臓など、本来は脂肪があまり沈着しない臓器に、脂肪が沈着します。その結果、肝臓や筋肉でインスリンが効きにくくなり、また膵臓からのインスリン分泌も低下するため、高血糖になります。さらに、これらの脂肪萎縮マウスでは、血中のレプチンやアディポネクチンなどの善玉アディポカイン濃度が低下していて、これらを補充することにより、インスリン抵抗性が改善し、血糖値が低下することが報告されています。

　ヒトでも、生まれつき、またはウイルスや薬の副作用などで全身の脂肪が萎縮している患者さんがいます。脂肪萎縮症の患者さんは、脂肪萎縮マウスと同様に糖尿病、抗中性脂肪血症、脂肪肝などの病気になります。近年、脂肪萎縮症の患者さんに対して、レプチン補充の有効性が報告され、治療として認められるようになりました。

　以上のことから、適度な脂肪組織は、正常な糖・脂質を維持するために、とても重要であることが分かります。

まとめ

　脂肪細胞は長い間、余ったエネルギーを蓄える受動的な臓器と考えられてきました。しかし、ここ30年の研究の進歩で、脂肪細胞がさまざまな生理作用を持つホルモンを分泌する内分泌臓器であり、脳や肝臓など全身の臓器とネットワークを形成し、食欲や糖代謝、脂質代謝の調節に積極的に関与していることが明らかになってきました。このような基礎研究の成果が、肥満症や糖尿病の新たな治療法に結び付くことが期待されています。

| 33 | 摂食調節メカニズム研究の最前線 |

群馬大学生体調節研究所　代謝シグナル解析分野　准教授　**佐々木　努**

- ●食べるという行為（摂食）を調節する上で、脳は非常に重要です。
- ●摂食調節の中枢となる部位と、情報を担う物質についての解明が進みました。
- ●最近の技術革新により、中枢に存在する特定の種類の細胞だけで、活動の観察、機能の操、細胞同士のつがなりの解析などが詳細にできるようになりました。
- ●技術革新は、これまでの摂食調節の定説を覆す新たな知見をもたらしています。

はじめに

　本稿は、研究の「最前線」を紹介する項目なので、やや難しい内容になると思います。しかし、最前線で起きている研究の新たな潮流を紹介することで、研究のダイナミズムを伝えたいと思います。

摂食調節における脳の重要性

　体のどこが「食べる」という行為（摂食）を調節するのでしょうか？摂食を調節する上で一番重要なのは、脳です。体重と関連がある遺伝子がどんな組織で働いているかを解析した結果、そのほとんどが神経系（脳）で機能していることが報告されています。脳は、体から伝わってくるいろんな情報を処理・統合して、食べるか否かの判断を下し、食べなさいという指令を出して、摂食行動をコントロールしています。「腹時計」や「お腹がすく」といった表現がありますが、胃は脳へと情報を発信する臓器の一つとして摂食行動に影響を与えますが、行動を決めるのは脳です。では、摂食調節のメカニズムを解明するために、これまでにどんな研究が行われてきたのか、整理してみましょう。

これまでの摂食調節の研究の3つの潮流

　第一の潮流は、神経核破壊実験や神経細胞同士のつながりを見る解剖学的なアプローチです。特定部位を破壊した際に起こる食行動を解析することで、摂食調節に重要な中枢機能を担う部位が同定されました。1940～50年代の実験をもとに、視床下部腹内側核に「満腹中枢」が、視床下部外側野に「空腹中枢」があり、両者の中枢の活性のバランスにより摂食行動が調節されるという概念が提唱されました。その後、1960年代に行われた各種の神経毒素の投薬実験から、視床下部弓状核や視床下部室傍核も「満腹中枢」として機能することが報告されました。大事な部位がいくつか分かると、神経の走行に沿って移動するようなトレーサー（標識となる物質）を用いた解析が行われ、「脳内のどの部位とどの部位がつながっている」という知見が深まりました。（図1）

　これらの解剖学的なアプローチによる研究の利点は、「どこ」が摂食調節に重要かがわかることです。メカニズムを解明するには、より具体的に「どの細胞」や「どの物質」が重要なのかということを見つける必要があります。そのためには、より細かく、特定の細胞や物質だけを

第4章　肥満研究最前線
摂食調節メカニズム研究の最前線

図1　解剖学的なアプローチによる実験法

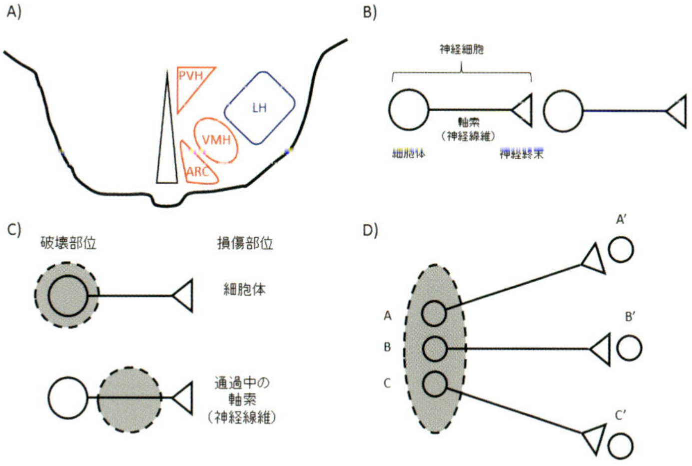

A）摂食調節に重要な視床下部の神経細胞の集まり（神経核）。摂食を抑える「満腹中枢」と考えられていた部分を赤色で、摂食を促進する「空腹中枢」と考えられていた部分を青色で示しています。B）神経細胞の構造。C）破壊実験の問題点。D）投射先の特異性の重要性。ARC, 弓状核；LH, 外側野；PVH, 室傍核；VMH, 腹内側核。

標的として解析することが重要です。この概念を「特異性」のある解析といいます。当時の解剖学的な実験方法の欠点は、特異性がないことです。そこに存在する細胞のうち、どんな種類の細胞が本当に重要なのか具体的なことがわかりません。破壊実験では、その部位に存在する神経細胞とそこを通過している神経線維（軸索）の両方が障害されるため、どちらの障害が認められる現象の原因なのか同定しにくいという問題があります。さらに、破壊実験で同定された「中枢」と呼ばれる部位にはたくさんの神経細胞があり、その種類もさまざまです。そして、どの種類の神経細胞がどの投射先につながっているのか、というより具体的な情報は、当時の実験技術では得られませんでした。

　第二の潮流は、生理活性物質の同定です。「中枢」に体の状態を伝える情報としての生理活性物質（ホルモンや栄養素）と、「中枢」の中にある神経細胞が標的細胞に情報を伝えるのに用いる生理活性物質（神経伝達物質）についての知見が深まりました。特に1990年代後半に始まった体重調節に関与するホルモン（レプチンやグレリンなど）と神経伝達物質（中枢性メラノコルチン系を成す、AgRPやPOMCとその受容体）の同定と解明により、摂食調節のメカニズムの研究がそれまでの神経細胞集団（神経核）という大きなスケールから、分子レベルというミクロなスケールに展開しました。生理活性物質の同定は、第一の潮流で明らかとなった部位（どこ）に「なに（情報の担い手）」が作用するかを解明するための良い手掛かりとなりました。（図2）

　ただし、各種の生理活性物質（ホルモンや神経伝達物質）に作用する受容体の発現部位が1カ所だけでない（限局していない）場合は、作用標的（どこ）の特異性を解明しないとメカニズムの全容がわかりません。例えば、摂食調節に重要な複数の神経核の全てにホルモンAに対する受容体A'が発現していて、ホルモンAが引き起こす作用が複数ある場合、一つ一つの

201

図2 生理活性物質と摂食調節

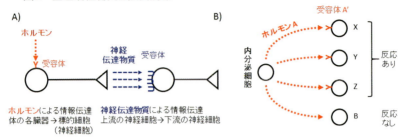

A）神経細胞とホルモンや神経伝達物質の関係。B）ホルモンと受容体の概念図。ホルモンは、受容体を持っている細胞にのみ作用できます。アンテナ（受容体）がないと情報（ホルモンのシグナル）を受信できない無線通信のようだと考えると、分かりやすいと思います。

図3 遺伝子組換え動物のしくみ

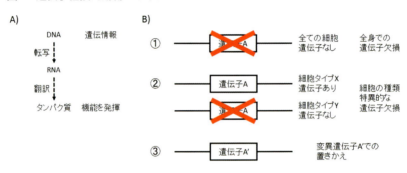

A）遺伝子とタンパク質の関係。DNAに記録されている遺伝子情報は、RNAとして読みだされ、それを参考にタンパク質が作られて、作用を発揮します。B）遺伝子操作の例。

作用（表現型）と受容体A'を有する各神経核との関係性を解明する必要があります。

　第三の潮流は、遺伝子組換え動物の解析手法の発展です。遺伝子組換え動物では、標的遺伝子によって産生される分子（タンパク質）の生体内での機能を、特定の種類の細胞のみで特異的に操作することができます。例えば、摂食調節において重要と思われる特定の分子について、特定の体内部位でのみ増減させたり、正常な分子を変異のある分子に取り換えたりすることを通して、解析対象の分子の生体内での役割を解析できるようになりました。遺伝子組換え動物を用いることで、第一・第二の潮流で解明できなかった問題がある程度解決できるようになり、摂食調節に関与する末梢から中枢に伝わる情報と、中枢同士の間での情報のやり取り（1次中枢、2次中枢、など）の経路に関する知見が深まりました。（図3）

これまでの研究で分かったこと、残った課題と解決策としての第四の潮流

　食欲には2つの側面、すなわち、体を一定に維持するために食べる恒常性に基づく食欲と、快楽として食べる（おいしいから食べる）報酬性に基づく食欲、があると考えられてきました。

第4章 肥満研究最前線
摂食調節メカニズム研究の最前線

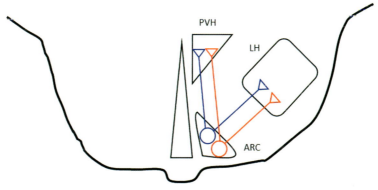

図4 恒常的摂食調節中枢のしくみ
血流を介した情報は弓状核に到達し、摂食促進性のAgRPニューロンと摂食抑制性のPOMCニューロンの活性を調節します。AgRPニューロンとPOMCニューロンは、2次中枢（PVH, LHなど）に投射し、その活性を制御します。なお、古典的には満腹中枢と考えられていたVMHは、血糖値を調節する中枢であり、VMHを破壊による食欲増加は、血糖値の異常による二次的な影響だと現在では考えられています。ARC, 視床下部弓状核；LH, 視床下部外側野；PVH, 視床下部室傍核；VMH, 視床下部腹内側核。

　これまでの3つの研究の流れから、体を維持するための恒常的摂食調節の観点では、1次中枢は視床下部弓状核にあり、そこにある摂食促進性のAgRPのニューロンと摂食抑制性のPOMCニューロンが、拮抗的に2次中枢（視床下部室傍核、視床下部外側野、など）を制御するというコンセプトが確立しました[1,2]。（図4）

　他方、報酬系を規定する要素には3つあり、報酬価値の高さ（おいしいか?"）、過去の経験に基づく学習、動機付けの強さ（食べたいか?）、この3者が複合的に絡み合っていると考えられています[1,3,4,5]。報酬価値の高さ（おいしいか?）は今味わっている報酬の価値の高さのことであるのに対し、動機づけの強さ（食べたいか?）とはこれから得られる見込みのある報酬の価値の高さであるという考え方です。特定の食事を「おいしい」と思うのは、過去の体験時に「おいしい（報酬価値が高い）」と思ったことを学習・記憶し、次にその食事を見た時に「それを食べるとおいしいはず」と動機付けが働き、実際に食べて「おいしい」と思うと、さらに学習が加速する、というサイクルが働くからです。例えば、初めてプリンを見た子供は、「プリンがおいしい」と知りません。しかし、一口食べて「おいしい（報酬価値が高い）」ことを体験すると学習し、次にプリンを見た時に「前プリンを食べた時においしかったから、食べたい（動機付けの強さ）」と考えて、食べたがります。それを繰り返すことで、「プリン―おいしい―食べたい」と思うようになります。分子や神経回路レベルでは、報酬価値の高さの判別には側坐核や腹側淡蒼球のμ型オピオイド受容体が、学習には海馬が重要です。動機付けの強さには、腹側被蓋野のドーパミンニューロンからの側坐核や扁桃体などへの投射が重要といわれています。（図5）

　摂食調節のメカニズムがある程度分かってくると、残った課題も見えてきました。脳内各所に存在する各種の神経細胞がどの投射先（標的神経細胞）に作用するのか、神経のネットワーク（回路）の間がどのように相互作用し、最終的な摂食行動が引き起こされるのか、といった

図5　脳内報酬系のしくみ

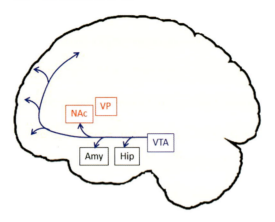

VTAのドーパミンニューロンの投射経路（青矢印）と、μ型オピオイド受容体の標的（赤字）。Amy, 扁桃体；Hip, 海馬；NAc, 側坐核；VP, 腹側淡蒼球；VTA, 腹側被蓋野。

課題です。実はこれらの課題を解決する上で、既存の遺伝子組換え動物の技術には弱点がありました。特定の種類の細胞だけで遺伝子操作を行う場合、誘導性の遺伝子組換え技術を用いても遺伝子レベルの変化が起こるには日〜週単位の時間が必要です。また、可逆的な遺伝子組換え（すなわち、遺伝子を欠損させたのち復活させるなど）の実験も技術的に難しいです。一番簡単に行える遺伝子組み換え動物での永続的な遺伝子欠損では、他の遺伝子が欠損した遺伝子の機能を補完（代償）する可能性も考えられるのです。

　そこで対策として、即時性・可逆性のある介入方法と、リアルタイム（究極の即時性）に生体内で起きている現象を観察する方法の開発が進められました。さらに、遺伝学的手法を応用し、細胞の種類特異的な神経連絡のトレーサーも開発されました。そして現在、摂食メカニズム研究の最前線では、これらの技術革新に基づいた第四の潮流が広がり始めています。遺伝学的なトレーサー技術の発展により、神経細胞間の連絡をより詳細に解析できるようになり、神経回路の全容が解明されつつあります。生体内蛍光イメージングの手法が発達し、生体内での神経細胞の活性をリアルタイムで観察できるようになり、どんな刺激に対して「どこ」で「どの種類」の細胞が「どんな反応をしている」のか、解析できるようになりました。そして、特定の神経細胞の活性を即時に可逆的に操作する技術として、光遺伝学や薬理遺伝学という手法や、電磁波による神経活性操作技術が開発され、急速に普及してきています。特定の種類の神経細胞やその特定の投射先だけで特異的に活性を操作することで、体内で起きている現象や、体外に表出する行動（表現型）との因果関係が厳密に検証できるようになってきました。その結果、これらの技術革新がもたらす知見は、既存の摂食調節のメカニズムの概念を覆しつつあります。

　そこで次に、摂食メカニズム研究の最前線で導入され始めたこれらの新しい技術について、まず解説します。その後に、最先端の技術を駆使した研究からわかりつつある最新の摂食メカニズムについて解説します。

新しい技術1：神経細胞のつながりを解析する技術

　神経細胞のつながり（どこに投射しているか、標的となる神経細胞は何か）を解析するために、神経トレーサーを用いた実験が行われてきました。トレーサーとして用いられる物質には、神経の細胞体から取り込まれて神経の投射先（軸索終末）に運ばれる順行性トレーサーや、神経の軸索終末から取り込まれて細胞体に運ばれる逆行性トレーサー、さらに神経細胞同士のつながり（シナプス）を超えて広がるトランス・シナプス性のトレーサーなどがあります[6)7)]。トレーサーとして機能する物質には、ビーズなどの低分子化合物や、各種のウイルス、さらにはタンパク性の物質（毒素の一種）などがあります。しかし、これらのトレーサーをそのまま用いた実験では、注入部位とつながりのある部位を同定できますが、特定の神経細胞の種類の神経連絡（投射）だけを特異的に調べることができません。特にトランス・シナプス性に伝播するトレーサーの場合、注入部位との連絡が確認された場合に、何回シナプスを乗り換えたか（言いかえると、間にいくつ神経細胞があるか）わかりません。（図6）

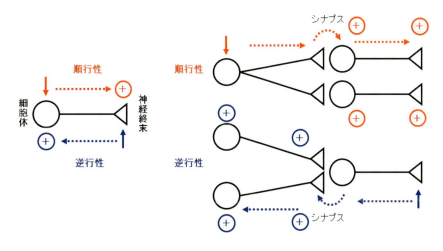

図6　神経トレーサーの種類としくみ

順行性トレーサーは細胞体から神経終末の方向へ、逆行性トレーサーは神経終末から細胞体の方向へと移動します。トランス・シナプス性のトレーサーは、上流の神経細胞の神経終末と、下流の神経細胞の間（シナプス）を超えて、移動できます。

　そこで遺伝子工学を用いて、特異性が担保された各種の遺伝学的トレーサーと、1回しかシナプスを乗り換えないトレーサーとして機能するウイルスベクターが開発されました。「中枢」の機能を持っていると考えられている神経細胞の集団の中には、複数の種類の神経細胞が存在することが多いのですが、その中の一部だけを標的にした解析を行うことで、「脳内のどの部位とどの部位がつながっている」という理解から、「脳内のどの部位のどのタイプの神経細胞が、どの部位のどのタイプの神経細胞とつながっている」といった、より具体的な知見が得られるようになりました。またウイルスベクターの場合は、中に機能性の遺伝子を組み込むことができるため、解析対象となる神経細胞Aと神経細胞Bの直接的なつながりを証明するだけでなく、機能を操作することで、そのつながりの機能的な役割も検証できるようになりました[6)8)]。

新しい技術2：神経活性を生体内で観察する技術

　神経細胞間の情報のやり取りは、神経伝達物質を介して行われます。神経伝達物質は、神経細胞が興奮すると神経終末から標的神経細胞に向けて放出され、標的細胞の表面にある受容体に作用し情報を伝えます。「神経細胞の興奮」とは神経細胞の電気的な活動なので、生体内で神経活性をリアルタイムで測定する手段として、非常に細い電極を用いて神経細胞の電気的興奮を測定する「電気生理」が古来より使われてきました。この方法の弱点は、記録された電気活動がどの神経細胞に由来するのか確認が難しいという点です。そこで神経細胞の電気活動を直接測定するのではなく、神経細胞の興奮とリンクしている細胞内カルシウム濃度を観察する「生体内カルシウムイメージング法」が開発されました[7) 9)]。(図7)

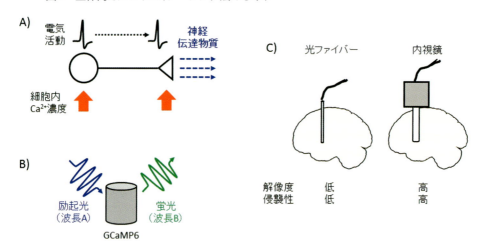

図7　生体内カルシウムイメージング法のしくみ

A) 神経活動と電気活動、細胞内カルシウム濃度、および神経伝達物質の放出の関係。電気活動が細胞体から神経終末に伝わるのに応じて、細胞内カルシウム濃度も上昇し、神経終末から神経伝達物質が放出される。B) GCaMP6のしくみの概念図。励起光 (波長A) が当たると蛍光 (波長B) を放出する。C) 2種類の検出法の違い。Ca2+, カルシウム。

　「生体内カルシウムイメージング法」では、細胞内カルシウム濃度に応じて発する蛍光の波長や強度が変化するような各種の物質（インジケーター）を用います。電気生理では難しい「目的の神経細胞集団の活性だけを測定する」ことを可能にするため、遺伝子工学技術を使い、特定の種類の神経細胞でだけ発現させることができるタンパク性のカルシウムインジケーターの開発が進みました。現在用いられている第6世代のカルシウムインジケーター(GCaMP6)は、生体内での神経活動の測定に十分な反応特性や蛍光強度を持っています。特定の種類の神経細胞だけでCreリコンビナーゼという外来遺伝子を発現する遺伝子組換えマウスに対して、Creリコンビナーゼ依存性にGCaMP6を発現する組換えウイルスベクターを脳内の標的部位に注入し感染させます。そうすると、特定部位の特定の種類の神経細胞集団だけで、神経活性を反映するインジケーターの蛍光シグナルが観察できるようになります。

　蛍光タンパク質は、活性化を促す励起光 (波長A) の光が当たると、蛍光 (波長B) を発す

るという特性があります。すなわち、蛍光タンパクからのシグナルを検出するには、波長Aの励起光を当て、発せられる波長Bの蛍光を検出する必要があります。脳は透明な臓器ではないので、脳の表面から励起光を当て、脳の表面で蛍光を検出できません。そこで、励起光を当て、かつ、蛍光を検出する装置を解析対象となる脳内の部位に留置する必要があります。細い光ファイバーを留置する方法（fiber photometry法）と、細い内視鏡を留置する方法（micro-endoscope法）が、現在用いられています[10]。前者の方が侵襲性は低いのですが、検出できるシグナルが弱く画像解像度が低いため、観察部位の神経細胞集団の活性の総和が測定できる程度です。他方、後者の方が侵襲性と実験コストが高いですが、より鮮明な画像が得られるため、観察部位に存在する複数の神経細胞の一つ一つの活性を評価することができます。これらの技術革新により、脳内の「どの部位」の「どの種類」の神経細胞が、「どんな刺激」に対して「どんな反応」を示すか、リアルタイムで観察できるようになりました。その結果、刺激と神経活性の関連を詳細に解析することができるようになり、研究が飛躍的に進み始めています。

新しい技術３：神経細胞の活性を操作する技術

　しかし、刺激と神経活性の関連をいくら詳細に観察しても、特定の神経細胞集団の活性が、特定の行動と強い相関があることは示せますが、原因である（因果関係がある）ことは証明できません。因果関係を証明する実験を行うために、目的の神経細胞の活性を特異的に操作する技術がこの10年ほどの間に開発され、飛躍的に進化しました[6) 7)]。（図8）

図8　神経活性の操作技術のしくみ

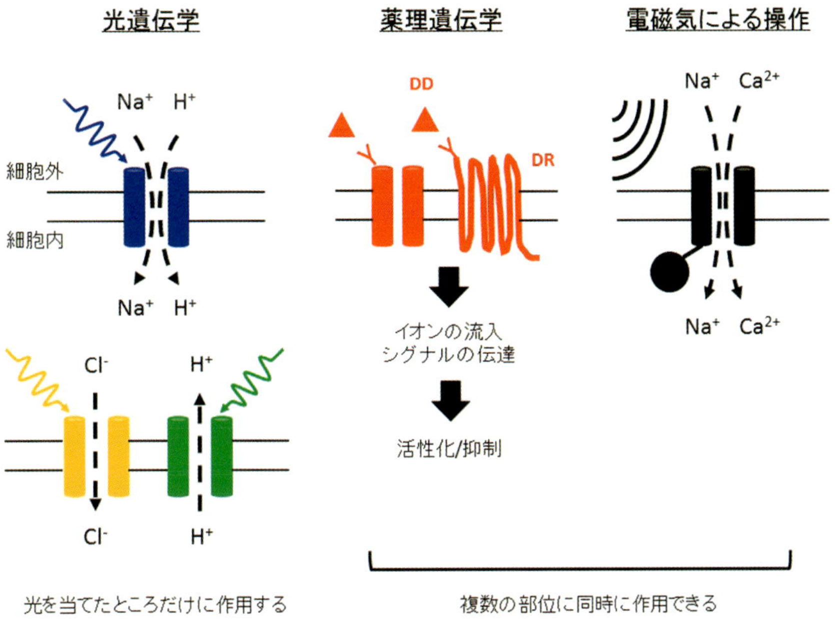

Ca2+, カルシウムイオン；Cl-, 塩素イオン；DD, designer drug；DR, designer receptor；H+, 水素イオン；Na+, ナトリウムイオン。

まず、一番革命的であった技術革新は、光遺伝学(optogenetics)の開発です。遺伝子工学により、藻類の光反応性のイオンチャンネルが、特定の波長の光を当てると陽イオンや陰イオンを通すチャネルに改良されました。改良されたイオンチャンネルはタンパク質なので、組み換えウイルスベクターを用いて、特定部位の特定の神経細胞の種類にだけ発現させることができます。陽イオンの細胞内への流入は神経細胞を興奮させ、陰イオンの細胞内への流入もしくは陽イオンの細胞外への流出は神経細胞の活性を抑制します。適切な波長の光を当てることにより、光反応性のイオンチャンネルを発現する神経細胞だけでイオンの流れを操作し、活性を調節できます。光遺伝学の利点の一つは、光を当ててから秒単位で神経活性が操作できるため、神経の活性化のタイミングと評価したい現象（行動など）との時間的な関連が非常に強く、因果関係が証明できることです。もう一つの利点は、光を神経の細胞体に照射すると神経細胞の全ての標的細胞への影響を操作できるのに対し、特定の投射先（標的）だけに光を当てると、標的特異的な活性の操作ができることです。この手法の導入により、特定部位の特定の種類の神経細胞の「どの投射経路」が、観察される現象を引き起こす原因か詳細に解析できるようになりました。しかし、光遺伝学にも弱点があります。短時間の神経活性化（秒から分単位）には適しているが、長時間（時間単位）の神経活性化には向かないこと、活性化するために必要な光ファイバーを脳内に留置する必要がある（侵襲性が高い）ことなどです。

　薬理遺伝学(pharmacogenetics, chemogenetics)は、別名Designer Receptor Exclusively Activated by Designer Drug (DREADD)と呼ばれ、光遺伝学の弱点を補完する形で用いられています。生体内に存在する受容体やイオンチャンネルに対して変異を加え、本来受容体を活性化するような生体内に存在する物質（内在性のリガンド）への反応をなくし、生体内に存在しない人工リガンド(designer drug, DD)に反応するように開発された人工受容体(designer receptor, DR)を用います。光遺伝学と同様に、タンパク質であるDRを組換えウイルスベクターを用いて、特定部位の特定の神経細胞の種類にだけ発現させることができます。DDを投薬した時だけ、標的の神経細胞の活性が変化します。光遺伝学と比較すると、DREADDの利点は作用時間が長いこと（数時間～4日間）、活性操作がDD投薬によるため光ファイバーを留置する必要がなく侵襲性が低いこと、および、脳内複数個所にDRを発現させておけば、複数個所の活性を同時に操作できることが利点です。

　さらに、新たに電磁波による神経活性の操作方法も報告されています[11][12]。これはイオンチャンネルと鉄結合タンパクを融合させた人工タンパク質を用いる手法です。同タンパク質が発現しているところに電磁波を加えると、イオンチャンネルの開口度に影響が出て、神経の活性が上下できるチャンネルが報告されています。この手法もタンパク質を用いているため、遺伝学的な手法により、特定部位の特定の種類の神経細胞にだけ発現させることで、電磁波を当てた時だけ特定の神経細胞集団の活性を特異的に操作できるようになります。

　これらの技術革新により、神経細胞の活性とその結果起きる各種の行動との因果関係が明らかになってきました。その結果、今までの研究手法で分かったことと合致する知見と、定説を覆すような新たな知見が得られるようになってきました。

技術革新により見えてきた新たな摂食調節のメカニズム

　これまで紹介してきた新たな技術は海外で開発され、摂食調節の研究にも普及し始めています。ここからは、海外から報告されている最新の知見について紹介します。

　摂食調節の1次中枢と考えられてきた視床下部弓状核にある、摂食抑制性のPOMCニューロンと摂食促進性のAgRPニューロンの活性観察が、光ファイバーを用いた生体内カルシウムイメージング（fiber photometry法）により行われました。これまでの概念では、「食べ物を食べた後に、栄養素やホルモンによるフィードバックを受けて、これらのニューロンの活性が変化する」と考えられていました。しかし、光ファイバーによる生体内蛍光イメージング法により、食行動とこれらのニューロンの活性の変化の関係をリアルタイムに観察した結果、驚くべきことが分かりました。POMCニューロンやAgRPニューロンの活性は、（これまで信じられていたように）食べた後に変化するのではなく、食べる行動をとり始めた時（つまり、「エサにありつける」と判断した時）にすでに変化し始めており、エサが口の中に入る前に反応が完了していました。観察されたエサに対する神経細胞（ニューロン）の反応は栄養状態に依存し、空腹時の方が強いことが分かりました。さらに、エサの匂いだけでも（食べることができなくても）弱いながら神経細胞の反応が見られたことから、食事（エサ）を食べた後に変化する栄養素やホルモンに反応しているのではなく、「エサにありつける」という判断（期待）に反応していると推察されました[13]。

　そこで、特に空腹時に活性が上昇する摂食促進性のAgRPニューロンで、より詳細な解析（micro-endoscope法による生体内カルシウムイメージング）が行われました。その結果、ニセのエサを与えた時は、口に入れた後にニセモノだと気づくと、「エサにありつける」と思って低下したAgRPニューロンの活性がもとに戻ることが分かりました。また、ある条件刺激のあとにエサがもらえることを学習させると、条件刺激の後により早くAgRPニューロンの活性が下がることが分かりました[14]。これらの結果は、AgRPニューロンは「エサにありつける」という判断に反応しているという概念に合致します。

　さらに、食べ物を探して採取するという食欲に基づく行動と、競合しうる別の刺激（不安をひきおこすネガティブな要因や、メスの存在などポジティブな要因）を同時に与えて、エサへのAgRPニューロンの反応を観察する実験と、AgRPニューロンの活性を操作した時に起きる反応を観察する実験が行われました。その結果、AgRPニューロンは、体内の状態（栄養状態）や体外環境の状況（不安や他の誘惑）、および、行動の後に予想される結果への期待感（価値）を勘案し、食行動の判断（食べるか否か？）を調節していることが分かりました[15]。既存の概念では、AgRPニューロンは体内の状態（栄養状態）のみに反応して食行動を制御すると考えられていましたので、驚きの発見です。

　この新しい発見は、AgRPニューロンに対して判断の参考となるような各種の情報を素早く伝える、別の神経細胞からの入力があることを示唆します。そこで、AgRPニューロンを制御する神経細胞を同定するために、遺伝学的なトレーサーを用いた実験が行われました。その結果、古典的には「満腹中枢」と考えられていた視床下部室傍核が、AgRPニューロンを制御する神経細胞が存在する部位の一つであることがわかりました。しかも、この神経細胞を活性化させると、AgRPニューロンも活性化され、摂食を促進してしまいます。他方、視床下部室

傍核にはAgRPニューロンにより活動が抑えられてしまう摂食抑制性のニューロンも存在します。つまり、「満腹中枢はこの部位」という概念は大まかすぎで、実際には各種の「中枢」と思われる部位の中に存在する特定の種類の神経細胞集団が、摂食行動を促進・抑制する機能を担っていることがうかがえるのです。

　AgRPニューロンは食行動を引き起こすことに重要です。しかし、AgRPニューロンを特異的に消失させることができる遺伝子組み換えマウスを用いた実験から、AgRPニューロンがなくても脂肪と糖が多く含まれた「おいしい」食事をマウスは食べると報告されています[16]。つまり、報酬性の高い食事の場合はAgRPニューロンがなくても食べるという判断を下している部位があるということを示唆しています。(図9)

　既存の概念に基づく摂食促進性の中枢の一つに、視床下部外側野（lateral hypothalamus, LH）があります。古典的には「空腹中枢」と考えられていた部位です。LHでも摂食促進性のAgRPニューロンと同様のことが起こるか、興味深いポイントです。LHには少なくとも5種類の神経伝達物質（グルタミン酸、GABA、orexin、MCH、neurotensin）を用いる細胞集団が存在します。そのうち、GABA陽性ニューロンと、orexin陽性ニューロン、およびMCH陽性ニューロンは、異なる細胞集団であることが分かっています。現在までに、LHのGABAニューロンと、LHのorexinニューロンについての特異的な解析の結果が報告さ

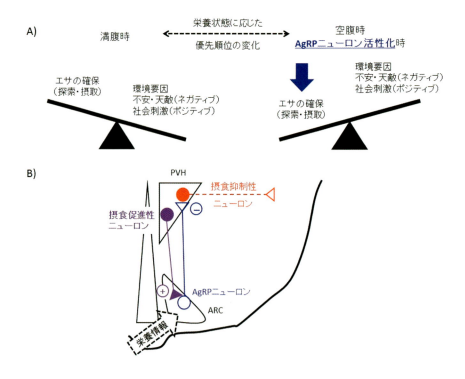

図9　摂食促進性のAgRPニューロンと新たな知見のまとめ
A) AgRPニューロンは、栄養状態と体外環境からの情報を比較し、摂食行動をとるべきか判断している。B) 古典的には「満腹中枢」と考えられてきた視床下部室傍核には、摂食抑制性のニューロンだけでなく、摂食促進性のニューロンも存在することが明らかになりました。
ARC, 視床下部弓状核；PVH, 視床下部室傍核。

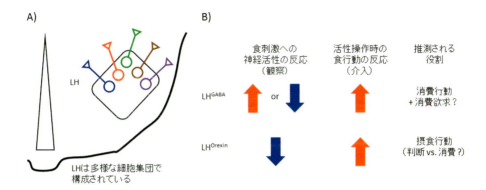

図10 視床下部外側野(LH)と新たな知見のまとめ
A) LHの多様性の概念図。B) 各LHのニューロンが担うと思われる摂食調節における役割。
LH, 視床下部外側野；LHGABA, LHのGABAニューロン；LHOrexin, LHのorexinニューロン。

れているので、紹介します（LHのグルタミン酸ニューロンや、MCHニューロン、neurotensinニューロンを特異的に操作・観察した報告はまだありません）。(図10)

　LHのGABAニューロンについては、複数の研究グループが活性の観察や操作を行った結果を報告しています。生体内カルシウムイメージング法により、LHのGABAニューロンには多様性があり、食事により活性化されるニューロン群と活性が抑制されるニューロン群が存在することが分かりました[17]。また、食事への動機付け（食べたいという欲求）刺激に反応するニューロン群と、食事を実際に食べるという消費行動に反応するニューロン群とのすみわけがあることも報告されています。しかしながら、人為的にLHのGABAニューロン全般の活性を上げた場合には、対象物が食べ物か否かにかかわらず「食べる」という消費行動が起き、木片でもマウスが食べるという反応が認められました[18]。

　LHのorexinニューロンについては、人為的に活性化させると摂食行動が増えます[19]。他方、生体内カルシウムイメージング法による活性の観察から、orexinニューロンの活性は消費行動にリンクして抑制されることが分かりました。しかしAgRPニューロンの場合と異なり、食刺激に対するLHのorexinニューロンの活性は、体内の状態（栄養状態）に依存せず、カロリーのない人工甘味料でも反応を示しました（AgRPニューロンはカロリーのある食べ物に反応します）[20]。つまり、LHのorexinニューロンは、口に入れた食べ物のカロリーに反応しているのではなく、口に入れるという消費行動自体に反応していると考えられます。

　LHのGABAニューロンやorexinニューロンの活性と食行動の関係を解釈すると、「空腹中枢」と考えられてきたLHは空腹感を感じて食べるという判断を下しているわけではなく、他の部位（AgRPニューロンなど？）により下された「食べろ」という指令に基づき、「食べる」という消費行動の実行を制御していると考えられます。言い換えると、「食べる」という行為を実行するのに重要な部分（LH）が破壊されると動物は食べなくなっただけで、「空腹であるか」をLHが感じていたわけではないと考えられます。しかし、LHのGABAニューロンには多様性があるわけで、その一部は報酬系を担う中脳の腹側被蓋野(VTA)のドーパミンニューロンの活性を調節するという報告もあります[21]。つまり、一部のLHのGABAニューロンは、エサに対する

欲求（動機付け）の制御に関わるVTAのドーパミンニューロンを介してエサへの欲求の程度に影響を与え、結果としてエサを食べたいと思わせるプロセスに関与している可能性は、現段階では否定できません。

恒常的な摂食調節を担うとされてきた視床下部弓状核のAgRPニューロンやPOMCニューロン、そして視床下部外側野（LH）は、単純に体重を一定に保つための摂食調節を行っているわけではないことが推察されます。しかし、恒常的摂食調節と報酬系がどのようにお互いに影響を及ぼし合うか、未解明な点が多いのが現状です。

まとめ

技術革新により、分子、神経細胞、そして、神経回路といったミクロからマクロのレベルで、摂食調節のメカニズムが少しずつ解明されつつあります。体内の状態と体外の環境という要素など、各種の情報が統合されて総合的に勘案された結果、食べるか否かという判断が下されるということが見えてきました。

摂食調節のメカニズムのさらなる解明が、根拠の乏しいダイエットの流行サイクルをなくし、科学的根拠に基づいた食事療法の普及を通して肥満の予防・解消につながることを私は期待しています。

【参考文献】
1）Sasaki T, Matsui S and Kitamura T: Control of Appetite and Food Preference by NMDA Receptor and Its Co-Agonist d-Serine. Int J Mol Sci 17, 2016.
2）Sasaki T: Age-Associated Weight Gain, Leptin, and SIRT1: A Possible Role for Hypothalamic SIRT1 in the Prevention of Weight Gain and Aging through Modulation of Leptin Sensitivity. Front Endocrinol (Lausanne) 6: 109, 2015.
3）Rebello CJ and Greenway FL: Reward-Induced Eating: Therapeutic Approaches to Addressing Food Cravings. Adv Ther 33: 1853-1866, 2016.
4）Nicola SM: Reassessing wanting and liking in the study of mesolimbic influence on food intake. Am J Physiol Regul Integr Comp Physiol 311: R811-R840, 2016.
5）Berridge KC: Motivation concepts in behavioral neuroscience. Physiol Behav 81: 179-209, 2004.
6）Lerner TN, Ye L and Deisseroth K: Communication in Neural Circuits: Tools, Opportunities, and Challenges. Cell 164: 1136-1150, 2016.
7）Sternson SM, Atasoy D, Betley JN, Henry FE and Xu S: An Emerging Technology Framework for the Neurobiology of Appetite. Cell Metab 23: 234-253, 2016.
8）Tervo DG, Hwang BY, Viswanathan S, et al.: A Designer AAV Variant Permits Efficient Retrograde Access to Projection Neurons. Neuron 92: 372-382, 2016.
9）Lin MZ and Schnitzer MJ: Genetically encoded indicators of neuronal activity.

Nat Neurosci 19: 1142-1153, 2016.

10) Resendez SL, Jennings JH, Ung RL, et al.: Visualization of cortical, subcortical and deep brain neural circuit dynamics during naturalistic mammalian behavior with head-mounted microscopes and chronically implanted lenses. Nat Protoc 11: 566-597, 2016.

11) Stanley SA, Kelly L, Latcha KN, et al.: Bidirectional electromagnetic control of the hypothalamus regulates feeding and metabolism. Nature 531: 647-650, 2016.

12) Wheeler MA, Smith CJ, Ottolini M, et al.: Genetically targeted magnetic control of the nervous system. Nat Neurosci 19: 756-761, 2016.

13) Chen Y, Lin YC, Kuo TW and Knight ZA: Sensory detection of food rapidly modulates arcuate feeding circuits. Cell 160: 829-841, 2015.

14) Betley JN, Xu S, Cao ZF, et al.: Neurons for hunger and thirst transmit a negative-valence teaching signal. Nature 521: 180-185, 2015.

15) Burnett CJ, Li C, Webber E, et al.: Hunger-Driven Motivational State Competition. Neuron 92: 187-201, 2016.

16) Denis RG, Joly-Amado A, Webber E, et al.: Palatability Can Drive Feeding Independent of AgRP Neurons. Cell Metab 22: 646-657, 2015.

17) Jennings JH, Ung RL, Resendez SL, et al.: Visualizing hypothalamic network dynamics for appetitive and consummatory behaviors. Cell 160: 516-527, 2015.

18) Navarro M, Olney JJ, Burnham NW, et al.: Lateral Hypothalamus GABAergic Neurons Modulate Consummatory Behaviors Regardless of the Caloric Content or Biological Relevance of the Consumed Stimuli. Neuropsychopharmacology 41: 1505-1512, 2016.

19) Inutsuka A, Inui A, Tabuchi S, Tsunematsu T, Lazarus M and Yamanaka A: Concurrent and robust regulation of feeding behaviors and metabolism by orexin neurons. Neuropharmacology 85: 451-460, 2014.

20) Gonzalez JA, Jensen LT, Iordanidou P, Strom M, Fugger L and Burdakov D: Inhibitory Interplay between Orexin Neurons and Eating. Curr Biol 26: 2486-2491, 2016.

21) Nieh EH, Matthews GA, Allsop SA, et al.: Decoding neural circuits that control compulsive sucrose seeking. Cell 160: 528-541, 2015.

あ と が き

　この度、一般財団法人から公益法人に衣替えして初めての書籍を刊行いたしました。財団が刊行してきた書籍のシリーズは広く県民の皆様、医療・福祉にかかわっておられる方々にお役立て頂くことを目的としております。今回は財団役員でおられる根本俊和先生をはじめ多くの先生方にお集まりいただき、長時間にわたって案を練ってまいりました。そして、なるべく幅広い年齢層の問題として「肥満」を選出していただきました。この書籍を通じて複雑な肥満というものについて多角的に触れていただき、読者の皆様のお役に立てていただければ望外の喜びであります。

　肥満は今や全世界的課題であり、その陰には中高年の成人病から将来成人病になる可能性の高い小児の肥満までの時間軸を中心とした多くの課題、そして肥満自体が各種臓器や個人、個人の生活に及ぼす影響、さらにはそのメカニズムとまさに「肥満のすべて」をこの一冊に盛り込んであります。

　この分野での第一線の先生方に執筆をお願いし、かつ平易に書いて頂くというお願いまでしましたところ、すべての先生方から原稿を頂くことができました。少し難しいところがありますが、そこは読み飛ばしていただき肥満の全体像を把握することが大切であろうと考えています。または、読者の必要とするところを中心にお読みいただければとも思います。

　この本の構想はこの分野の第一人者である群馬大学山田正信教授にはお忙しい中、種々の面でご指導を頂きました。さらに財団の前事務局長望月教弘氏にはこの本の完成まで細かい点までご配慮いただきました。さらに、上毛新聞社富澤隆夫様には貴重な御助言をいただきましたことに心よりお礼申し上げます

　この本が肥満に悩まれている患者様、診療や指導に当たっておられる皆様、肥満の研究に日夜頑張っておられる研究者の方々、また行政の面から指導、政策立案をされていらっしゃる皆様にご活用されますようお願い申し上げます。

群馬健康医学振興会　常務理事　白倉　賢二

編 集 委 員

委 員 長

山 田 正 信　　　群馬大学医学系研究科　病態制御内科学　教授

委 員

中 島　　孝　　　静岡県立静岡がんセンター病理診断科参与兼総括病理部長

根 本 俊 和　　　公益財団法人群馬健康医学振興会理事　医師シリーズ発刊担当

竹 吉　　泉　　　　　　　同　上

森 川 昭 廣　　　公益財団法人群馬健康医学振興会　理事長

白 倉 賢 二　　　　　　　同　上　　　　　常務理事

肥満と疾患　どこまで解明されたか？

2017年8月15日　発行

編集　公益財団法人　群馬健康医学振興会
　　　群馬大学医学部同窓会　刀城クラブ
　　　〒371−8511　群馬県前橋市昭和町3丁目39番22号
　　　　　　　　　群馬大学医学部　刀城会館内
　　　TEL：027−220−7873（ダイヤルイン）　FAX：027−235−1470
　　　HP：http://tojowww.dept.med.gunma-u.ac.jp/zaidan/index.html
　　　E-mail：gfmhs-jimu@ml.gunma-u.ac.jp（受信専用）

発行　上毛新聞社事業局出版部
　　　〒371-8666　群馬県前橋市古市町1-50-21
　　　TEL：027−254−9966　FAX：027−254−9906

ⒸGunma Foundation for Medicine and Health Science 2017　Printed in Japan